U0200113

中医药古籍珍善本点校丛书

灵兰社稿

[清]佚名　著

侯酉娟　点校

中华人民共和国科学技术部科技基础性工作专项资金项目
中医药古籍与方志的文献整理（课题号：2009FY 120300）

學苑出版社

图书在版编目(CIP)数据

灵兰社稿/(清)佚名著;侯酉娟点校. —北京:学苑出版社,2014.12

ISBN 978-7-5077-4637-2

Ⅰ.①灵… Ⅱ.①无…②侯… Ⅲ.①中国医药学—中国—古代 Ⅳ.①R2-52

中国版本图书馆CIP数据核字(2014)第245048号

责任编辑:陈　辉　付国英
出版发行:学苑出版社
社　　址:北京市丰台区南方庄2号院1号楼
邮政编码:100079
网　　址:www.book001.com
电子信箱:xueyuanpress@163.com
销售电话:010-67601101(销售部)、67603091(总编室)
经　　销:新华书店
印 刷 厂:北京广内印刷厂
开本尺寸:890×1240　1/32
印　　张:11.375
字　　数:236千字
版　　次:2015年7月北京第1版
印　　次:2015年7月北京第1次印刷
定　　价:48.00元

靈蘭社稿風門卷之一

○中風

經曰暴病卒死皆屬於火註云火性速疾故也然初治之法不寒而温不降而升甚者從治也蓋火甚真陽之氣反塞非温散何以開之○但見卒然仆倒昏不知人或痰涎壅塞咽喉作聲或昏憒不語或口作羊聲或口眼喎斜手足癱瘓或半身不遂脉或沉伏或浮盛急數此中風症也中人髮直吐清沫搖頭上攛聲如鼾睡面赤如粧汗涰如珠眼閉口開氣喘遺尿皆不可治有半日死一日死三五七日死者○卒然中倒當即扶入暖室安坐或用薰炙之法薰用醋炭炙用艾火痰涎壅盛或用吐法稀涎散江子白礬牙皂又勝金丹牙關不開或吹鼻取嚏用細辛皂角或生半夏末或用白鹽梅擦牙即開○暴不知人而卒仆者昔名厥今曰中其涎潮如拽鋸之聲在咽中者為痰厥稀涎散瓜蒂散探吐隨用導痰湯加竹瀝姜汁暴怒氣逆而昏暈者為氣逆蘇合香丸烏藥順氣散八味順氣散手足搐搦為風厥痼病多近之宜續命湯然總皆由於氣逆也有虛實故諸家急治其衛閉者開之後調其榮燥者潤之千金還魂湯麻黄杏仁甘艸桂治卒忤口噤氣絶無復覺決齒下藥立甦蓋卒中衛氣以閉而實内熱以逆而壅神明罔覺而肢體不用非麻桂等藥烏能開衛之乎故續命諸湯用麻黄腦麝桂附皆是此意孟子所謂若藥不瞑眩洵龍宮方也識此可悟仲景麻黄桂枝二湯之精義為卒病發作非但冬月法也○諸風掉眩肢痛强直筋縮為厥陰風木之氣自大寒至小滿風木君火二氣之位風主動善行数變風為百病之長木旺生火風火為陽多為熱化且陽明燥金主於緊斂勁縮風木為病反見燥金之化由亢則害承乃制也謂己過極則反似勝己之化故木極似金况風能勝濕而為燥風病勢盛而成筋縮燥之甚也○中風之疾多肥人由濕生熱熱生風肥人大便多澁中年後反成燥結陽明胃土其本而風木其標也陽明太過則令四肢不舉又曰痿証皆屬陽明証治謂卒然仆倒豈非痿之大者乎口目喎斜亦屬陽明

厥冷不知人多汗以此辨之

○中風治法

初中卒倒痰壅神昏宜蘇合香丸加薑汁竹瀝灌之痰多用稀涎散或勝金丹探吐口噤以生半夏細辛皂角菖蒲為末吹鼻得嚏則甦若虛冷者用三生飲加人參一兩口開手撒遺尿速用大料參耆接補并灸臍下甦後如外有六經形症宜小續命湯加減汗之內有便溺之阻隔知為血葯不能養筋故手足不能運動舌强不能言語也宜大羌活湯或愈風湯中臟痰涎昏冒宜活命金丹之類中風初得即當順氣復庵云肥人多中氣盛于外而歉于內也故必以理氣為急烏藥順氣散發邪調氣之劑及其久也又當活血（丹溪所論是風先養血血足風自滅秦艽愈風皆有血藥正是此義也）偏枯不遂尤宜也又急治其衛閉者通之（謂麻桂烏附星行湯通氣開閉起仆之劑）後調其榮燥者潤之（不特四物必如許學士主黃耆為君人參歸芎為臣十金還魂湯治卒忤口噤氣絶無復覺開齒下藥即能甦亦此論）若熱甚生風者（河澗所謂心火

靈蘭社稿虛勞門卷之

○虛勞

經云五藏主藏精者也不可傷傷則失守而陰虛陰虛則無氣無氣則死矣凡外感六淫內傷七情房勞過度嗜慾無節其邪展轉乘於五藏遂至大骨枯槁大肉陷下各見所合衰憊之症真藏脉見則有死期又云常貴後賤（名曰脫營）常富後貧（名曰失精）始樂後苦皆傷精氣又云怵惕思慮則傷神神傷則恐懼自失破䐃脫肉毛瘁色夭此皆勞傷之所自也至巢元方於虛勞之外復有蒸病（謂時行熱病後肉食飲酒房勞而成也）有注病（謂尸注即今傳尸勞）大抵皆宜大補氣血蒸病皆清熱傳尸兼殺蟲而凡吐血咳嗽夜熱盜汗眩暈怔忡遺精夢泄食少筋攣婦人經閉皆虛勞中所兼有之症也

○肺虛（皮聚毛落少氣咽乾喘嗽宜益氣）○心虛（脈虛小不能榮藏府動悸恍惚舌強憂煩少色宜益榮）○脾虛（面黃肌瘦吐利腹脹腸鳴四肢無力飲食不為肌膚宜補中）○肝虛（筋攣而青恐懼筋緩不能自收持宜養筋）○腎虛（腰脊背膝厥痛耳鳴便數精滴骨痿下能

靈蘭社稿諸痛門卷之

○頭痛（附偏頭風　雷頭風　大頭天行眉稜痛　頭重）

淺者為頭痛卒然而作易愈深者為頭風作止不常遇觸即發頭象天三陽六府清陽之氣皆會於此五藏精華之血皆注於此或天氣六淫之邪客經（內經風寒濕熱火皆能至頭痛）或火氣藏府經脉五賊之逆上亂於清道（內經五藏熱病及厥病皆能頭痛）與清陽之氣相薄或蔽覆其清明或瘀塞其經絡鬱而成熱則脉滿而血氣亂故痛甚也又或其邪為寒濕遏其氣虛不能相薄成熱則血溢脉寒寒則脉縮拳緊急亦外引小絡而痛（得溫則止）此則內外諸邪皆足致頭痛也又有年高氣弱清氣不能上升者（發汗則益盛）為氣虛痛自魚尾上攻者為血虛挾痰眩悶者為痰厥痞悶畏食者為傷食及傷酒者怒氣者腎厥者皆當審因而治之也

○治法

錦囊藥性賦卷一

○行氣之劑

○陳皮（味甘辛酸苦性溫無毒味薄氣厚降多升少陽中陰也入手足太陰二經足陽明經）能理氣溫寒寬中行滯健運腸胃暢利臟腑為脾胃之聖藥也若霍亂嘔吐氣之逆也陳皮可以順之泄瀉下利氣之寒也陳皮可以溫之關格中滿氣之閉也陳皮可以開之食積痰涎氣之滯也陳皮可以行之風寒暑濕氣之搏也陳皮可以散之七情六鬱氣之結也陳皮可以舒之其為用也去白開痰留白和脾味辛苦故能開氣行痰氣溫亦可以和脾健胃夫人以脾胃為主而治病以調氣為先故欲調氣健脾者陳皮之功居多焉然以佐理諸藥則又隨用而異效者君白朮則益脾單用則損脾佐甘草則和氣否則瀉氣同竹茹芩連治呃逆因熱也同乾薑桂附治呃逆因寒也補中用之以益氣二陳用之以消痰同乾葛用之以清胃解酲平胃用之以消食去濕陳皮

錦囊藥性賦卷二

○行血之劑

○桃仁 味苦微甘氣溫無毒氣薄味厚沉而降陰中陽也入手足厥陰二經

乃能行血活血為血分之行劑也血之閉者可以開之血之聚者可以散之血之實者可以破之血之瘀者可以行之血之積者可以除之血之燥者可以潤之血之結者可以通之血之滯者可以泄之血之損者可以和之或產婦惡露留心或跌打傷損心腹瘀滯或傷寒太陽隨經瘀熱在裏血蓄成狂或風暑不調飲食停結寒熱為瘧或經行未盡偶感寒熱邪氣熱入血室譫語見鬼者皆從肝經受病肝為藏血之臟此藥苦能泄滯血辛能散結血甘溫能通行遍身血絡凡欲治血之有餘用此立通不可缺也又曰桃仁能治燥因性潤而可以治燥也桃仁能潤腸因味厚而可以潤腸桃仁能殺蟲因破血而可以殺蟲也故凡經閉不通由於血枯非血滯也產後腹痛由於

實而拘攣癱瘓愈矣

使君子 味甘氣溫無毒入太陰脾陽明胃

消疳殺蟲健脾胃除虛熱之藥也主小兒五疳積聚脾胃虧損瀉痢頻頻小便泔色殺大人小兒諸虫及頭面陰囊虛腫等症但此劑味甘氣溫既能殺虫又益脾胃除虛熱而止瀉痢為小兒百病之要劑也

蕪荑 味辛性平無毒入肺經

除疳積之聖藥殺諸虫之神劑乃幼科之要藥也

乃殺虫消積化食之藥也主心腹癥痛積聚冷氣除肌膚中風淫淫如虫行散腸中嗢嗢喘息殺中蠱惡虫毒腸風痔瘻惡瘡疥癬又治婦人子宮風冷小兒疳瀉冷痢必兼訶子肉豆蔻為良然久服多服亦能傷胃

《中医药古籍珍善本点校丛书》

编 委 会

主　编　曹洪欣　崔　蒙

副主编　张华敏　李鸿涛　裘　俭

点校者　（按姓氏笔画）

于　峥　王小岗　王宗欣　王柳青
叶　晖　邢雁辉　朱　玲　刘　悦
刘寨华　孙海舒　李　兵　李　明
李敬华　李　瑶　李鸿涛　李新芳
李紫慕　杨国英　范逸品　农汉才
宋雨婷　佟　琳　张金中　张明锐
张伟娜　张华敏　张燕洁　陈东亮
陈雪楠　孟丽丽　禹　琪　郎　朗
侯酉娟　贺信萍　程　英　雷湘萍
裘　俭　德学慧　谢　敬　穆倩倩

余 序

在当前弘扬中医药文化的历史时期，核心工作之一是收集、整理、研究历代中医药的典籍。在多种医著中，寓有儒、理、释、道和杂家等诸多论述，这无疑是极可珍视的优秀传统文化内容。《中医古籍珍善本点校丛书》的编纂，在古籍图书（包括若干优选的古抄本）的精选方面多所致意。整理者针对所选的每一种医著，撰写《导读》，提示该书的学术精粹，运用古今哲学思想，结合学术临床，指导读者阅习的重点，使该丛书在规范传承的基础上，具有更高的学术品位。

这套丛书的主编曹洪欣教授，是中医名家，曾在中国中医科学院担任院长，多年来一直从事学术与临床研究。他十分重视中国中医科学院图书馆收藏的中医药珍本、善本的整理与研究，并与相关专家合作有宏编刊行于世。

《中医古籍珍善本点校丛书》所选录的医籍只有符合“淹贯百家”、世传刊本少、学术临床独具特色的特点方能入编，同时，通过整理、研究和撰写《导读》，使读者从中选阅、借鉴，这是整理者们对弘扬中医药文化所做出的积极贡献。

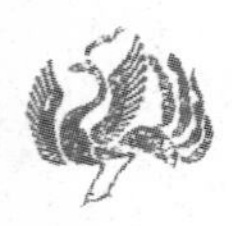

清代医家京师叶天士曾告诫后世学者：学习先贤的学术经验，不能“越规矩，弃绳墨”（见《叶选医衡》），而古籍珍本善本的学术优势，就是它比较完整地保存了传统医药文化中的规矩、绳墨，后世学者通过精选、整理、研究古代医籍，为中医药学的传承、创新，指导读者阅习书中的学术精粹，更好的为大众医疗保健服务而有所贡献。

我毕生从事中医古籍、文献的学习与研究，力求与临床诊疗相融合。我很赞赏原人大副委员长许嘉璐先生在2013年北京国子监召开的“中医养生论坛”上说的一段话：“中医药最全面、最系统、最具体、最切实地体现了中华文化。”《中医古籍珍善本点校丛书》的编辑出版，是对弘扬中华文化做出的新建树，故在泛览该丛书之余，感奋、欣喜，并乐为之序。

中国中医科学院
余瀛鳌
2014年9月

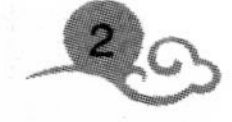

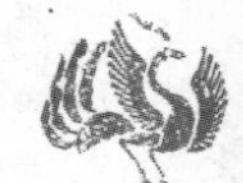

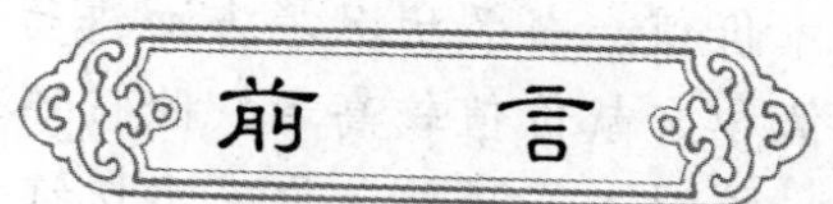

前　言

中医古籍是中医学术的重要载体，蕴涵着丰富的中医文献资料和宝贵的医学精华。几千年来，中医古籍在流传过程中，或因家传秘授，或因战火兵燹，或因乏资刊刻等原因而为世人罕见，部分古医籍甚至成为孤本或绝版，其中大量历代医家的学术经验未获充分发挥与运用，几近淹没。中医珍稀古籍不可再生，对其整理和研究是实现抢救性保护与发掘的重要手段，对于中医药学术传承和发扬具有重要意义。

60年来，党和政府高度重视中医药事业发展，陆续开展了多个中医古籍整理出版项目，取得很大成绩，但仍然有许多珍稀中医药古籍有待发掘和利用。针对中医药珍稀古籍濒危失传严重的现状，2009年，国家科技部基础性工作专项基金资助了“中医药古籍与方志的文献整理”项目，旨在对中医古籍和方志文献中具有重大学术价值的中医文献予以整理和挖掘。

该项目研究中的一项重要内容，是以《中国中医古籍总目》为基础，参考其他相关书目资料，按照选书标准，选择30余种未系统研究或整理、具有较高学术价值的珍本

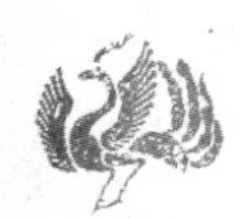

医书点校整理出版。这些珍稀中医古籍是从200种珍本医籍（均为稀有版本，仅存1~2部）中遴选而来，并通过实地调研、剖析内容、核实版本、详查书品，从学术价值、文献价值、版本价值、书品状况等方面进行综合评价，选择其中学术价值和文献价值较高者。除按照现行古籍整理方法予以标点、校对、注释外，为突出所选古籍学术特色和价值，由点校整理者在深入研究原著的基础上，对每一种古籍撰写导读，包括全书概述、作者简介、学术内容与特色、临床及使用价值等，对于读者阅读掌握全书大有裨益。几易寒暑，书凡30余册，结集出版，名为“中医古籍珍善本点校丛书”，以飨读者。

本套丛书的出版，对于中医古籍的整理与研究仅仅是阶段性成果，通过项目培养团队和专业人才也是我们开展课题研究的初衷之一。希望此项工作能为古医籍的研究和挖掘起到抛砖引玉的作用，以使中医学术薪火永续，为人类的健康和医疗卫生事业做出贡献。

限于水平，整理工作中难免有不足之处，敬祈同道指正。

中国中医科学院

曹洪欣

2014年9月

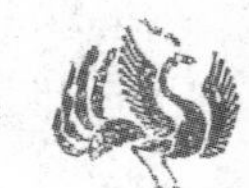

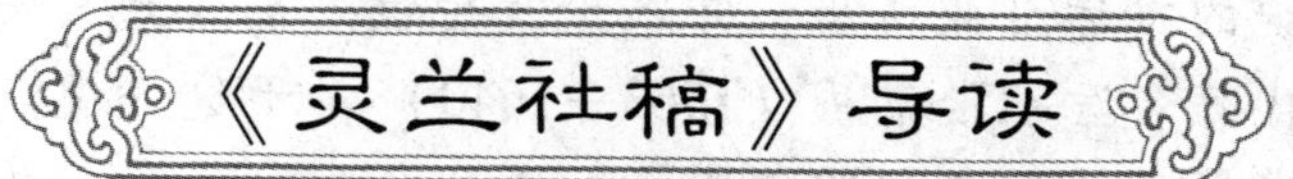

《灵兰社稿》导读

《灵兰社稿》属内科杂病类著作，据《中国中医古籍总目》记载及文献调查可知本书为清孤本[1]。2009年，由中医古籍孤本大全选编工作委员会主编，中医古籍出版社影印出版的丛书《中医古籍孤本大全》收录并影印该书。

1. 著者及成书

全书共八卷，著者不详，书前无序，文末无跋，卷中亦无署名，系临证综合性医著，详论内科杂病及相关用药之药性。孟庆云详观全书内容，书中所涉及方药及历代医家未见清代咸丰以后者，故而推测该书稿完成于清代道光年间，当是成书于1850年之前[2]。据点校者看来，本书援引自宋至明诸多医经、医著，尚未见到明显的清代医家医著以及方药在内。所引医家医著基本以明代医家王肯堂（1549—1613）及其著作《证治准绳》（1602年）以及明代医家及本草学家李时珍（1518—1593）之《本草纲目》（1590年）最为晚近。书中大量援引金元四大家，论及特别是河间、丹溪一派，包括其弟子戴思恭的学术观点，承

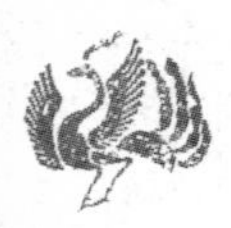

袭明代医学界河间、丹溪的火热论、相火论为主的学术风格的同时，尤其推崇明代温补学派前辈人物薛己（1486—1558）的学术观点，虚损致病，多用温补。然书中关于温补之说的推述至此而止，并未论及后世发展，尤其没有提到明代著名医家张景岳（1563—1640）对于这一观点的继承与发扬及其观点"阳非有余，真阴不足"之说，故而点校者推测，此书成书于张景岳立述之前，《本草纲目》问世以后，当不晚于明末清初。

关于书名，"灵兰"是古代藏书之秘府。《黄帝内经·素问》中有《灵兰秘典论》篇，明代医家王肯堂曾撰写《灵兰书室医案》、《灵兰要览》，尤其《灵兰要览》亦为内科杂病著作，观本书大量援引王氏著作关于杂病中的论述，行文体例、风格多有近似之处，书名《灵兰社稿》或者是仿王氏而命，亦未可知。此外，本书字迹清晰，书写工整，然部分内容前后重复，如论"自汗盗汗"，似是第一遍论述较为简略，意犹未尽，二遍述之，又对所论观点进行了进一步补充。然而前述欠丰之观点，并未被作者删去，与后者并排于纸上。凡此种种不一而足，由此观之似是稿本。本书全八卷，其中《灵兰社稿》六卷，详论内科杂证，后附《锦囊药性赋》二卷，以歌诀形式论述杂病部分所涉及的药物，因而是一本内科杂证专书。全书以俊秀的楷体工整书写，正文大字，注释部分双行小字，天头部分间有作者眉批、评语和对方药治法的提示之语，间或有简短医案见于其间。

本书每卷卷首钤有隶书"唐成之藏医书章"、"湖南省文物管理委员会藏书章"，可知此书曾经民国藏书家、医学家唐成之（？—约1946）收藏。唐成之，原名济树，字成

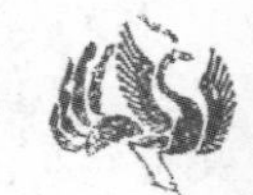

之，以字行，晚号成叟，湖南长沙城南王家坪人。唐氏家产甚丰，有记载称其为清末民初在长沙最早创办新型学校的人士之一。唐氏青年时期致力于科考功名，中年后子女多人病夭，几至绝嗣，遂奋然学医，研究医术终生。唐氏以富藏医学书籍知名，家中藏书甲第栉比，有"唐半边"之称。唐氏竭其毕生精力，访求古今医籍，但多不肯示人。

抗日战争前，其书存城南王家坪寓所，后转移至谷山唐氏老家，抗战胜利后唐公卒世，其书下落莫名。建国后，土改时期，唐氏藏书由湖南省文物管理委员会开展调查、收藏并编目。根据文化部指示，一部分分拨中央中医研究所图书室（今中国中医科学院图书馆），一部分分拨湖南省中医学校图书馆（现为湖南省中医学院图书馆），一部分归湖南省文物管理文员会（今在湖南省图书馆和湖南省博物馆）[3]。唐氏藏书处为听桐书屋，今存藏书目有《听桐书屋医学目录》稿本十三册、《唐成之藏书目录》稿本二册、《唐成之藏十八箱待考书目名录》一卷等，均为唐成之所自编[4]。

2. 学术特色

本书前六卷详述内科杂病，分风、虚劳、痛、寒暑、大小便、诸气六门，共论述风门：中风、瘛疭、颤振、挛、痿、痿厥、破伤风作痉、历风、痉、臂痛、体痛、痹证、癫、狂、痫、喉痹、缠喉风、咽痛、乳蛾、喉梗、诸物梗喉、脊痛；虚劳门：虚劳、血症、吐衄、咳嗽痰涎、咯唾血、齿衄、舌衄、咳嗽、肺痿、肺痈、自汗盗汗、不寐嗜寐、虚烦、健忘、眩晕、惊悸、怔忡、恐惧；痛门：头痛、

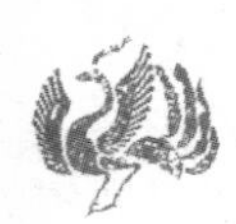

雷头风、大头天行眉棱痛、头重、头风、偏头风、眉棱骨痛、头摇、大头、雷头、耳症、面颊、鼻症、口唇、消痹、口燥咽干、齿病、舌症、颈项痛、肩背痛、臂痛、心痛、胃脘痛、胁痛、腹痛、腰痛、胯痛、腰软、脚气；寒暑门：中寒、中湿、中暑、中气、中食、中恶、尸厥、痰厥、五绝、疟疾、寒热、恶寒、寒厥、五疸；大小便门：大便闭、泄泻、痢疾、时令、肠鸣、肛脱、小便闭、淋、遗溺、小便不禁、小便遗溺、小便数、小便黄赤、淋、遗精、梦遗、赤白浊、阴缩、阴纵、阴痿、汗臊臭、阴冷、阴痒、阴肿痛、疝；气门：气郁、胀满、气喘、呕吐、干呕、吐食、吞酸吐酸、呕苦、呕清水、吐涎沫、吐蛔、吐利、反胃、噎膈、不食喜食、不能食、不喜食、痰饮、虚损、积聚、癥瘕痃癖、少气短气、痞、霍乱、水肿，六门102种疾病的病因、病机、诊断和治疗。

尊经而不泥于经

杂病，多称之内伤杂病，以中医内科病证为主。现代中医内科学是以研究外感温病、内伤杂病等内科疾病诊治与预防的临床中医学，其中内伤杂病涵盖脏腑经络病证和气血津液病证，通常泛指伤寒、温病以外的多种疾病，因其涉及范围较广、病种较多，故被称之杂病。我国古代论述杂病的中医著作颇多，以《黄帝内经》为始，最早的一部系统论述杂病者为《伤寒杂病论》。此后历代多有著作对内伤杂病的病因病机、理法方药进行系统论述，一般都在尊经——《内经》、《难经》、《伤寒》、《金匮》等书的基础上各自发挥，其中不乏胶柱鼓瑟、泥古而不知变通之辈。

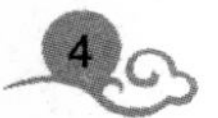

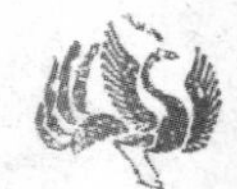

本书探讨内伤杂病之时，或以经文为据，发挥自己观点，或以本人观点为先，用经文来加以论证，并非简单照抄原文，多经揣摩而简述其意，择其要者而举之，为我所用，实属著书，而非抄书。如在“论述中风之证”时，先简要引述《灵枢·刺节真邪篇》“虚邪偏客于身半，其入深，内居荣卫，荣卫稍衰，则真气去，邪气独留，发为偏枯”，《灵枢·热病篇》“身偏不用而痛，言不变，知不乱，病在分腠之间，巨针取之，益其不足，损其有余，乃可复也”相关论述；次举仲景之言：“脉浮而紧，浮则为虚，紧则为寒，虚寒相抟，邪在皮肤。浮者血虚，络脉空虚，贼邪不泻，或左或右，邪气反缓，正气即急，正气引邪，㖞僻不遂，邪在于络，肌肤不仁，邪在于经，即重不胜。”说明中风一证的脉并证。最后选后世有代表性医家的观点，如张洁古之言“中腑者，有表症而脉浮，恶风寒，拘急不仁”，“中腑者，多着四肢”。在充分引述之后，作者对以上论述加以总结概括，陈述自己的看法，使读者有清楚的认识。本书论述病因、病机、病证基本仿此例，使读者不用再翻原书，在回顾经典的同时，对杂病的认识更进一步。

分缕各家，择优从之

当然作者在尊经的同时，也在汲取历代对于内科杂病的认识。本书除大量援引《内经》、《难经》、《伤寒论》、《金匮要略》、《诸病源候论》等医学经典著作，还继承并发扬了后世医家及医籍关于内科杂病的认识。本书先后引用唐代王焘、孙思邈，宋代络龙吉、许叔微，金元时期张洁古、李东垣、王好古、朱丹溪、张从正，明代戴元礼、

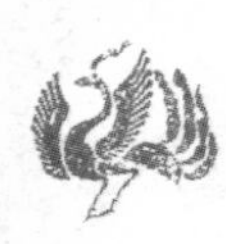

王肯堂、薛己等数十位学者医家的医著和学术观点，其中尤为推崇王肯堂和薛己。作者基于自己的学术观点和认识水平，分析上述医家对内科杂症的认识，梳理并分析学术的发展和认识的演进。例如关于中风的认识，“中风之病，《内经》以下皆谓外中风邪，至河间谓非外来之邪，皆由内热所生，水不制火。丹溪亦以外中风者极少耳，外中甚者见痉，微者见太阳中风。即真外中风卒仆，亦必苏后无不遂之症，由外而内挟痰火，俗名中痰、中气是也”，并批判了朱丹溪“（中风）大率多痰，在左属死血与无血，在右挟气虚与痰，亦杜撰之谈，不必拘之”。可见，作者在学术继承上的扬抑，择其善者而从之，其不善者而改之。

本书基本反映了明代内科学发展的特点。明清时期的内科发展，主要是围绕医学理论、古代医家学说的继承及医疗经验的进一步总结，在继承金元发展的基础上，学术流派之间继续论争，不少医家对内科病证的诊治做了总结。明代早期到中期，金元四大家之刘河间、朱丹溪的火热论、相火论曾一度占有统治地位，时医偏执“阳常有余，阴常不足”之说，保守成方，滥用寒凉，多致滋腻伤脾，苦寒败胃，成为医学界的时弊。随着学术的发展和认识的深化，明中后期医家，如薛立斋、王肯堂等一方面重视脾胃，另一方面顾护先天，针对虚损病人，多用温补，不轻用寒凉，纠正时医之弊，在本书中颇为作者所推崇。而明代又一温补学派的重要代表张景岳之学术观点，不知系否时间先后的关系，尚未在本书中见到。

于无声处见真知

关于杂病的分类，是个较为复杂的问题，不同的内科著

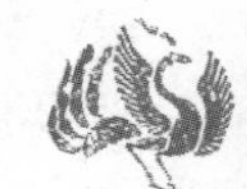

作，都有其各自的分类方法。本书作者将冗繁的杂病分为风门、虚劳、诸痛、寒暑、大小便和诸气六门，病证作为门下之目。学者孟庆云在本书影印版内容提要中认为这种分类方法“并不仅仅是求其简约，而是依据病象病机的关联和治法的相通，是作者多年的临床积淀，蕴藏沉思所致。这种门目的分法，体现了作者对诸证的理解，上考诸古，下质诸今，出新自得。六大门目之分还便于理解，有助记忆，助益学习者灵便取巧之功”。点校者认为，本书确系分类简单，便于记忆，但是各门中的病证存在交叉重复，如风门有肩背痛、臂痛、颈项强痛脊痛，虚劳门中仍然出现，且论述内容也大量交叉，提请读者互参。本书作者极少以第一人称发表自己的见解和学术观点，然极少数的眉批、按语对诸证的论述，确如孟庆云先生所言知其要者，一言而终。例如卷二“虚劳门·血病总论·吐血”眉批“吐血用寒药百无一生”，卷三“诸痛门·头痛·偏头痛”眉批“右为气热，左为血虚”，血病总论中叙述血之特性时，引王文渌语“血虽阴类，运之者其阳和之气也”，批驳张洁古之言“秋冬下痢多属寒积”之眉批“岂可因时便定寒热”，“黑姜一味治痢神效”，医案“一翰林伤寒病愈二十一日，不大便，用大黄二十余剂不效，用养血药不应，用升麻三钱而愈”，更是临床的宝贵经验总结。

此类精妙尤须读者注意之处，在《锦囊药性赋》中亦不少见，此部共列十五类近240种中药，以四言或者七言歌诀，或者多言歌赋的形式，讲述药性，合辙押韵，便于记诵。间及作者用药经验，如“虚劳·咳嗽附肺痿肺痈”项下特别强调注释“肺痈，白及一味最妙”，在《灵兰社稿》肺痿肺痈

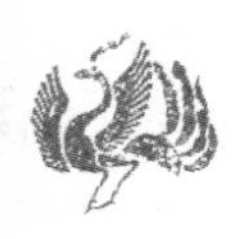

部分也曾注释特别强调。学者孟庆云盛赞这是真积力久的经验，也是作者向读者传授的秘方。学者伊广谦也认为，这是作者来自临床的宝贵用药经验，比之千金苇茎汤，恐更有良效，总之有待读者的进一步发现和临床实践。

3. 结语

本书虽是稿本，成书年代、作者不详，然而绝大部分内容抄写工整，字迹清晰优美，讲述医理透彻明了，并发挥已见，是作者多年医学认识的积累和临床治疗经验的总结。自问世至今流传不广，今仅存孤本，故而未得到后世医家学者的重视。然本书瑕不掩瑜，作为内科杂病和用药的指导性著作，值得读者一观。今点校出版，希望有利广大医学爱好者和科研及临床工作者。

参考文献

[1] 薛清录主编. 中国中医古籍总目. 上海：上海辞书出版社，2007：693

[2] 中医古籍孤本大全选编工作委员会. 中国中医古籍总目. 北京：中医古籍出版社，2007：内容提要

[3] 李玉安 黄正雨. 中国藏书家通典. 香港：中国国际文化出版社，2005：752

[4] 长沙市地方志办公室编. 长沙市志·第16卷. 湖南：湖南人民出版社，2002：82—83

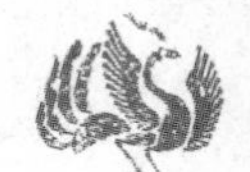

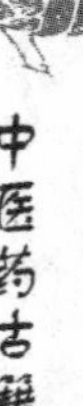

点校说明

一、本书以中国中医科学院图书馆藏清代稿本《灵兰社稿》原书影印本为底本。

二、本书系孤本，故而点校整理主要采用理校和旁校的方法。理校只对书中明显错讹之字予以改正，径改不出注，个别值得商榷者加注以提示读者。旁校本选用人民卫生出版社出版的排印本《黄帝内经·素问》、《灵枢经》、《伤寒论》、《金匮要略》等，若原书引用经典与旁校本有明显不符时，文下出注予以说明。

三、按现行出版通例，将原书竖排改为横排，正文中双行小字一律改为大字，眉批加【】插入正文相应位置。

四、书中标点采用现代规范新式标点，在保持原稿行文基础上，据文意对原书进行合理分段。

五、原书中的繁体字，一并改为现行通用简化字。

六、凡书中出现的异体字、古今字、通假字，如“繇”、“厷”、“畨”、“虒”、“辟”一律改为现行通用简化汉字“由”、“宏”、“番”、“虎”、“僻”编排，不再出注。

七、书中漏字、衍文，据前后文义，予以补、删，并加注释。

八、对文中涉及典故，生僻、古奥字词，以及晦涩难解之句在当页页脚予以注释。

九、书中方位词“左”、“右”，根据现今行文习惯一并改为“上”、“下”，不另出注。

十、本书原无目录，系点校者根据内容加以整理编排，特此说明。

点校者

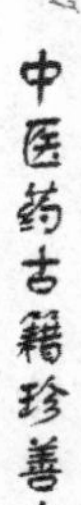

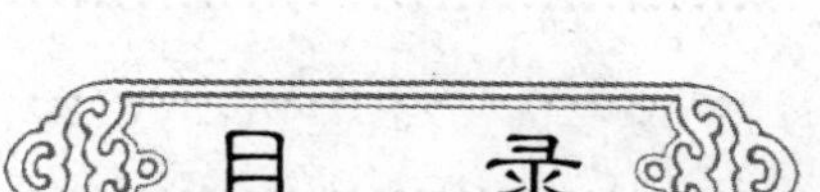

风门卷之一 …………………………………………… (1)

中风 …………………………………………………… (1)

瘛疭 …………………………………………………… (10)

颤振 …………………………………………………… (11)

挛 ……………………………………………………… (12)

痿 ……………………………………………………… (13)

痿厥 …………………………………………………… (17)

破伤风作痉 …………………………………………… (18)

厉风 …………………………………………………… (19)

痉 ……………………………………………………… (21)

痹痛 …………………………………………………… (24)

臂痛 …………………………………………………… (27)

体痛 …………………………………………………… (27)

痹证 附体痛、颈项强痛、脊痛、肩背痛、臂痛 …………… (28)

癫 ……………………………………………………… (31)

狂 ……………………………………………………… (32)

痫 ……………………………………………………… (33)

癫狂痫 ………………………………………………… (34)

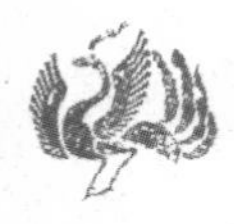

喉痹　缠喉风　咽痛　乳蛾附喉梗、诸物梗喉 ……… (35)

虚劳门卷之二 ……… (38)

虚劳（一） ……… (38)

内伤劳倦 ……… (41)

肩背痛 ……… (43)

臂痛 ……… (44)

颈项强痛脊痛 ……… (44)

虚劳（二） ……… (45)

血症　吐衄　咳嗽痰涎　咯唾血附齿衄、舌衄 ……… (52)

咳嗽　附肺痿肺痈 ……… (65)

肺痿肺痈 ……… (68)

自汗盗汗（一） ……… (69)

自汗盗汗（二） ……… (70)

不寐嗜寐（一） ……… (72)

不寐嗜寐（二） ……… (72)

虚烦 ……… (73)

健忘（一） ……… (74)

健忘（二） ……… (74)

眩晕 ……… (74)

惊悸　怔忡　恐惧 ……… (76)

痛门卷之三 ……… (78)

头痛附偏头风、雷头风、大头天行眉棱痛、头重 ……… (78)

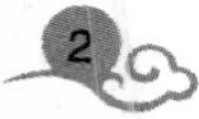

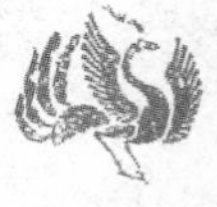

头痛　头风偏头风、眉棱骨痛、头摇、头重、大头、雷头 ……（81）
耳症 ……（85）
面颊 ……（87）
鼻症 ……（90）
口唇 ……（91）
消痹附口燥咽干 ……（93）
口燥咽干如常渴非消证 ……（95）
齿病 ……（95）
舌症 ……（97）
颈项痛 ……（99）
肩背痛 ……（99）
臂痛 ……（100）
心痛胃脘痛 ……（100）
胁痛 ……（102）
腹痛（一） ……（104）
腹痛（二） ……（105）
腰痛 ……（107）
腰痛胯痛、腰软 ……（109）
胯痛 ……（111）
脚气（一） ……（111）
脚气（二） ……（113）

寒暑门卷之四 ……（116）
暑 ……（116）
中寒　中湿　中暑　中气　中食　中恶　尸厥

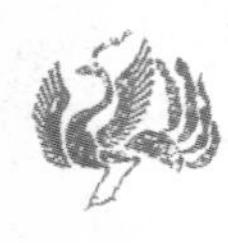

痰厥　五绝 …………………………………… (119)

疟疾（一） …………………………………… (121)

疟疾（二） …………………………………… (124)

寒热 …………………………………… (131)

恶寒　寒厥 …………………………………… (132)

五疸 …………………………………… (133)

论辛凉 …………………………………… (135)

论补泻 …………………………………… (135)

大小便门卷之五 …………………………………… (137)

大便闭 …………………………………… (137)

泄泻 …………………………………… (138)

痢疾（一） …………………………………… (141)

痢疾（二） …………………………………… (145)

论下 …………………………………… (150)

论湿 …………………………………… (150)

时令 …………………………………… (151)

肠鸣 …………………………………… (153)

肛脱 …………………………………… (153)

小便闭　淋　遗溺 …………………………………… (154)

小便不禁 …………………………………… (156)

小便遗溺　小便数　小便黄赤 …………………………………… (157)

小便黄赤 …………………………………… (158)

淋 …………………………………… (158)

遗精 …………………………………… (159)

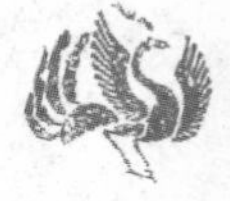

梦遗 …………………………………………………………… (160)
赤白浊 ………………………………………………………… (161)
阴缩　阴纵　阴痿　汗臊臭　阴冷　阴痒
　阴肿痛 ……………………………………………………… (162)
疝 ……………………………………………………………… (163)

气门卷之六 ………………………………………………… (167)
气郁 …………………………………………………………… (167)
胀满 …………………………………………………………… (173)
气喘之由 ……………………………………………………… (179)
呕吐干呕、吐食、吞酸吐酸、呕苦、呕清水、吐涎沫、吐蛔、吐利
　……………………………………………………………… (182)
附吞酸吐酸呕苦论 …………………………………………… (185)
吐蛔 …………………………………………………………… (186)
辨九虫形状 …………………………………………………… (186)
反胃　噎膈 …………………………………………………… (187)
不食喜食 ……………………………………………………… (189)
不能食　不喜食 ……………………………………………… (189)
痰饮 …………………………………………………………… (190)
虚损 …………………………………………………………… (195)
积聚癥瘕痃癖 ………………………………………………… (196)
少气短气 ……………………………………………………… (199)
论痞之由 ……………………………………………………… (200)
霍乱 …………………………………………………………… (202)
水肿 …………………………………………………………… (203)

《锦囊药性赋》

锦囊药性赋卷一 …………………………………… (207)
行气之剂 …………………………………………… (207)
陈皮 …………………………………………… (207)
青皮 …………………………………………… (208)
枳壳 …………………………………………… (208)
枳实 …………………………………………… (209)
厚朴 …………………………………………… (209)
桔梗 …………………………………………… (210)
杏仁 …………………………………………… (211)
谷芽 …………………………………………… (211)
山楂 …………………………………………… (211)
神曲 …………………………………………… (211)
麦芽 …………………………………………… (211)
槟榔 …………………………………………… (212)
大腹皮 ………………………………………… (213)
乌药 …………………………………………… (213)
香附 …………………………………………… (214)
白豆蔻 ………………………………………… (215)
草果 …………………………………………… (215)
常山 …………………………………………… (216)
吴茱萸 ………………………………………… (216)

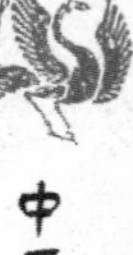

茴香 ……………………………………………（216）
藿香 ……………………………………………（217）
香薷 ……………………………………………（217）
白扁豆 …………………………………………（218）
木香 ……………………………………………（218）
丁香 ……………………………………………（218）
麝香 ……………………………………………（219）
冰片 ……………………………………………（219）
沉香 ……………………………………………（220）
草豆蔻 …………………………………………（220）
高良姜 …………………………………………（220）
苏合香 …………………………………………（221）
橘叶 ……………………………………………（221）
橘红 ……………………………………………（221）
橘核 ……………………………………………（221）
砂仁 ……………………………………………（222）
补气之剂 ………………………………………（222）
人参 ……………………………………………（222）
黄芪 ……………………………………………（223）
白术 ……………………………………………（224）
甘草 ……………………………………………（225）
茯苓 ……………………………………………（226）
大枣 ……………………………………………（226）
山药 ……………………………………………（227）
莲子 ……………………………………………（227）

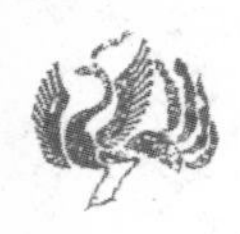

龙眼肉 …………………………………… (228)
芡实 ……………………………………… (228)
薏苡仁 …………………………………… (228)
百合 ……………………………………… (229)
饴糖 ……………………………………… (229)
蜂蜜 ……………………………………… (229)
蛤蚧 ……………………………………… (230)
羊肉 ……………………………………… (230)
黄牛肉 …………………………………… (230)
九香虫 …………………………………… (230)
利痰之剂 ………………………………… (231)
半夏 ……………………………………… (231)
南星 ……………………………………… (231)
贝母 ……………………………………… (232)
前胡 ……………………………………… (232)
桑白皮 …………………………………… (233)
芥菜 ……………………………………… (233)
天花粉 …………………………………… (234)
款冬花 …………………………………… (235)
枇杷叶 …………………………………… (235)
莱菔子 …………………………………… (235)
旋覆花 …………………………………… (236)
紫菀 ……………………………………… (236)
百部 ……………………………………… (236)
阿胶 ……………………………………… (237)

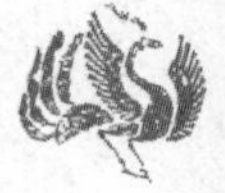

竹沥 ……………………………………………………（237）

海石粉 …………………………………………………（238）

天竺黄 …………………………………………………（238）

沙参 ……………………………………………………（238）

青礞石 …………………………………………………（239）

文蛤 ……………………………………………………（239）

瓜蒌仁 …………………………………………………（239）

清凉之剂 ………………………………………………（240）

黄连 ……………………………………………………（240）

黄柏 ……………………………………………………（240）

知母 ……………………………………………………（241）

黄芩 ……………………………………………………（241）

山栀子 …………………………………………………（242）

连翘 ……………………………………………………（243）

玄参 ……………………………………………………（243）

地骨皮 …………………………………………………（244）

石膏 ……………………………………………………（244）

玄明粉 …………………………………………………（245）

芒硝 ……………………………………………………（245）

硝石 ……………………………………………………（245）

竹叶 ……………………………………………………（246）

苦参 ……………………………………………………（247）

竹茹 ……………………………………………………（247）

山豆根 …………………………………………………（247）

青黛 ……………………………………………………（248）

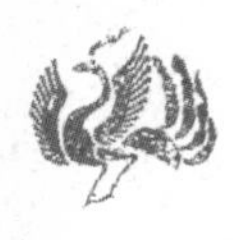

胡黄连 …………………………………………（248）
芦荟 ……………………………………………（248）
温热之剂 ………………………………………（249）
附子 ……………………………………………（249）
桂 ………………………………………………（249）
酒 ………………………………………………（250）
川乌 ……………………………………………（251）
蜀椒 ……………………………………………（251）
干姜 ……………………………………………（251）
火酒 ……………………………………………（252）
滋阴之剂 ………………………………………（252）
麦门冬 …………………………………………（252）
天门冬 …………………………………………（253）
五味子 …………………………………………（253）
地黄 ……………………………………………（254）
败龟板 …………………………………………（255）
鳖甲 ……………………………………………（255）
秋石 ……………………………………………（255）
梨（一） ………………………………………（256）
柿子 ……………………………………………（256）
柿霜 ……………………………………………（256）
柿蒂 ……………………………………………（257）
酸收之剂 ………………………………………（257）
百药煎 …………………………………………（257）
白菜 ……………………………………………（258）

梨（二） ………………………………………… (258)
西瓜 ………………………………………… (258)
胡黄连 ………………………………………… (259)
五谷虫 ………………………………………… (259)
鸡内金 ………………………………………… (259)
核桃 ………………………………………… (259)
橘核 ………………………………………… (260)
骨碎补 ………………………………………… (261)
茜草根 ………………………………………… (261)
蟾蜍 ………………………………………… (261)
益智仁 ………………………………………… (262)
芦荟 ………………………………………… (262)
风湿之剂 ………………………………………… (262)
羌活 ………………………………………… (262)
独活 ………………………………………… (263)
防风 ………………………………………… (264)
薄荷 ………………………………………… (264)
荆芥 ………………………………………… (264)
藁本 ………………………………………… (265)
细辛 ………………………………………… (265)
白芷 ………………………………………… (266)
苍术 ………………………………………… (266)
白附子 ………………………………………… (267)
汉防己 ………………………………………… (267)
龙胆草 ………………………………………… (267)

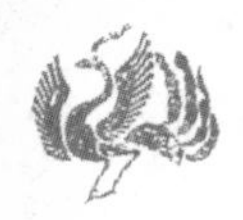

甘菊花 …………………………………………… (268)
天麻 ……………………………………………… (268)
萆薢 ……………………………………………… (268)
威灵仙 …………………………………………… (269)
皂角刺 …………………………………………… (269)
金银花 …………………………………………… (269)
秦艽 ……………………………………………… (270)
五加皮 …………………………………………… (270)
藏蕤 ……………………………………………… (270)
槐花 ……………………………………………… (271)
钩藤 ……………………………………………… (271)
蝉蜕 ……………………………………………… (272)
苍耳实 …………………………………………… (272)
白僵蚕 …………………………………………… (272)
全蝎 ……………………………………………… (273)
穿山甲 …………………………………………… (273)
蟾酥 ……………………………………………… (273)
桑寄生 …………………………………………… (274)
蜈蚣 ……………………………………………… (274)
羚羊角 …………………………………………… (274)
蛇蜕 ……………………………………………… (275)
晚蚕沙 …………………………………………… (275)
决明子 …………………………………………… (275)
蔓荆子 …………………………………………… (275)
鼠粘子 …………………………………………… (276)

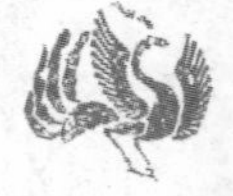

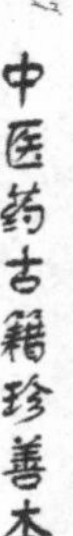

锦囊药性赋卷二 ……………………………………………… (277)
行气之剂 …………………………………………………………… (277)
桃仁 ………………………………………………………………… (277)
红花 ………………………………………………………………… (278)
苏木 ………………………………………………………………… (279)
五灵脂 ……………………………………………………………… (279)
蒲黄 ………………………………………………………………… (279)
玄胡索 ……………………………………………………………… (280)
牡丹皮 ……………………………………………………………… (280)
赤芍药 ……………………………………………………………… (281)
益母草 ……………………………………………………………… (281)
丹参 ………………………………………………………………… (282)
泽兰 ………………………………………………………………… (282)
京三棱 ……………………………………………………………… (283)
蓬莪术 ……………………………………………………………… (283)
大黄 ………………………………………………………………… (283)
乳香 ………………………………………………………………… (284)
没药 ………………………………………………………………… (285)
郁金 ………………………………………………………………… (285)
姜黄 ………………………………………………………………… (285)
苦楝根皮 …………………………………………………………… (285)
乌贼鱼骨 …………………………………………………………… (286)
藕 …………………………………………………………………… (286)
藕节 ………………………………………………………………… (287)
三七 ………………………………………………………………… (287)

地榆 …………………………………… (287)

紫草 …………………………………… (287)

补血之剂 ……………………………… (288)

当归 …………………………………… (288)

川芎 …………………………………… (289)

白芍药 ………………………………… (289)

人乳汁 ………………………………… (290)

紫河车 ………………………………… (291)

童便 …………………………………… (291)

血余 …………………………………… (292)

鸡蛋 …………………………………… (292)

发表之剂 ……………………………… (293)

麻黄 …………………………………… (293)

紫苏 …………………………………… (294)

升麻 …………………………………… (294)

柴胡 …………………………………… (295)

干葛 …………………………………… (295)

姜 ……………………………………… (296)

葱白 …………………………………… (297)

芫荽 …………………………………… (297)

利水之剂 ……………………………… (298)

泽泻 …………………………………… (298)

木通 …………………………………… (299)

滑石 …………………………………… (299)

车前子 ………………………………… (300)

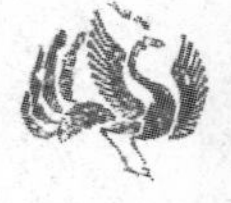

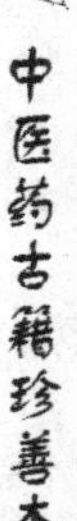

灯草 ……………………………………………………（300）
茵陈 ……………………………………………………（300）
葶苈子 …………………………………………………（301）
韭菜 ……………………………………………………（301）
猪苓 ……………………………………………………（302）
瞿麦 ……………………………………………………（302）
海金沙 …………………………………………………（302）
大蒜 ……………………………………………………（302）
黄精 ……………………………………………………（303）
火葱 ……………………………………………………（303）
丝瓜 ……………………………………………………（303）
桑螵蛸 …………………………………………………（304）
茗 ………………………………………………………（304）
酸涩之剂 ………………………………………………（305）
乌梅 ……………………………………………………（305）
诃黎勒 …………………………………………………（305）
五倍子 …………………………………………………（306）
侧柏叶 …………………………………………………（306）
艾叶 ……………………………………………………（306）
罂粟壳 …………………………………………………（307）
木瓜 ……………………………………………………（307）
牡蛎 ……………………………………………………（308）
赤石脂 …………………………………………………（308）
龙骨 ……………………………………………………（309）
犀角 ……………………………………………………（309）

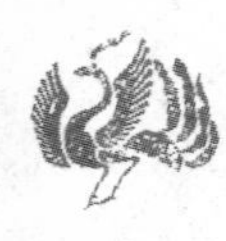

金樱子 …………………………………………… (310)
何首乌 …………………………………………… (310)
山茱萸 …………………………………………… (311)
益智子 …………………………………………… (311)
莲蕊须 …………………………………………… (311)
莲薏青心 ………………………………………… (312)
绿矾 ……………………………………………… (312)
肉果 ……………………………………………… (312)
白果 ……………………………………………… (312)
椿根白皮 ………………………………………… (313)
温补之剂 ………………………………………… (313)
杜仲 ……………………………………………… (313)
枸杞子 …………………………………………… (314)
牛膝 ……………………………………………… (314)
鹿茸 ……………………………………………… (315)
鹿角胶 …………………………………………… (315)
石斛 ……………………………………………… (316)
补骨脂 …………………………………………… (316)
肉苁蓉 …………………………………………… (316)
琐阳 ……………………………………………… (317)
巴戟天 …………………………………………… (317)
菟丝子 …………………………………………… (317)
续断 ……………………………………………… (318)
腽肭脐 …………………………………………… (318)
鱼胶 ……………………………………………… (319)

女贞子 …………………………………………（319）
磁石 ……………………………………………（319）
脂麻 ……………………………………………（320）
羊肾 ……………………………………………（320）
仙茅 ……………………………………………（320）
仙灵脾 …………………………………………（320）
覆盆子 …………………………………………（321）
楮实子 …………………………………………（321）
虎骨 ……………………………………………（321）
沙苑蒺藜 ………………………………………（322）
黄精 ……………………………………………（322）
开心之剂 …………………………………………（322）
酸枣仁 …………………………………………（322）
远志 ……………………………………………（323）
石菖蒲 …………………………………………（323）
柏子仁 …………………………………………（324）
茯神 ……………………………………………（324）
琥珀 ……………………………………………（324）
丹砂 ……………………………………………（325）
珍珠 ……………………………………………（326）
金银箔 …………………………………………（326）
牛黄 ……………………………………………（327）
浮小麦 …………………………………………（327）
猪心血 …………………………………………（328）
蚺蛇胆 …………………………………………（328）

夜明砂 …………………………………………………… (328)
石决明 …………………………………………………… (328)
鸡肝 ……………………………………………………… (329)
羊肝 ……………………………………………………… (329)
鲤鱼胆 …………………………………………………… (329)
人牙齿 …………………………………………………… (329)
初生脐带 ………………………………………………… (330)
石首鱼 …………………………………………………… (330)
黄丝绵 …………………………………………………… (330)
铁花落 …………………………………………………… (330)
斑蝥 ……………………………………………………… (330)
土茯苓 …………………………………………………… (331)
使君子 …………………………………………………… (331)
芜荑 ……………………………………………………… (331)

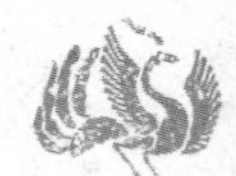

风门卷之一

中　风

《经》[①]曰：暴病卒死，皆属于火。注云：火性速疾故也。然初治之法，不寒而温，不降而升，甚者从治也。盖火甚真阳之气反塞，非温散何以开之。

但见卒然仆倒，昏不知人，或痰涎壅塞，咽喉作声，或昏愦不语，或口作羊声，或口眼㖞斜，手足瘫痪，或半身不遂。脉或沉伏，或浮盛，忌急数。此中风症也。中人发直，吐清沫，摇头上撺，声如鼾睡，面赤如妆，汗溷如珠，眼闭口开，气喘遗尿，皆不可治。有半日死，一日死，三、五、七日死者。

卒然中倒，当即扶入暖室安坐，或用熏灸之法，熏用醋炭，灸用艾火；痰涎壅盛，或用吐法，稀涎散，江子、白矾、牙皂，又胜金丹；牙关不开，或吹鼻取涕，用细辛、皂角，或生半夏末，或用白盐梅擦牙即开。

暴不知人而卒仆者，昔名厥，今曰中。其涎潮如拽锯

① 《经》：系指《黄帝内经》，下文未加特别注释之《经》皆为《黄帝内经》，不另出注。

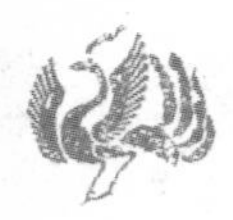

之声在咽中者为痰厥，稀涎散、瓜蒂散探吐，随用导痰汤，加竹沥、姜汁；暴怒气逆而昏晕者为气逆，苏合香丸、乌药顺气散、八味顺气散；手足搐搦为风厥，痫病多近之，宜续命汤。然总皆由于气逆也，有虚实。故诸家急治，其卫闭者开之，后调其荣，燥者润之，千金还魂汤：麻黄、杏仁、甘草、桂。

治卒忤口噤，气绝无复觉，决齿下药立苏。盖卒中卫气以闭而实，内热以逆而壅，神明罔觉而肢体不用，非麻桂等药乌能开冲之乎，故续命诸汤用麻黄、脑麝、桂附，皆是此意。孟子所谓若药不瞑眩，洵龙宫方也①。识此可悟仲景麻黄、桂枝二汤之精义为卒病发作，非但冬月法也。

诸风掉眩，肢痛强直，筋缩，为厥阴风木之气。自大寒至小满，风木君火二气之位。风主动，善行数变，风为百病之长。木旺生火，风火为阳，多为兼化。且阳明燥金主于紧敛劲缩，风木为病，及见燥金之化，由亢则害，承乃制也。谓已过极，则及似胜已之化。故木极似金，况风能胜湿而为燥，风病势盛而成筋缩，燥之甚也。

中风之疾多肥人，由湿生热，热生风。肥人大便多溏，中年后反成燥结。阳明胃土其本，而风木其标也。阳明太过，则令四肢不举。又曰：痿证皆属阳明证治。谓卒然仆倒，岂非痿之大者乎？口目㖞斜，亦属阳明之脉。故风非

---

① 若药不瞑眩，洵龙宫方也：“若药不瞑眩”原见于《尚书·说命》：若药不瞑眩，厥疾不瘳。《孟子·滕文公章句上》曾引此文。赵岐注云：瞑眩，药攻人疾，先使瞑眩愦乱，乃得瘳愈也。“龙宫方”见于唐代笔记小说《酉阳杂俎》，系指唐代名医孙思邈得自昆明龙宫的仙方，孙思邈在著作《千金方》三十卷时，曾在每卷中藏入一首，大意指“如果药物不能攻邪疗疾，那就只能依靠龙宫仙方，非人力所能及了”。

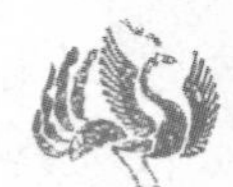

自外来也，由内燥火而卒中也。前说似以风为本，似可参审。陈氏《蒙荃》[①]曰：中风因湿生热，热生风，今有畏半夏、南星之燥而以贝母、瓜蒌代之，是束手待毙也。

中风为热盛生风，而昔贤多以麻桂乌附投之，欲其行阳通气，开闭而起仆也。今遇卒中，痰涎壅盛，牙关紧急，以苏合香丸诸类灌之，即此意。然苏后视轻重虚实而治，不当泥于小续命诸汤，犹仲景麻黄桂枝，不得施于非时温热之症也，故河间法治中风尤得。

《绀珠经》曰：以火为本，以风为标。心热暴盛，肾水必衰，肺金既摧，肝木自旺。治法以防风通圣散汗之，大便闭塞者，三化汤下之，或荆竹沥行之。燥火稍平，当进愈风诸汤，宣其气血，导其经络，或一气之微汗，或一旬之通利，久之营卫和而庶可获康。

戴氏[②]云：肥人多中，以气盛于外而欠于内也。肺为气出入之道路。人肥者，气必急，气急者，肺邪盛。“邪”字作火逆看。肺金克肝木，胆为肝之腑，故痰涎壅盛。所以治之，必以理气为急。中后气未尽顺，痰未尽降，当以藿香正气散、如[③]星香散煎服，或乌药顺气散，不独治中风，中气、中恶尤良。又云：治风之法，初得之即当顺气，及其久也，即当活血。丹溪所云：治风先养血，血足风自灭。久患风疾，四物汤吞活络丹愈者，正是此义。活血不特四物，诸血药必如许学士之黄芪为君，当归为臣。若先不顺

① 《蒙荃》：指明代医家陈嘉谟（1486—1570）所著《本草蒙筌》一书，成书于嘉靖四十四年（1565 年），是明代较有特色的本草入门之作。

② 戴氏：指戴元礼。

③ 如：衍文。

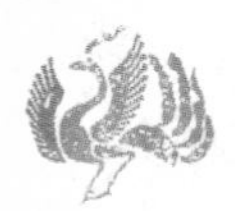

气，遽用乌附，痰涎厥冷者，未尝非圣药也。久不活血，徒用羌防，强直身痛者，亦为先导，吾未见其能治也。然顺气之药则可，破气、泻气之药则不可。此论苏后调理如迅急之际，非破泻之药乌能决夺。

中风之病，《内经》以下皆谓外中风邪，至河间①谓非外来之邪，皆由内热所生，水不制火。丹溪亦以外中风者极少耳，外中甚者见痓，微者见太阳中风。即真外中风卒仆，亦必苏后无不遂之症，由外而内挟痰火，俗名中痰、中气是也。

中风有脏腑之分，其偏枯、身偏痛而言不变、志不乱者，邪在分腠之间，所谓中腑。今火多以轻者为重。身无痛，手足不收，而言喑志乱者，邪入于里即谓中脏。丹溪谓：大率多痰，在左属死血与无血，在右挟气虚与痰，亦杜撰之谈，不必拘之。又云：中腑，内有便溺之阻隔，宜三化汤、麻仁丸通利之；中脏，痰涎昏冒，宜至宝丹、活命金丹开之，二沥佐之，外无六经之形症，内无便溺之阻隔。丹溪谓：宜养血。舌本自转而筋脉自荣，大秦艽、愈风汤之类。初中多有身热便阻，解表攻里更当以仲景六经之例审之，即有外邪，亦因解之。

卒中须分阴阳，阴阳即虚实二字也。阳中，脸赤如醉怒，牙关紧急，上视强直掉眩，口作羊声，此宜河间法也；阴中，颜青脸白，痰厥喘塞，昏乱眩晕，㖞斜不遂，或手足厥冷，或口开眼合手撒，不知人事多汗，有以大剂参芪乌附而回生者，此又叔微、丹溪之论不可少也。《经》云：

---

① 河间：即刘完素，号河间先生，金元四大家之一，原作“河涧”，径改，下文同。

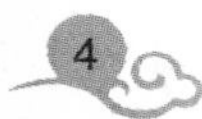

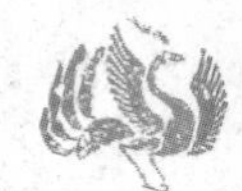

邪之所凑，其气必虚。《灵枢经》曰：虚邪偏客于身半，其入深，内居荣卫，荣卫少衰则真气去，邪独留，发为偏枯。许学士曰：中风虽有多因，未有真气得周于身而中者也。故治疗之方，必以黄芪为君，人参、归芍为臣，防风、桂枝为佐，竹沥、姜汁为使，胡可杂沓于乌附、羌独之属，以涸荣而涸卫也。许胤宗治王太后中风熏法亦此义，大小便不利不可通。

《宝鉴》云：凡人初觉大指麻木，不用预防之法，鲜有不中者也。预防宜服养血补气之剂，更慎于调摄。若过服愈风汤之类，此乃招风取中也，不可不知。

《灵枢》云：其有三虚而偏中于邪风，则为击仆偏枯矣。又云：风中五脏六腑之俞，亦为脏腑之风，脏证。各入其门户所中，则为偏风，表证。此《内经》论中风因外感，仲景、思邈、陈无择皆主之。在表则续命，在里则三化。表里稍和，愈风以行中道例也。东垣云：中风乃本气病，年逾四旬，气衰多有此疾。然治亦以发表攻里，行中道为主，即《经》：邪之所凑，其气必虚。立斋所谓：元气虚而风邪所乘，三生饮加人参，损庵大料参芪用至斤许例也。《素问》曰：凡治仆击偏枯，肥贵人则膏粱之疾也。又《灵枢》曰：脾火盛为击仆。又《经》云：暴病卒死，诸热瞀瘛[①]，皆属于火。此《内经》论中风因内热而发，河间所谓：火热之气怫郁，神明昏冒，筋骨不用，卒倒无知，而丹溪所谓：湿土生痰，痰生热，热生风。其治多以清里热为主，防风通圣散、三一承气汤、荆竹诸沥例也。云：

---

① 瞀（mào）瘛（chì）：瞀（mào）：昏闷也。心中昏闷不爽。瘛（chì）：抽搐也。指筋脉挛急。

中风之疾多肥人，由湿生痰，痰生热，热生风。肥人大便溏，中年后反成燥结，阳明胃土其本而风木其标也。肝太过则令四肢不举，故非外来风邪，由内燥火卒中。

中风之证

《经》云：虚邪偏客于身半，其入深，内居荣卫，荣卫稍衰，则真气去，邪气独留，发为偏枯。身偏不用而痛，言不变，知不乱，病在分腠之间，巨针取之，益其不足，损其有余，乃可复也。仲景曰：脉浮而紧，浮则为虚，紧则为寒，虚寒相抟，邪在皮肤。浮者血虚，络脉空虚，贼邪不泻，或左或右，邪气反缓，正气即急，正气引邪，㖞僻不遂，邪在于络，肌肤不仁，邪在于经，即重不胜。洁古云：中腑者，有表症而脉浮，恶风寒，拘急不仁。又云：中腑者，多着四肢。“腑”字当作“经”字看。以上所谓有六经之形症，其证大抵半身不遂，口眼㖞斜，身痛，亦有口噤言蹇者，然而神清不昏瞀。《经》云：痱（废也）之为病，身无痛者，四肢不收，志乱不甚，其言微知，可治。甚则不能言，不可治也。仲景云：邪入于腑则不识人，邪入于脏，舌难即言，口吐涎。洁古云：中脏者，多滞九窍。以上所谓内有便溺之阻隔，宜三化汤利之，苦痰壅神昏，宜至宝丹清之。其证大抵痰涎昏冒，唇吻不收，舌不转而失音，鼻不闻香臭，耳聋而眼瞀，大小便闭结。若内外症罢，但语涩舌强，手足不利，宜从愈风秦艽和解之。《经》云：急虚身中，即至五脏绝闭，脉不往来，譬如堕溺，不可为期，此所谓虚极而阳暴脱者，宜大剂参芪，或三生饮加人参两许补之。其症昏愦痰涌，口开手撒，眼合

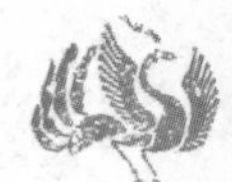

遗尿，声如鼾睡，尤元气虚寒，邪内入脏，多成不治，急用亦有生者。

愚按：邪在表则多寒，在里则多热，故古人于表证用温药，里证①用寒药，不表不里以秦艽愈风汤行中道，此即《伤寒》麻、桂、承气、小柴胡意也。至于火热卒仆，即可以中里法治之。亦如温暑之邪热自出，与伤寒治里同法也。若元气素虚，邪亦可承虚入脏，不作里热，此即伤寒三阴直中之法，急宜温补其里，此三生饮所以妙仲景意也。然阳证面赤如醉怒，牙关紧急，上视强直掉眩，阴中颜青脸白，亦有虚阳面赤者，痰厥喘塞，昏乱眩晕，或手足厥冷，不知人，多汗，以此辨之。

中风治法

初中卒倒，痰壅神昏，宜苏合香丸加姜汁、竹沥灌之。痰多用稀涎散，或胜金丹探吐；口噤以生半夏、细辛、皂角、菖蒲为末吹鼻，得嚏则苏；若虚冷者，用三生饮加人参一两；口开手撒遗尿，速用大料参芪接补，并灸脐下，苏后如外有六经形症，宜小续命汤加减汗之；内有便溺之阻隔，知为血弱不能养筋，故手足不能运动，舌强不能言语也，宜大羌活汤或愈风汤；中脏，痰涎昏冒，宜活命金丹之类。中风初得，即当顺气。复庵云：肥人多中，气盛于外而欠于内也。故必以理气为急。乌药顺气散，发邪调气之剂。及其久也，又当活血。丹溪所论“是风先养血，血足风自灭”，秦艽愈风皆有血药，正是此义也。偏枯不

① 证：原作“症”，据前文改。

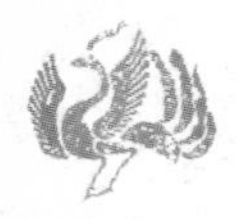

遂，尤宜也。又急治其卫闭者通之。谓麻桂乌附星行阳通气，开闭起仆之剂。后调其荣，燥者水润之，不特四物，必如许学士，主黄芪为君，人参、归芎为臣。千金还魂汤治卒忤口噤，气绝无复觉，开齿下药即能苏，亦此论。若热甚生风者，河间所谓：心火暴盛，肾水必衰，肺金既摧，肝木自旺，宜防风通圣散汗之，和里与中外法同。口噤不纳食，有以三一承气灌鼻即开者。许学士云：中风虽有多因，未有真气得周于身而病者。心是天真，神机开发之本，胃是充大真气之标。标本相得，则气海所留宗气盈溢，分布上下中外，无不周遍。若标本相失，则不能致其气于气海而宗气虚矣。故分布不周于五脏则为喑，不周于经络则为偏枯矣。治法必以黄芪为君，人参、归芎为臣，防风、桂枝、竹沥、姜汁为佐使，胡可杂沓于乌附哉。痰涎厥冷未常非圣药。羌活、独活（强直身痛亦为先导）之属以涸荣而涸卫也。许胤宗治中风口噤，坐密室煎黄芪、防风数斤，熏之而愈，正此义也。有元气素弱，过于劳役，卒然厥仆者，手撒口开，必用参芪至斤许，回元气于无何有之乡。若但舌强语涩，痰壅㖞斜，亦宜六君加诸汁。

口噤　风迅则筋急也，宜南星、冰片或白梅擦牙，苏合香丸亦可，附子末吹鼻中。

口眼㖞斜　足之阳明，手之太阳筋急，口目为僻。又胃足阳明之脉，挟于口，环于唇，生病口㖞唇斜，故此症皆属胃土。然木不及，厥阴所至，为緛戾拘[1]缓，皆风病也，治宜秦艽升麻汤。火盛少加黄柏，外以酒煮桂，以故

① 拘缓：原作“均缓”，据文意当作“拘缓”，径改。

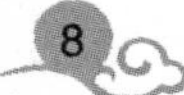

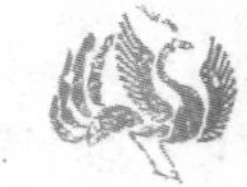

纸浸搨，左搨右，右搨左，灸承泣、地仓、颊车穴。

半身不遂 《经》曰：胃脉沉鼓涩，胃阳虚，气不行，邪中之。胃外鼓大火热，鼓其痰涎。心脉小坚急，心阳也，血也，阳虚血少，邪中于身，故坚急也，皆鬲偏枯。又云：三阳有余，三阴不足为偏枯，火盛阴亏。愈风汤暨诸滋养气血丸酒，此在中后旬月调理，所谓荣卫和则风燥止也。宜灸刺十二经井穴，所谓留疲不移。

四肢不举，身体疼痛 肝木旺，克脾土，脾属四肢，故不举。风入经络，荣卫不和，故疼痛。木实则痛，风痹多麻木不仁，先顺气疏风，后活血，如十味剉散之类。

手臂肿或麻 麻属气虚，黄芪酒。肿属湿火，苍术、黄柏主之。

痰涎壅盛 气逆则肺壅痰急，星香散，竹沥、姜汁。

失音不语 痰盛，涤痰汤；火热，转舌膏；又失音乃肾气内夺，不能灌渗，宜河间地黄饮子。

愦乱昏冒 浊乱参差，火之象也。热甚则神明不用，宜至宝丹、牛黄清心丸。然有元气虚极者，邪入于脏，亦令涎痰昏冒，宜三生饮，加人参，灸百会、风池、大椎[①]、肩井、曲池、间使、足三里[②]诸穴。

大便秘结 风热盛则地道不通，宜三化汤、麻仁丸。

遗尿 用参芪。

小便不通 不可利，恐亡津液也。

预防 《宝鉴》云：凡人初觉大指、次指麻木或不用，三年内必有中风之疾，宜先服愈风汤、天麻丸，治未

---

① 大椎：原作“大推”，底本误，径改。

② 足三里：原作“足三厘”，径改。

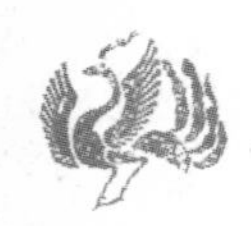

病。立斋云：预防之理，当养气血，节饮食，戒七情，远帏幙。若服前方预防，适所以招风取中。然肥实人风痰素盛，大便燥结，又宜当用搜风顺气丸通利之，则又不可概论耳。

死证 中人发直吐沫，摇头上擿，声如鼾睡，面赤如妆，汗出如珠，眼闭口开，气喘遗尿，皆不可治。有半日死者，一日死者，三、五、七日死者。

脉 中风六脉多沉伏，亦有脉随气奔走，指下洪盛者。浮迟吉，坚大急疾凶。浮为在腑，沉为在脏，洪大数为热，沉细迟为寒。

瘛疭即可治小儿急、慢惊风。

瘛者筋脉拘急，疭者筋脉弛纵。诸热瞀瘛皆属于火，热胜风抟并于经络，风主动而不宁，风火相乘，瞀瘛生矣。然当分风火多少，火多者脉必洪大。《经》云：心脉满大，痫瘛筋挛，风多者脉必弦急。《素》云：心脉急甚为瘛疭，脾脉急甚为瘛疭，肝脉小急亦痫瘛筋挛。①又当分虚实，实者瘛而有力，身热面赤，便闭，口噤头摇，脉浮洪紧数，此为风火盛实，《经》所谓肝太过，掉眩癫疾。虚者瘛而无力，肢体逆冷，口鼻气微，昏睡露睛。有肝气自虚者。《经》曰：木不及曰痿。知其病头摇。有肝血去多，阳火炽甚，筋无所养者。产后溃疡，多患此，宜大补。有脾胃亏损者，小儿吐泻后多患之，乃土虚反见肝木之象，无风可

① “心脉急甚为瘛疭，脾脉急甚为瘛疭，肝脉小急亦痫瘛筋挛”，原见于《灵枢·邪气脏腑病形篇》，此处言“素云”系指“《素问》云”，当是作者误。

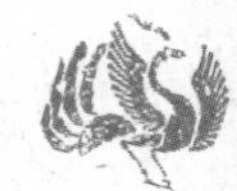

逐，无痰可消，治宜温补。虚症若肢体恶寒，脉微细者为真象。若脉浮大，发热烦渴，此为假象，治当固本也。若无力抽搐，戴眼反折，汗出如珠者，不治。又《伤寒》：唇吻青，四肢挛习为肝绝，亦不治。

治法

火甚者，凉惊丸、泻青丸；风多者，或昏愦口噤，肉蠕动，面肿，独活胃风汤；风火兼甚者，牛黄散；肝胜脾虚，先救脾，参术柴苓汤、建中汤；脾虚者胁痛胀满，眼昏挛缩，瘛疭，续断丸；血虚火炽者，加味逍遥散、八珍汤加丹皮、钩藤；脾胃亏损者，十全大补加姜附；热伤元气，时时瘛疭，人参益气汤。

颤　振

颤，摇也。振，动也。筋脉约束不住，不能任持，风象也。木太过而兼火化，痰涎壅盛者，病之有风、有热、有痰，亦有气虚者、心虚者、老人血虚者，但其振不如风火之常动也。仲景论：身为振振摇，振振欲僻地者，皆属经虚。

治法

手足亸曳[①]，风多不热者，星附散；热者，摧肝丸；痰盛者，三圣散吐之，戴人治马叟三涌愈。或星香散、导痰汤加竹沥、姜汁；气虚经虚而振，参术汤；心虚而振，秘

① 亸（duǒ）曳：亸（duǒ）：下垂，曳：拉，牵引。

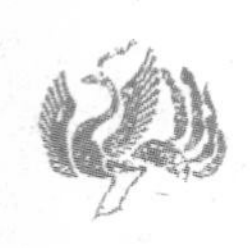

方补心丸；老人血虚，定振丸。

挛

《内经》言：挛皆属于肝。肝主身之筋，故也。又阳明之复甚则入肝，惊骇筋挛。又脾移寒于肝，痈肿筋挛。《衍义》云：筋急拘挛有数等。《素问》：大筋受热则緛而短。《经》所谓：肝气热则筋膜干，干则筋急而挛。又云：因于湿，首如裹，湿热不攘，大筋緛短，小筋弛长，緛短为拘，弛长为痿，是也。筋膜干者，四物之属濡之；大筋緛短者，薏仁散主之。寒挛者，《经》所云：寒多则筋挛骨痛是也，乌汤头。虚挛者，《经》所云：虚邪传于筋则为筋挛，又曰：脉弗荣则筋急。仲景云：血虚则筋急。此皆血脉弗荣于筋而筋成挛。故丹溪治挛与《本事》治筋，急用养血地黄丸、四物汤是也。《本事》：春服地黄丸，秋服羚羊角汤，冬服乌头汤。下虚则挟腰膝疼痛，防风汤；上虚则挟心神烦热，不得睡卧，黄芪丸、麦冬散。实挛者，如丹溪治一村夫，背伛偻而足挛，脉弦沉而涩，遂以戴人煨肾散与之，上吐下泻而平复。寒热之挛及外邪所抟为实，自当行经解邪，吐泻岂宜为例者哉。外感风湿，四肢拘挛，苍耳子散。酒煮木瓜，烂研作酱，裹筋急处，冷即易之。如东垣治董监军雪霁出外，急风气暴仆，六脉俱弦，按之洪实有力，其症手挛急，大便秘塞，面赤热，此风寒始至加于身也。四肢者脾也，以风寒之邪加之，则搐急而挛痹。乃风淫末疾而寒在外也。《经》云：寒则筋挛。正此谓也。缘其人素蓄内热，乘于肠胃之间，故大便闭而面赤热，内则手足阳明有邪，外则足太阴脾经受风

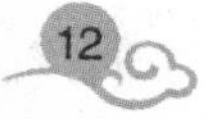

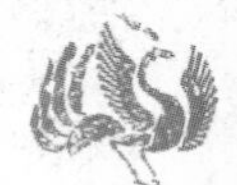

寒之咎。用桂枝、甘草却寒缓搐，用黄柏苦寒泻实润燥，以人参、归芍和血，以升麻、葛根通阳，名之曰活血通经汤。更令暖房近火，摩搓其手乃愈。挛多近凉安贴，近火则燥，可辨寒热。此又泻实益虚之例也。

治法

寒挛多痛，脉弦紧急，乌头汤、千金苡仁汤、活血通经汤；热挛筋干，多痿躄，脉洪数或弱，生地、当归、二冬、芩连、栀丹、牛膝、红花之属；大筋緛短者，薏仁散主之；血虚挛脉涩，六味、四物、参术、葳蕤、续断；血虚者、风者，黄芪丸、木瓜散；实挛，脉沉弦而清，伛偻，煨肾散吐之。

痿

痿者手足痿软而无力，百节缓纵而不收也。《素问》以痿为大症，故特著篇目及杂见于诸篇者最多。大抵阴气少而阳气多，精血亏而湿热盛，不越二者而已。如云肺气热生皮痿，得之有所失亡，所求不得则发肺渴。又云：始富后贫，皮焦筋屈，痿躄则肺热叶焦，皮毛虚弱急薄，着为痿躄。夫肺热叶焦则热矣。虚弱急薄，非精气亏乎。如云心气热则下脉厥而上，上则下脉虚，枢折纵而不任，为脉痿。得之悲哀太甚，则胞络绝，阳气内动而血崩，大络空虚也。夫阳气内动则热矣。大络空虚非精血亏乎。如云肝气热，则筋急而挛为筋痿。得之思想无穷，所愿不得，意淫于外，入房太甚，宗筋弛纵也。夫思想无穷，诚动肝相

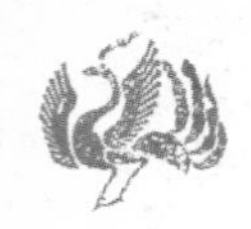

之火矣。入房太甚，非精血亏乎。如云脾气热则肌肉不仁，为肉痿。得之有渐于湿，以水为事。又运湿热不攘，弛长为痿。又运气肌肉痿，足痿不收，[①] 皆属湿与热。夫湿热蒸蒸，诚热矣。阳明虚则宗筋纵滞，脉不行，非气血亏乎。如云肾气热，则腰脊不举，骨枯髓灭为骨痿。得之远行劳倦，逢大热而渴，阳气内伐也。夫阳气内伐则热矣，骨枯髓灭，非精血虚乎。又云：肾肝损为形痿。故古今治痿之论，无过丹溪。其言曰：肺金体燥居上，主气而畏火。脾土居中而主四肢，畏木。若嗜欲无节，可该七情，则水失所养，火寡于畏，肺得火邪而热矣。肺热则金失所养，木寡于畏，脾得木邪而伤矣。肺热则不能管摄一身，脾伤则四肢不用而痿作。故欲泻南以肃肺金，补北以降心火。而络龙吉[②]云：风火相炽，当滋肾水，故以黄柏为君，黄芪、地芍为辅佐，此诚得治痿之要略，即《内经》补药通俞之说尽此矣，然而尤有要焉。《经》曰：治痿独取阳明。阳明者，五脏六腑之海，主润宗筋，主束骨而利机关也。又曰：四肢不得禀水谷气[③]，气日以衰，筋骨肌肉无气以生，故不能用乌。冲脉者，至脉之痿也。主渗灌溪，如阳明令于宗筋。阳明总宗筋之令，会于气冲。冲为血海，只受气于阳明。而阳明为之虚，阳明虚则五脏无所禀，不能行血气，荣阴阳，以利关节。气海无所受，不能温肉分，充皮毛，肥腠理，司开合。血海无所受，则上下内外之络脉空虚，

---

① 运气肌肉痿，足痿不收："肌肉痿，足痿不收"原见于《素问·六元正纪大论》系运气篇内容。

② 络龙吉：原作"骆龙"，据文意及下文改。络龙吉：宋代著名医学家。

③ 四肢不得禀水谷气："谷"原作"如"，据《素问·太阴阳明篇》及后文改。

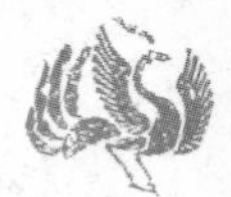

于是精神气血之奉其身者劣弱而痿作矣。故非大补胃气，则痿不能治矣。东垣清燥汤以参芪为君，地柏为佐。若饮食少，胃弱者，又当以辛香温胃之剂不可执也。

痿症《素问》特著篇目，分五脏之热，名其所属皮、脉、筋、肉、骨之痿，致足不任于地。及叙五脏得热之邪，则以一脏因一邪所伤，若举一以为例，会通而言，便见五劳、五志、六淫，尽得成五脏之热以为痿，不独阳明也。

《病机》云：诸痿喘呕，诸气愤郁，皆属于上。故凡神机气血或劣弱，或闭塞，即脏腑经络四属，若内若外，随处而不用，故《内经》叠出于篇。

痿独取阳明者，以阳明、冲脉合宗筋会于气街，因阳明虚，故宗筋纵，带脉不引而足痿。五脏禀气于胃，胃布水谷之气周于一身。使周于身，乌有不用而为痿者也。多由气热经虚，始则痿躄，久之每至大骨枯槁，大肉陷下而不救者。

丹溪曰：肺金体燥居上而主气，畏火者也。脾土性温，居中而主四肢，畏木者也。水失所养，火寡于畏而侮所胜，肺得火邪而热矣。金失所养，木寡于畏而侮所胜，脾得木邪而伤矣。肺热则不能管摄一身，脾伤则四肢不能为用而诸痿作矣。泻南方则肺金清而东方不实，何脾伤之有。补北方则心火降而西方不虚，何肺热之有。故阳明虚则宗筋润，能束骨而利机关矣。治痿之法无出于此。络龙吉亦曰：风火相炽，当滋肾水。东垣取黄柏为君，黄芪等药为辅佐而无一定之方。有兼痰积者二妙二陈，有湿多者苍术汤，有热多者黄柏山栀汤，有湿热相半者清燥汤，有挟寒者防风苍术汤。丹溪以《难经》所论为治痿之方，亦举其例耳。如脾虚食少者，则芳香辛温之剂，又皆善药，胡可拘也。

食积妨碍不得降者，与死血者，俱可下之，亦须审其实邪。《经》曰：筋痿者生于肝，使内也。骨痿者生于大热也。阳气内伐，水不胜火。肉痿者得之湿地也。皮痿者有所失亡，所求不得，肺热叶焦也。脉痿者悲哀太甚，则胞络绝，阳气内动，发则心下崩，数溲血，大经空虚也。又曰：肝肾俱损，骨痿不能起于床，筋缓不能收持，宜牛膝丸、煨肾丸。四肢不举有二，一曰脾太过，所谓敦阜[①]之疾，膏粱得之也。其治泻令气弱，土平而愈，三化汤、调胃承气汤；一曰土不及，所谓脾湿陷下之疾。脾虚不能为胃行其津液，四肢不得禀水谷气，气日以衰，脉道不利，筋骨肌肉皆无气以生，故不用焉。其治以十全大补去邪留正。

治法

大要有三：精气血液得之亏耗，怫郁悲哀，房劳脱血，阴虚而生内热，治宜峻补精气，兼清热。肺痿色白毛败，治宜人参、黄芪、天麦冬、石斛、百合、山药、生地、桔梗、栀子、黄芩、沙参之属。心痿色赤脉溢，治宜生地、丹皮、参苓、芍麦、栀子、远志、枣仁、阿胶、黄连之属。肝痿色青爪枯，治宜六味丸，加杜仲、牛膝、萆薢、菟丝之属。肾痿色黑骨坏，治宜虎潜丸。此皆补虚为主，清热为佐也。一者湿热在脾，致肌肉溃不仁，为脾痿。或湿热下流肾肝，或膏粱奉养太过，湿痰、食积、死血妨凝不降。《经》曰：脾太过则四肢不举，宜健步丸，加苍术、黄柏，补益肾肝丸、清燥汤发其湿热。膏粱奉养敦肥之疾，泻令

① 敦阜：土的别称，《素问·五常政大论》："土曰敦阜"。这里代指贪食嗜欲所致脾胃病。

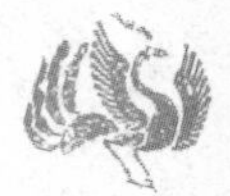

湿退土平而愈，三化、调胃之属。湿痰者二陈、二妙、竹沥、姜汁清其湿痰，食积死血俱宜下之。一者脾虚脾陷之疾。《经》曰：脾不及，令四肢不举。治宜大补，十全，去邪留正。食少胃不开，藿香养胃汤。

痿　厥

足痿软不收为痿厥。一属肾、膀胱。《经》曰：恐惧不解则伤精，精伤则骨酸痿厥，精时自下，是肾伤精脱也。又曰：三阳为病，发寒热，下为痈肿，及为痿厥腨痟，是膀胱在下发病也。一属脾湿伤肾。《经》曰：凡治痿厥发逆，肥贵人则膏粱之疾。又云：秋伤于湿，上逆而咳，发为痿厥是也。

治法

若膝中无力，伸不能屈，屈不能伸，腰膝腿脚沉重，行步艰难，宜愈风汤、建中汤。如目中溜火，视物昏花，耳聋耳鸣，困倦乏力，寝汗憎风，行步不正，两脚欹侧，卧而多惊，腰膝无力，腰以下消瘦，宜补益肾肝丸、健步丸。《本事方》治脚膝无力，菟丝子、茴香、石莲肉、山药，又羌活胜湿汤，加附子。东垣治脚膝痿弱，脐中尻阴皆冷，阴汗臊臭，精滑不固，服鹿茸丸。不减，脉沉数有力，此膏粱滋火于内，逼阴于外，以滋肾大苦寒之剂而愈。内热津脱，腠理开，汗大泄，属风气，下焦脚弱，此表症也，仲景方越婢加术汤。湿痰污血阻碍经络而得痿，此里证也，《本事方》左经丸、续骨丹。

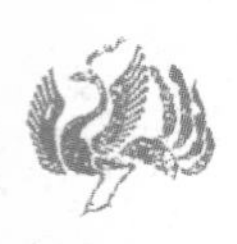

破伤风作痉

夫风者，百病之长也。清净则腠理闭拒，虽有大风苛毒，莫之能害。诸疮不瘥，荣卫虚，肌肉不生，疮眼不合而风邪入之，为破伤风之候。亦有因疮热郁结，多着白痂，疮口闭塞，气难宣通，故热甚而生风者。先辨疮口，平无汁者，中风也；边自出黄水者，中湿也。并欲作痉，急治之。东垣云：破伤风，人知有发表，不知有攻里和解，当辨脉证，同仲景治例。河间曰：破伤风风热燥甚，怫郁在表而里气尚平者，善呻数欠，筋脉拘急，或惕或搐，或时恶寒，脉浮数而弦，宜辛热治风之药，开冲结滞而愈，犹伤寒表热怫郁，而以麻黄汤辛热发散也。亦宜用寒药佐之，如石膏、黄芩、知母。若表不已，渐入于里，未甚而脉弦小者，宜以退风热之寒药调之，或少加辛药，亦犹半表半里和解之也。若里势已甚而舌强口噤，项背反张，惊惕搐搦，涎唾稠黏，胸腹满塞，便溺秘结，时或汗出，脉沉洪数而弦也。汗出亦由热甚，故法宜除风散结，寒药下之，后以退风热、开结滞之寒药调之。其气血渐虚，邪气入胃，宜养血加风药，服风药过多自汗出，或搐搦者白术黄芪汤。

治法

宜分表里，同于伤寒。在表怫郁而里气尚平者，善呻数欠，筋脉拘急，或时恶寒，或惊惕而搐，或时发痉，脉浮数而弦者，以辛热发散，少加清凉，羌活防风汤、九味

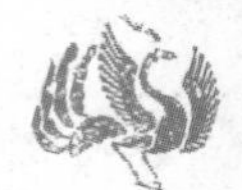

羌活汤。若表不已，渐入里而未甚，或口渴，脉弦小，或兼寒热，或独热，宜凉剂退热，辛剂散风和解之，地榆防风汤，小柴胡汤。若邪已入里，里热甚，而舌强口噤，项背反张，痓有表有里，惊惕搐逆，涎唾稠黏，胸腹满塞，二便秘结，或时汗出，火甚故也，脉沉洪而数，宜寒药下之，微加风药，芎黄汤；风药过多自汗出，白术黄芪汤；大汗不止，筋脉搐搦，白术升麻汤；日久气血渐虚，邪气入胃，宜养血四物汤加风药。外治：疮肿起似痂，急用武真散敷之，或用粪堆内烂草，房上蛴螬虫一枚，捏住其脊，待虫口出水，内在疮口，觉麻而汗出即愈。

死症　头目青黑，汗珠下流，或如油，或眼小目瞪，皆不治。

厉　风

【《圣济总录》曰：历节风者，由气血衰弱，为风寒所侵，血气凝涩，不得流通，关节诸筋，无以滋养，真邪相抟，所历之节，悉皆疼痛，或昼静夜发，痛彻骨髓，谓之历节风也。】《论》曰：风寒客于脉而不去，名曰厉风。厉风者，荣卫热胕，其气不清，故使鼻柱坏而死败，皮肤疡溃。又谓：风气与太阳俱入行诸脉俞，散诸分肉之间，与卫气相干，其道不利，故使肌肉膹䐜而有疡，卫气有所凝而不行，故其肉有不仁也。又曰：大风骨节重，须眉堕，刺肌肉，为故汗出百日，泄卫气之怫郁。刺骨髓，汗出百日，泄荣气之怫郁，二百日眉毛生而止。张子和谓：一汗抵十针以旋血，不如发汗之周遍。身半以上为阳，身半以

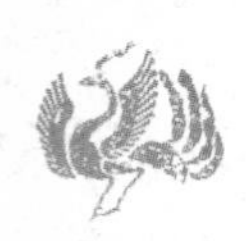

下为阴。病在阴者，用皂角刺出风毒于荣血中，或用大黄利出瘀血恶虫，虫亦生于厥阴风木所化。醉仙散治其病在阳者，用鼠粘子出风毒恶疮，胡麻逐风，润皮肤，蒺藜主风痒、通鼻气，防风治诸风，栝楼根治瘀血，消热胕肿，枸杞消风热、散疮毒，蔓荆子主贼风，苦参治热毒，赤癞眉脱，然必银粉为使。银粉乃是下膈、通大肠之要剂。用其驱诸药入阳明经，开其风热怫郁店膈，逐出恶风臭毒之涎水，故在散中有夺旗斩将之功。丹溪曰：余邪未除，但调和驱逐，荣卫稍和，驱逐剂可耳。

薛新甫曰：此症多由虚劳，腠理不密，外邪所乘，卫气相抟，湿热相火，血随火化而致，故淮扬、闽广间多患之。眉毛先落者毒在肺，面发紫色者毒在肝，脚底先痛，或穿者毒在肾，遍身如癣者毒在脾，目先损者毒在心。一曰皮死，麻木不仁，二曰肉死，针刺不痛，三曰血死烂溃，四曰筋死指脱，五曰骨死，鼻柱坏，此五脏受伤之不可治者也。若声哑目盲，尤为难治，须辨虚实施治。若妄投风热之药，肝血愈燥，肾水愈枯，相火愈炽矣。

薛氏用逍遥散、养荣汤、益气汤、六味丸诸养血气，清燥火之剂，甚之大补。盖其虚者形气虚也，实者病气实而形气则虚也。风疡或手足，或腿臂，或各指拳挛者，由阴火炽甚，亏损气血，逍遥散加生地，身面或起疙瘩瘙痒，由肝血虚热，舌赤裂，或生芒刺引饮，或只一心热起，皆心火亢而肾水涸，益气汤、六味丸主之，误用寒凉者不起。恶寒发热，大渴引饮，目赤面红，此血虚发热，属形病俱虚者也，当归补血汤。或吐，肚腹肿胀，肾气丸。或小便不利，或泄，或浊，或渴，皆当补其脾土为善。此薛氏以

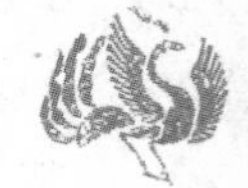

世医治厉，只知攻邪，不知补虚，故著机要云。

开关，治法急者，苏合、牙皂、脑麝，如苏合丸、牛黄清心丸、至宝丹、活命金丹；

顺气，乌药、木香、枳壳、青皮、苏子、厚朴、桔梗；

豁痰，南星、半夏、杏仁、竹沥；

疏风，防风、羌活、独活、川芎、天麻、白芷、麻黄、荆芥、细辛、桂枝；

清热，干葛、黄芩、黄柏、石膏、连翘、大黄、犀角；

活血，生地、赤芍、石斛、秦艽、萆薢、桂；

行散，川乌、附子；

滋养，人参、黄芪、二术、熟地、当归、牛膝、枸杞、杜仲、薏仁、何首乌。

痓

痓者，因太阳中风，重感寒湿因得之。《经》曰：寒则收引。又曰：诸痓项强，皆属于湿。其症身热足寒，颈项强急恶寒，时头热面赤，目脉赤，独头摇动，卒口噤，背反张者，痓病也。目赤面赤头动，皆风热之象。以外受寒湿，郁闭而不得舒，故使筋挛而作痓也。发热，无汗恶寒为刚痓，发热，汗出不恶寒为柔痓。刚痓因风加寒，柔痓因风加湿。然痓有大虚，故仲景曰：伤寒发汗太过因致痓，发疮家汗因致痓。【疮家不可汗。】立斋法：因伤寒汗下过度，产妇溃疡，皆因气血大虚，误服克伐，伤损气血而变也。

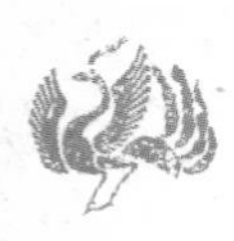

治法

刚痉属表，口噤不得语，气上冲胸，及兼前症，无汗，葛根汤。柔痉属表，身体强几几，然兼前症，有汗，桂枝汤加干姜。刚痉属里，胸满口噤，卧不着席，脚挛急，必龂齿，大承气汤。风寒湿热闭结于里而作，火热燥而筋挛。海藏治刚痉，用神术汤加麻黄、羌活，柔痉用白术汤，加桂枝、黄芪，热而在表加黄芩，寒而在表加附子，热而在里大黄，寒而在里干姜、良姜，加附子。若兼厥逆者，皆属阴寒。阴症发痉，厥逆筋急，汗出项强，头摇口噤，宜附子散、桂心白术汤。

内伤痉，多因风热与气血之虚。若肝火，宜加味逍遥散、小柴胡、钩藤，肝肺虚热，补中益气、加味归脾，肾虚六味丸。产后汗多，中风变痉，小续命汤、举乡大为散，大豆柴胡汤，脉浮弦，表实有力宜之。如气血大虚，不宜过发，用防风当归散为妙。新甫云：产后痉由亡血过多，筋无所养，与伤寒汗下过多，溃疡脓血大泄，皆败症也，急以十全大补汤加附子。

《金匮》云：病者身热足寒，颈项强急恶寒，时头热面赤，独头动摇，卒口噤，背反张者，痉病也。《活人书》云：症似伤寒，惟脉沉迟弦细，而项背反张为异耳。太阳病发热无汗，反恶寒，名曰刚痉。太阳病发热汗出而不恶寒者，名曰柔痉。太阳病其症备，身体强几几，然脉反沉迟，此为痉，栝蒌桂枝汤。太阳病无汗而小便反少，气上冲胸，口噤不得语，欲作刚痉，葛根汤。刚痉为病，口噤，卧不着席，脚挛急，必龂齿，可与大承气汤。阳明总宗筋，以风湿热之

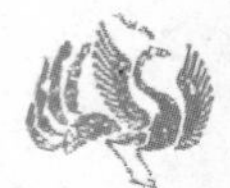

邪入于胃中，津液不行，宗筋无所养，故急。非审是实是邪，不可轻下。海藏云：发汗太多，因致痓。如《金匮》所论，身热足寒，口噤背张者，太阳痓也。若头低视下，手足相引，肘膝相构，阳明痓也。若一目或左右斜视，并一手一足搐搦者，少阳痓也。如仲景法，可使立已。《准绳》云：刚痓者，为中风发热，重感于寒而得之。是外郁者，热因郁则愈甚，甚则热兼燥化而无汗，血气不得宣通，大小筋俱受害而强直，故曰刚痓也。柔痓者，为太阳发热，重感于湿而得之。《内经》所谓：诸痓项强，皆属于湿。又谓：因于湿，首如裹，腰似折，项似拔。又曰：湿热不攘，大筋緛短，小筋弛长，緛短为拘，弛长为痿。肺移热于肾，传为柔痓是也。湿胜则汗出，未便是表虚。又湿过极，反兼风化制之。兼化者，虚象而实非风也。仲景刚痓葛根汤，有麻黄，柔痓脉沉迟，桂枝加葛根汤。《金匮》不加葛根，加瓜蒌根。海藏治刚痓解利无汗，神术汤加羌活、麻黄，治柔痓解利有汗，白术汤加黄芪、桂。热而在表，加黄芩，寒而在表，加桂枝、黄芪、附子，热而在里，加大黄，寒而在里，加干姜、附子。丹溪谓：挟痰火，宜人参、竹沥，不可用风药，子和有吐风痰愈者。《内经》有谓：太阳所至为寝汗痓，阳明、少阳厥逆发呕，喉痹痓者，乃是人之六经风、寒、湿、热、燥、火之气有相盛衰，亦变而为痓。苟只从外感以散邪，则气耗血损而殆矣。薛氏曰：痓病多由风，然因伤寒汗下过度，与产妇（续命汤）亡血过多，溃疡脓血大泄，寒湿乘虚而感，皆从太阳经治，皆败症也。急以十全大补汤，不应，易加附子，缓则不救。

仲景云：足太阳病发汗太多则痓，风病下之则痓，复

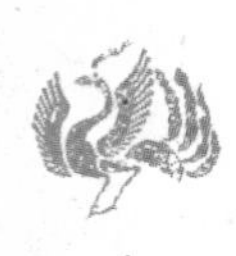

发则加拘急。疮家发汗则痉，风能散气，故即汗而不恶寒。寒能涩血，故无汗而恶寒，皆因内虚复汗，亡津液，筋无所养而然。悉属虚家，非风症也。

痉既以有汗、无汗辨刚柔，又以厥逆、不厥逆辨阴阳，仲景维曰：身热足寒，不言厥逆。其厥逆者，皆阴也。阴痉一二日面肿，手足厥冷，筋脉拘急，汗不出，宜八物白术散。发热脉沉而细者，附太阴也，必腹痛，宜小续命汤、防风防已汤加芍药、桂，甚则口噤强直，宜桂心白术汤、附子防风汤。

痹　痛

《内经》谓：风寒湿三气杂至，合而为痹。其风气胜者为行痹，谓行而不定，俗称走注疼痛及历节之类是也。寒气胜者为痛痹，谓疼痛苦楚，世称为痛风及白虎飞尸之类是也。湿气胜者为着痹，谓着而不移，世称为麻木不仁是也。又云：以冬遇此为骨痹，以春遇此为筋痹，以夏遇此为脉痹，以至太阴遇此为肌痹，以秋遇此为皮痹。又以痹所遇时为所客之处名之，非三痹外别有此也。风痹者游行上下，筋脉弛纵而不收；寒痹者四肢挛痛，关节浮肿；湿痹者留而不移，四肢缓弱，皮肤不仁，精神昏塞；又热痹者脏腑移热，复遇外邪客抟经络，肌肉热极，体上如鼠走之状，唇口反裂，皮肤色变，升麻汤；肠痹者数饮而小便不通，中气喘争，时作飧泄，五苓散；胞痹者少腹膀胱按之内痛，若沃以汤，涩于小便，上为清涕，肾着汤；周痹者在血脉之中，上下游行，周身俱痛也，蠲痹汤；血痹者

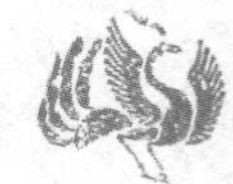

邪入于血分，体常如被风吹，骨弱劳瘦，当归汤。《金匮》方：血痹，阴阳俱微，尺中小紧，外症身体不仁，如风痹状，黄芪桂枝五物汤；停畜支饮者，手足麻痹，臂痛不举，多睡眩冒，膝冷或痹，茯苓汤。【《经》曰：卫气有所凝而不行，故为不仁。人之风寒客于肌肤，凝其血脉，故外症身体不仁为风痹状。】三气合而为痹，风寒湿，则皮肤顽厚，或肌肉酸痛，日久抟于血脉，则成瘾疹风疮，搔之不痛，头发脱落，宜疏风活血。虽曰风寒湿三气杂合为痹，《经》又曰：有余不足悉为痹。注曰：痹，痛也。此非人气之邪，亦作痛耶。是外六淫便须治邪，是人气者便须补养其气。陈无择曰：三气袭人经络，入于骨则重而不举，入于脉则血碍而不流，入于筋则屈而不伸，入于肉则麻木而不仁，入于皮则寒久不已。则入五脏，烦满喘呕者，肺也；上气嗌干，厥胀者，心也；多饮数溲，夜卧则惊者，肝也；尻以代踵，脊以代头者，肾也；四肢懈惰，发咳呕沫者，脾也。大抵显脏证则为难治，故曰痹在五脏之合者，可治，其入脏者死，合痹多死下利。诸痹三阳表症，寒热呕恶，遍身重痛，香苏饮；三阴里症，二便闭塞，遍体转筋，顺气丸、导滞丸；湿兼寒则痛挛无汗，或卵缩绞痛，寒主拘缩也，蟠葱散、附子汤；湿兼热则走痛，热渴生疮，二妙散；湿兼风则走注无常，自利，独活寄生汤；麻者、风痛者、寒肿者、湿疮者热，治法：汗——通圣散，下——神佐汤，和解——拈痛散；行痹走注无定，防风汤。然与历节不同，历节但是肢节疼痛，未必行也。东垣老人曰：身体沉重，走注疼痛，湿热相抟，风热相郁而不伸，附着于有形也，宜苍术、黄柏之类。两手十指，一指疼了一指疼，

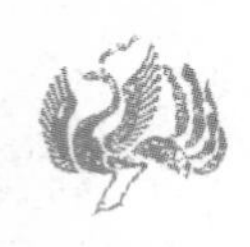

疼后又肿，骨头里痛。膝痛，左膝痛了右膝痛，发时多则五日，少则三日，昼轻夜重，痛时觉热，行则痛轻，肿却重，盖先血后气，乃先痛后肿，形伤气也，和血散痛汤。湿伤肾，肾不养肝，肝自生风，遂成风湿，流注四肢筋骨，或入左肩髃，肌肉疼痛，渐入左指中，薏苡散主之。痛痹者，留着之邪与流行营卫真气相击抟则作痛，痹若不干其流行出入之道则不痛，但发痿痹耳。随其痹所在，阳多阴少则热，阴多阳少则寒，寒湿相合，脑颅痛，恶寒，项筋脊强，肩背髀邪痛，膝膑痛，能食，身沉重，苍术复煎散。因于湿，遇风雨阴寒即发，身体沉重，防风黄芪汤。肿痛而大便不通者为实，防风通圣散利之。目如火，肿痛而足及伏兔骨筋痛，膝少力，身重腰痛，夜恶寒，痰嗽，项头筋骨皆急痛，目多眵泪，食不下，缓节汤。风湿客于肾经，腰背肿痛，不能转侧，遍身麻木，上项头目虚肿，耳鸣，脚膝重痛，行步艰难，项背拘急，活血应痛汤。昼静夜动，其痛彻骨，如虎之啮，名曰白虎。病痛如掣者为寒多，肿满如脱者为湿多，汗出者为风多。阴室中汗出懒语，四肢困倦乏力，走注疼痛，乃下焦伏火不得伸浮而燥热汗出，身尽疼。盖风湿相抟也，以麻黄发汗，令风湿去而阳气升，丹溪用二妙散。遍身痛如劳症者，《本事》用参芪、桂附、羌活、木香。着痹者，如云营虚卫实，肌肉不仁，致令癖重，名曰肉苛，前胡散。《素问》谓：荣气虚则不用。荣卫俱虚，不仁且不用。《灵枢》曰：卫气不行则为麻木。东垣曰：麻者，气之虚也，大补黄芪汤。河间则列之燥金条下，谓由水液聚少而燥涩，气行壅滞而不得通，则气强攻冲而为麻也。俗方用乌附治麻，亦因开冲道路而麻愈也。若风

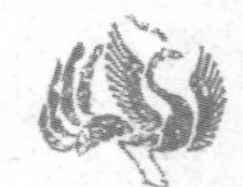

兼热，或湿为燥因，则宜退风散热，活血养液，润燥通气之凉药调之。丹溪曰：手麻是气虚，木是湿痰死血。戴人以苦剂涌寒痰，次与淡剂。麻木眩晕多属气虚，甚则一闭眼即麻甚，开目稍已，皆大虚也。大剂黄芪汤治诸痛。虽云痛无补法，诸痛不可补气，痛为木实，痛为实，痒为虚，通则不痛，痛随利减之说，然亦有血气虚郁久，留连而不能行者，非大补气血之剂，乌能养其气血，活其经脉乎。故薛己多从补中益气、八味丸加减。

臂　痛

风寒湿所抟，皆致臂痛也。有掌指连臂膊痛者，有手背肿，手肿者。有肿有不肿，盖谓坐卧为风湿所抟，或睡后手在被外为风邪所袭，皆宜蠲痹汤、顺气散。臂有六道经络，究其痛在何经，通其血气则愈，以两手伸直其臂云云。或痰饮流入四肢，令人肩背酸痛，两手软痹，宜导痰，勿作风治。或挈重伤筋，和气饮加姜黄或桂。有血虚不荣于筋者，气虚凝滞，经络下行皆致臂痛，八物、蠲痹汤，甚则芪附汤。

体　痛

谓一身尽痛，伤寒、霍乱、中暑、阴毒、湿痹皆有，但看兼证，诊脉以别之。分见各门，其留连难已者，复列于此。

湿热相抟，肩背沉重疼痛，拈痛汤；风湿一身尽痛，

麻黄复煎汤；风寒湿痛，俱用二妙、羌活、威灵仙，兼劳倦者，补中益气汤加羌活、防风、二妙；寒而一身痛，甘草附子汤；热者，拈痛汤；伤寒太阳经表症，六脉俱空，麻黄汤、冲和汤主之；伤寒汗后身体痛，血气未和，脉弦迟，桂枝芍药汤；伤寒阴毒，身如被杖，脉沉紧，附子理中、姜附汤；霍乱，藿香正气散；中暑脉洪，白虎汤加苍术汤，脉虚，大顺散之类主之；风湿相抟，肢体重痛，不可转侧，脉缓，蠲痹汤；虚劳人气血损，脉弦小或豁大，补中益气汤加防风、桂。

痹证附体痛、颈项强痛、脊痛、肩背痛、臂痛

【《经》曰：风者，善行而数变。或着于一臂，风邪居之则身臂不遂，而荣卫失其隧道之常度，故血凝于皮肤者为痹也。脉微，正气虚数，邪气胜。以邪之所凑，其气必虚，故中风令脉如此。】痹者，闭也。正为邪闭，气血不通而作痛也。《经》曰：风寒湿三气杂至，合而为痹。其风气胜者为行痹，俗称走注疼痛。寒气胜者为痛痹，俗称白虎历节，又号为痛风。湿气胜者为着痹，着而不移，麻木不仁，如沙木腿之类。虽有筋、脉、皮、骨痹之不同，因时而号，各人其合，如春为筋痹之类，其为风寒湿气均也。其受于人，有热有寒，有燥有湿，有痛，有久不痛，不仁。其寒者，三气本阴，其人阳气复少与相益，故寒。今痹寒者多，治多用桂枝、乌附而效。热者其人素内热，阳遭阴故热。所谓脏腑遗热，复遇外邪。湿者多汗而濡，逢湿甚也。【荣行脉中，卫行脉外，荣气不通，则卫气亦因之不

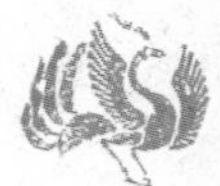

行，则荣卫虚微，而真气不能通会于三焦。三焦则无所总御，四肢亦断绝也。既已荣卫虚微，肝肾并伤，则脾胃亦从而病。以脾主身之肌肉，故身体羸瘦。】痛者寒气多，不痛不仁者，病久入深，营卫之行涩，皮肤不荣，故不仁也。此多为痼疾，针药不愈，或变厉风。有入于腑者，饮食起居不时，邪自其俞入之，则为肠痹。数饮而去不得，中气喘争，时发飧泄也，为胞痹。少腹、膀胱，按入而痛。若沃以汤，小便涩，清涕，此尤可治。若久痹不已，复感于邪，则入于脏。肺痹者，烦满喘呕也。心痹者，脉不通，烦则心下鼓暴，上气而喘，嗌干善噫或恐也。肝痹者，夜卧则惊，多饮数小便，上为引如怀也。肾痹者善胀，尻以代踵，脊以代头也。脾痹者，四肢懈惰，发咳呕汁，上为大塞也。大抵入脏则正气极虚，邪气闭极而死者。故曰：入脏者死，在筋骨者疼，久留皮肤者易已。【胃脉在足，故足独肿大也。脾胃虚则气湿外袭，薄于皮肤则为黄汗。注于下焦，则为肿冷。流于关节则发热，历节痛也。历节风则使人屈伸不利，而疼痛。与乌头汤。】外此《金匮》复有血痹，肥盛人骨弱重困，疲劳汗出，卧被微风得之，为痹证之轻。丹溪有支饮，有瘀血，然兼邪者，久之气血闭塞，亦须乳没之类行之，不必纯瘀血也。有血虚与火，此皆痹之证类，亦宜审而治之。

治法

凡辨寒热，寒多挛急拘强，热多缓纵不收，湿多肿汗。然寒者多，热者少。

行痹，走注疼痛，防风汤，甚则宜加乌头、威灵仙，

兼热者，和血散痛汤。东垣云：身体沉重，走注疼痛，湿热相抟，风热郁不得伸，附着于有形，二妙散。痛痹如虎之啮，其痛彻骨，历节不可屈伸，尫羸，脚肿如脱。《经》曰：形气不足，病气有余，是邪胜也。《金匮》乌头汤、桂枝芍药知母汤，《本事》薏苡仁散选用，久不愈加入乳没、虎骨之类，活血通经，气血虚加入归芎、参芪之类，补养，独活寄生汤亦可，外用《灵枢》熨法。着痹者，麻木肿重也。汗多，四肢缓弱，皮肤不仁。麻为气虚不行，兼木则湿邪既甚，痰与死血亦有之。气虚者黄芪桂枝五物汤、补中益气汤，湿邪甚者二术苓桂、防己羌独，肿加槟榔，痛加没药，或茯苓川芎汤，湿热者二妙散加防己、独活，寒湿者加乌头粥。以上三症方药虽分，然总三气杂合为病，未常不可通用也。热痹者脏腑移热，复遇外邪客抟经络，肌肉热极，体如鼠走，唇口裂，皮肤变，宜升麻汤、当归拈痛汤，肿痛而大便不通，防风通圣散下之。血痹者脉寸关微，尺中小紧，外症体痛不仁，如风痹状，黄芪桂枝五物汤。痰饮痛者，痰唾稠黏，眩冒多睡，手足麻痹，遍身牵引，钓痛走易，此痰火在胸膈上下变病，重则控涎丹，轻则二陈、二术佐附子，指迷茯苓丸亦妙。死血者痛必剧，四物，桃仁、红花、韭汁、乳没，以长针刺委中，出黑血，血虚与火者，四物汤合潜行散。久痛瘦损，宜大补血气，扶胃，庶不致入脏耳。脏痹，《经》云不治，然方有五痹汤，加各经专剂，症制宜异，获一效，然大抵死证。

体痛 体痛者，一身尽疼，伤寒、霍乱、中暑、阴毒、诸痹皆有专门，此则无兼症而只身痛者，大约有三，曰寒湿也，湿热也，虚也。寒湿者，痛重不得转侧，汗出短气，小

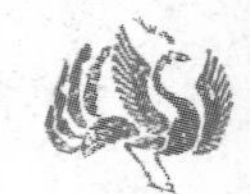

便不利，白术附子汤。湿热者，肩背沉重，疼痛上热，胸膈不利，遍身疼，拈痛汤。虚者，体倦寒热，见诸虚症，参芪、归芎。

癫

癫者如狂如愚，歌笑悲泣，如醉如痴，语言错乱，秽洁不知，有狂之意，不如狂之甚，俗呼失心风。多抑郁不遂，侘傺无聊，痰涎壅塞，邪结于脏而成，亦有风火惊怖与思虑伤心而得者。脏者，阴也。故《难经》曰：重阴则癫。《素问》云：肺脉急甚为癫疾，肾脉急甚为骨癫。又曰：骨癫疾者，顑[①]齿、诸输、分肉皆满而骨居，汗出烦满。筋癫疾者，身蜷急挛。脉癫疾者，暴仆，四肢之脉皆胀而纵。又曰：癫疾始生，先不乐，头重痛，视举目亦甚作极，已而烦心，候之于颜。【气郁则痰聚，痰聚则神明昏，故语言错乱，秽洁不知，起于抑郁不遂，侘傺无聊。】此皆由邪入于手足三阴，阴气满，邪闭塞于下而逆上，鼓其痰涎，乱其神明，闭其心窍以致此。故《素问》曰：癫疾厥狂，久逆之所生是也。治宜清痰清火，镇逆养神，分多少、轻重、先后而治。

治法

大法先清痰，宜星香散，加石菖蒲、人参、竹沥、姜汁下寿星丸，甚者或以三圣散涌去痰涎后，服宁神清火之剂。如七情郁结，涎痰包络心窍者，郁金明矾为丸亦可。因惊而

① 顑（hǎn）：通“颔”，同“颌”。腮部。底本缺，据《灵枢·癫狂》补。

得疾，涎逆上者，抱胆丸坠下之；气浮而不降，养正丹镇下之；心经蓄热，发作不常，烦躁，鼻眼觉有热气，清心汤加石菖蒲；不得睡者，灵苑辰砂散；痰去复发作不常，精神恍惚，人参琥珀丸、宁志膏、宁志丸养补除之，治思虑伤心，痰不甚与虚者尤妙。兼风者加入风药。灸，昼发灸阳跷，男亦然，夜发灸阴跷，女亦然，凡灸痫必须先下。

狂

狂者，猖狂刚暴，妄言骂詈，不避亲疏，甚则登高而歌，弃衣而走，逾垣上屋，或语人所未常见之事，如有邪依附者。盖邪气并三阳，阳气怫郁而不得疏越。少阳胆木挟三焦相火，巨阳阴火上行，使人易怒如狂。故《素问》云：有病怒狂者，得之阳气暴折而难决，故善怒而名阳厥也。又阳明气血皆多，病盛则阳盛而四肢实，故登高弃衣，妄言骂詈而不食，此皆阳邪实甚之病。故症亦见舒展高扬，不如癫之常挟阴意也。《难经》云：狂之始发，少卧而不饥，自高贤也，自辨智也，自倨贵也。妄笑妄歌乐，妄行不休。癫疾始作，意不乐直视。又狂多开目，阳跷盛也。癫多闭目，阴跷盛也。故曰重阳者狂。《素问》云：阴不胜其阳，则脉流薄疾，并乃狂。

治法

火盛上实者，从高抑之，生铁落饮、抱胆丸；积痰在上者，因而越之，三圣散、来苏膏；阳实厥狂，怒骂亲疏，或脉伏，或身表如水石，此里热郁，大承气汤大下之五七

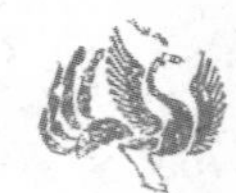

次，以极利为度，再以三圣或瓜蒂散吐之，后用凉膈散、解毒汤调之。子和治狂，汗吐下三法并行，火郁则发之；虚者补之，宁志膏、辰砂散。狂之为病，少卧则卫独行阳，故阳盛令昏其神，睡则阳得卫填不虚，阳无卫助不盛，故阴阳平而愈矣；兼风者，或兼口眼㖞斜，或瘛疭，风痰使然，芳辛汤加防风。

诊癫脉虚可治，实则死。脉实坚者生，沉细小者死。脉搏大滑久自已，沉小急疾不可治，小坚不可治。脉实而紧急，癫痫可治，呕多沃沫，气下泄不治，脾肾两绝。癫疾如狂者死。心阳不胜，阴气之逆，神明散乱，阳气暴绝，如灯将灭而反明也。

痫

痫病发则昏不知人，眩仆倒地，甚则瘛疭抽掣，目上视，口眼㖞斜，作六畜声，嚼舌吐涎沫，沫出即醒，后如平人。或又复发，或日三五发，似痓而身不强直，似中风而口有声，吐涎即醒，此为异也。河间谓：因热甚则风燥，为其兼化，涎溢胸膈，燥烁而瘛疭，昏冒僵仆，然有惊动，脏气不平，郁而生涎，闭塞诸经，厥而乃成。或在母腹受惊，或感六气，或因饮食，大抵亦兼三阴也。而由惊与风与火者多，病多在心肝二脏。浅者只是痰涎闭塞，经脉不通，深者惊风诸邪，随经深入于肾间动气根本之所。《灵枢》谓：足少阴筋病为痫。又曰：二阴急为之痫。卫气留于阴而不行，郁极乃发，肾中阴火厥逆上行而肝从之，故作搐搦。痰涎与火嗔塞其音声，唯迫出其羊鸣者一二声，

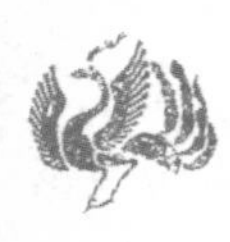

偏身脂液迫促而上，随逆气以吐出于口也。此则病伏于生气之原，多令不寿。《灵枢》有母腹受惊，亦伏于肾间生气之原。

治法

【立斋治痫，多用河车膏、八味丸治愈，亦补肾家生气之意。痫疾久发不愈，或渐密服痰热药不效，亦宜补中益气、六君、十全之类，详审见症用之，庶不致变症而死矣。发得疏者可治，日发数十次者不救。】痰甚者，三圣散吐之，吐后用朱砂安神丸及平肝之药泻青丸、青黛、柴胡、川芎之类；火者清神汤加芩连、半夏、南星；惊者朱砂安神丸；风者杨氏五痫丸、龙齿丹；通治星香散加人参、菖蒲、茯苓、全蝎、竹沥、姜汁。又当分别阴阳，阳者先身热，惊啼瘛疭，脉浮洪，病在六腑肌肤易治，《局方》妙香散、龙脑安神丸；阴痫身冷不惊掣，不啼叫，病发脉沉，病在五脏，内至骨髓，难治，李南仲五生丸。病愈后，痰热药中加养血宁神之剂。痫总为痰热之病，旧分五痫，总属心肝为多，不必拘之也。

癫狂痫

癫狂本乎心，痫本乎心脾，求其情，则皆正气虚而邪气实也。《难经》云：重阴则癫，重阳则狂。以愚论之，重阴谓无阳也，阳离则癫。重阳无阴也，阴离则狂。治之之法，狂宜滋阴，癫宜补阳，无不全安。若以重阴则癫，重阳则狂而泻其阳，不无有误。本乎心者，二症皆心怯而成

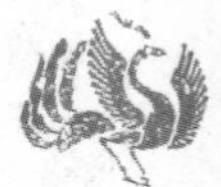

是疾也。所以《内经》云：主不明则十二官危。五神皆乱，入肝心脾肺肾，则发为呼笑歌哭呻吟自若也。癫疾之由，起于怀抱抑郁，所愿不遂，阴闭而阳离。狂疾之由，起于负屈不伸，积怒未消，阳乱而阴离也。阴阳既离，理宜补之养之，清之滋之。心血足而神明静，阴邪平而阳气复，癫疾愈矣。阳邪平而阴气复，狂疾愈矣。若用星香、寿星、三圣、抱胆、养正等辈，其间燥烈、镇重、吐痰之剂，施于暴病气盛血实者当也。又以天王补心、归脾、宁志、逍遥、四物等辈于久患调理，或十全大补汤甚善。至于痫病之发，昏不知人，眩仆倒地，瘛疭抽掣，目珠上视，口眼㖞斜，作六畜声，将醒吐痰沫，似痓而身不强直，似中风而口有声，是疾亦心虚血少，舍空痰聚而然。总而论之，癫也、狂也、痫也，专以补心养正为主，三症岂一方而能共治之耶。

喉痹　缠喉风　咽痛　乳蛾附喉梗，诸物梗喉

喉痹者，谓喉中呼吸不通，言语不出。喉以纳气，喉气通于天。盖天气闭塞也。暴发暴死者名走马喉风，咽痛者谓咽中不能纳唾与食，咽以纳食，咽气通于地而地气闭塞也。然病喉痹者必兼咽痛，咽痛者未必兼喉痹。缠喉风者，其肿透达于外，且麻且痒且痛，即喉痹之类。乳蛾者，肿于咽两旁，名双乳蛾，一边肿者名单乳蛾，即咽痛之甚。总之为一时火郁上焦，痰涎气血聚结于咽喉所致。《经》曰：诸逆冲上，皆属于火。又云：暴病暴死者皆属于火。故运气属君相二火之时多患之。喉痹有寒折热者，

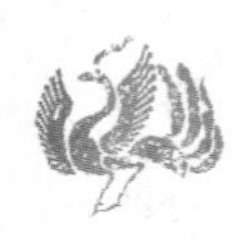

咽痛有少阴客寒者，有肾虚者，虚火游行无制者，详见症而治之。大纳火微则正治，甚则反治，撩痰、出血、刺经三者随宜而施也。

治法

【喉痹有寒折热者】喉痹作痛，或有疮，或无疮，通用如圣汤加连翘、鼠粘、防风、竹茹之类。然有寒闭于外，热郁于内，为寒折热者。《经》曰：太阴之胜，火气内郁喉痹。必外症恶寒，寸脉小于关尺或三部俱弱，皆为表症，宜甘桔汤、半夏桂枝汤。若水浆不入者，用解毒雄黄丸四五粒，以醋磨灌，吐出浓痰，更用生姜自然汁一蚬壳灌之，则内热得伸矣。次用甘桔、黄连、半夏、僵蚕、鼠粘等，清其内热，则气平而愈矣。忌胆矾等酸剂点喉，使阳郁不伸。又忌硝黄等寒剂下之，使阳下陷入里。《三因方》有用小续命汤者，有用蜜炙附子含者，皆寒郁之甚也。【喉痹有亦寒郁，有实热喉痹。】有热自甚者，外症不恶寒，寸脉必大滑实于关尺，皆属下证，或三部俱实，宜硝石、青黛等寒药降之，玉钥匙、清心利膈汤，加玄参、山豆根、碧玉散之类，或白矾、胆矾等酸剂收之。白矾枯而吹之，胆矾末箸点患处，牙皂霜梅为末噙之，开关散、七宝散之类。血壅者破血，红蓝花汁、茜草一两煎服，喉闭者取痰，瓜蒂散，牙关闭者搐鼻，如圣散，亦可刺少商出血，或用皂荚末点肿处，更以醋涂项上，出血。大约治此疾，先发散不已，次取痰，取痰不已，次去恶血也。

喉痹有声，如鼾如痰在喉作响，为肺绝之候。速用独参汤，加竹沥、姜汁灌之，迟则十不全一。

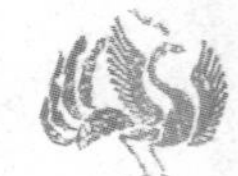

咽痛实热，三黄丸或黄连、荆芥、薄荷末，蜜姜汁调噙，或山豆根噙，浮热表散之，利膈汤。散之不已，则收之，胆矾、硼砂、僵蚕、白霜梅和噙。客寒咽痛，用苦[1]寒药反甚者，宜用姜汁甘桔汤、半夏桂枝汤；虚火游行无制者，人参、蜜炙黄柏、荆芥；肾虚火炎者，桂味地黄丸；劳嗽日久，阴气大虚，阳气飞越，脉数而涩，去死为近，独参汤细细饮之；肝脾郁结者，归脾汤加甘桔。《经》曰：形苦志苦，病生于咽嗌。又曰：肝者，中之将也，取决于胆，咽为之使。郁火者，加味逍遥散；乳蛾，罗青散、粉香散、玄参散、烧盐散，可以小刀就蛾上刺血。《经》曰：蓄则肿热，宜砭射之也。用马牙硝吹点，服射干、青黛、甘桔、栀芩、矾石、鼠粘、大黄之类。喉疮白者多涎，赤者多血，蔷薇根皮、黄柏、青黛，煎汁噙咽。

喉梗咽中如有炙脔，半夏厚朴汤、四味汤；喉细小，难咽物，甚则为噎膈之渐，又胆病嗌中介介太息，口苦呕宿汁，心咳之状，喉中介介如梗，皆宜治火也。【吞钉铁铜物，喉间哽痛。】物梗喉，鱼骨、橄榄末顺流水下，硼砂井花水噙化。最软骨吞钉铁金铜锡，多食脂肥，自大便下。吞铁或针，用磁石如枣核大，线穿吞喉间引出。吞钱，食荸荠、茨菰自化。

① 苦：原作“若”，据文意改。

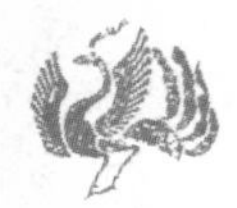

虚劳门卷之二

虚劳（一）[1]

《经》云：五脏主藏精者也，不可伤。伤则失守而阴虚，阴虚则无气，无气则死矣。凡外感六淫，内伤七情，房劳过度，嗜欲无节，其邪辗转乘于五脏，遂至大骨枯槁，大肉陷下，各见所合衰惫之症，真藏脉见，则有死期。又云：常贵后贱名曰脱荣，常富后贫名曰失精，始乐后苦，皆伤精气。又云：怵惕思虑则伤神。神伤则恐惧自失，破䐃脱肉，毛瘁色夭，此皆劳伤之所自也。至巢元方于虚劳之外复有蒸病，谓时行热病后，肉食、饮酒、房劳而成也。有注病谓尸注，即今传尸劳，大抵皆宜大补气血，蒸病皆清热，传尸兼杀虫。而凡吐血咳嗽，夜热盗汗，眩晕怔忡，遗精梦泄，食少筋挛，妇人经闭，皆虚劳中所兼有之症也

肺虚　皮聚毛落，少气，咽干喘嗽，宜益气。

心虚　脉虚小，不能荣脏腑，动悸恍惚，舌强，忧烦少色，宜益荣。

---

① 虚劳（一）：底本无（一），为在篇目中以示区别，点校者另加，下同。

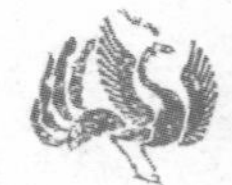

脾虚 面黄肌瘦，吐利腹胀肠鸣，四肢无力，饮食不为肌肤，宜补中。

肝虚 筋挛面青恐惧，筋缓不能自收持，宜养筋。

肾虚 腰脊背膝厥痛，耳鸣，便数精漏，骨痿不能起于床，宜补精。

治法

仲景虚劳里急，悸衄，腹中痛，梦泄失精，四肢酸疼，手足烦热，咽干口燥，脉浮，大、小建中汤。

虚劳里急诸不足，黄芪建中汤。

失精家少腹弦急，目眩发落，脉极虚芤迟，男子失精，女子梦交，桂枝龙骨牡蛎汤。

虚劳腰痛，少腹拘急，小便不利，八味肾气丸。

戴氏曰：五劳皆因不量才力，勉强云为，忧思嗜欲成病，失调理，积久成劳。其症头旋眼晕，身疼脚弱，心怯气短，自汗盗汗，或寒热，潮热骨蒸，五心烦热，倦怠恶梦，耳鸣食少，皆劳伤之症也。五脏虽皆有劳，心肾为多。心主血，肾主精，精竭血燥则劳生矣。当以主调心肾为先，又当温养滋补，以久取效。宜十全大补汤、养荣汤、乐令建中汤。咳嗽吐血亦宜前药。未效，十四味建中，或大建中汤。热多者，黄芪鳖甲散、人参散。

诸药中，常加砂仁、橘橙快脾之剂，恐甜滞伤脾也。

上仲景、复庵治劳皆主建中、十全等剂大补气血，而益气常为主。盖以气血喜温恶寒，劳损至极，非温养滋益不能生也。丹溪独主阴虚，谓热在夜为阴分，盗汗为阴病，寐为阴，阴虚则气不降而痰涎喘咳，用四物、黄柏、

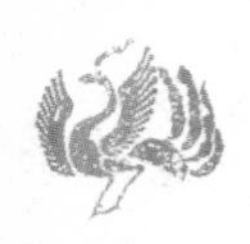

知母。【亦不可拘。】至节斋遂谓劳瘵用参必死。呜呼！害人甚矣。夫知柏苦寒败胃，胃既败矣，血何由生。故损庵谓：世医遵用，百无一效。诚历世之言也，善乎！立斋之论曰：盗汗，夜热咳嗽，吐咯痰血，皆属足三阴亏损，虚热无火之症，故夜发昼止。脾为至阴，亦属夜热，当用六味丸为主，以补中益气，加麦冬、五味、山药调胃补胃。先损者又以补中为主，误用知柏，复伤脾胃，饮食日少，诸脏愈虚，腹痞作泄，不可救矣。夫诸见血，因虚火妄动，血随虚火上行，或阳虚不能摄血归经，乃无根之火浮于外也。大抵此症多因五、六月火土大旺，金水衰涸之际，不能独宿淡味，及十一、二月火气潜藏，不远帏幙，或劳心亏损，精未满而断丧所致。若左尺虚弱细数，用六味丸，右尺迟缓软细，用八味丸，细数亦然，两尺微弱，十补散。有用参至一、二两者，盖咳嗽脉数实，元气虚弱，微热之脉，唯当甘温调补为善。此诚开万古之聋瞶，济无穷之夭枉者也。损庵则用米仁、百合、二冬、桑皮、丹皮、骨皮、枇叶、五味、枣仁、阿胶、贝母诸药，皆辛甘淡平之剂，聊以缓一时塞责可耳。若起死肉骨，非大补不能取效。损庵又云：虚劳百脉皆空，非黏腻不填，精血枯涸，非滋温不生，用参芪、地黄、天冬、麦冬、枸杞、五味子等剂。此亦本“精不足者，补之以味”之说。然亦不知甘温实生化之源也。又一种外受邪热，病后行房、食肉饮酒，热藏骨髓而成蒸病者，亦可用清骨散、五蒸汤，竹叶、葛根、知母、石膏之类清其热。然此百中一二。一种传尸，因虚触染，虫在脏腑，食人精血，使人沉沉默默，不知所苦而无处不恶，积年累月，以致于死。此

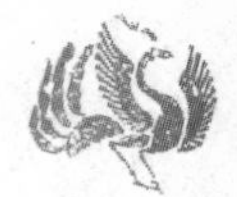

则獭肝散、天灵盖、虎牙、苏合香丸治之。此症百无一治。盖瘵成脉数，总无一效，即非传尸亦然。故立斋谓：民间此病，早以逍遥散治之无不效，及病成即獭肝散、天灵盖亦无益也。又声哑咽痛，面黧脉躁，汗出喘乏，出而无入，毛焦唇反，皆死症也。

内伤劳倦

东垣曰：《经》云：阴虚生内热。脾为至阴，谷气不盛，水谷之阴虚也。有所劳倦，形气衰少，谷气不盛，上焦不行，下脘不通，则胃气热。又云：劳则喘且汗出，内外皆越，故气耗矣。夫喜怒不节，起居不时，饥饱劳役（脾赖饮食，饥饱失养则伤。脾主四肢，劳役辛苦则困）则本困，皆损其气。气衰则火旺，火旺则乘其脾土。脾主四肢，故困热，无气以动，懒于言语，动作喘乏，此为真象，表热自汗，心烦不安。又云：人受水谷以生，清气、营气、卫气、运气、春升之气皆胃气之别名也。脾胃气衰则下流肾肝，阴火得以乘其土位，火与元气不两立，一胜则一负，故脾症始得则气高而喘，身热而烦，其脉洪大而头痛，或渴不止，或烦躁闷乱，此自始受热中病，似外感冒寒症，实因阴火上冲也。其脉急大而数，时一代而涩，其皮肤不任风寒，乃生寒热，恶风少气，此是外感恶风寒症，实以谷气不得升浮，无阳以获荣卫，故不任风寒而恶风也。又或壮热躁热闷乱，大恶热，渴饮水，气短喘促，日西谵语，目赤面红，以外感阳明中热白虎汤症，但脉洪大空虚，或微弱，重按全无，清暑益气汤，加黄芪补血汤。凡此皆脾

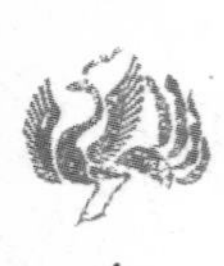

虚胃气不足所致也。《经》曰：劳者温之，损者温之。又曰：温能除大热。大忌苦寒发散，皆补中益气汤主之。其或末传寒中，腹胀，胃脘当心而痛，上支两胁，膈咽不通，或吐涎清涕多溺，足痛不能任身，骨乏喜唾，腰骨脊膂皆痛，不渴不泻，脉盛大以涩，命曰寒中。此始虽热中，以中气不足致之，非真热也。久则虚极而寒矣，白术附子汤、理中汤。病久厌厌不食，大便或结或溏，白术和胃丸。如气上冲咽喉不得息，而喘息有音不得卧，此胃脉四道为冲脉所逆，并胁下少阳脉二道厥逆上行，秋冬加桂萸，夏月加连柏、知母，酒丸空心服。盖此病随症四时为寒热温凉也，寒者多。

内伤症辨

脉　气口大于人迎，恶风寒，微恶些少贼风，得暖则解。寒热间作不齐，形气出言懒怯，先重后轻，口不知味，腹中不和，头痛时作时止，手热，手心热，手背热。

方　补中益气汤解：君黄芪，脾气一虚，肺金先绝，用此实腠理，不令自汗损元气；臣人参，上喘气短，人参补之，臣炙甘草，泻火热，补脾胃中元气，腹中急痛，腹皮缩者宜多用，臣白术，补脾除胃热，利腰脐间血；佐升麻、柴胡引清气上升，又引补药上升实卫，佐陈皮，气乱胸中，清浊相干，用此理气，助诸辛甘为用，佐当归，阴火炽盛，日渐熬煎，血减则心无所养，故乱而烦。阳生阴长，参益血，用此和血。服此二剂得微汗则已，非正发汗，乃阴阳气和，自然汗出也。又宜安心静坐以养气，烦尤不止，加生地、黄柏酒炒，救肾，周身刺痛加归，头痛少加

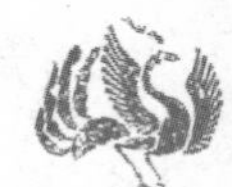

风药，夏月病嗽加生脉散，舌上胎滑者乃中寒，弗用之，寒月嗽加款冬、麻黄，食不下加益智、陈皮、木香、豆仁，痞胀香砂、姜朴，寒加附子，热加黄连，腹痛加桂芍，热痛加黄芩，胁痛缩急加柴胡，脐下痛加熟地、桂，身疼痛而重加羌活、防风、藁本、苍术，不宜太过，小便遗失倍参芪，加益智，不愈少加地柏，淋加泽泻，便秘加归壳，脚膝痿软乃肾肝伏热，防己、黄柏，脉缓沉困无力，苍术、苓泽、参术、五味，胃不和加生姜、半夏。

调胃益气汤即补中加芍药、五味，治脉弦洪缓，体重节疼，怠惰嗜卧，胸满心烦，耳聋目昏，瘀肉，口中沃沫无味，溺变冷泄，亦即前病之变也。

归芪补血汤、清暑益气汤亦即前方之变，治湿热相火也。以上诸症皆虚劳之因起，所谓形不足者，补之以气，为病之不久者设也。《经》曰：脉大者新病，脉小者久病也。然立斋于肺胃虚损及阴虚吐血，仍以此滋化之源，又未始非劳瘵要药，去知柏苦寒伤胃远矣。

肩背痛

肩背分野属肺。《经》曰：西风主于秋，病在肺俞，在肩背。又云：肺病者喘咳逆气，肩背痛，有余不足皆能致之。《经》曰：气盛有余则肩背痛。风寒汗出，中风虚则痛，寒少气不足以息。有余者，风寒也，火也。《经》曰：岁火太过，热淫所胜，皆属肩背热痛。不足者，肺虚也。又太阳脉行肩背，亦主肩背作痛。手太阳与足太阳皆主表。外此有湿热者、痰饮者，有肾气逆上者，宜审别以治之。

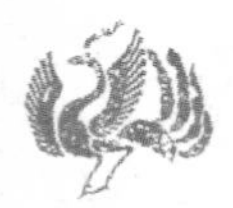

治法

风寒汗出，肩背痛者，宜解利肺郁，麻桂、羌防、苏杏；火乘肺金必焦烦，脉洪，泻白、栀芩；寒热痛，寒少气不足以息者，防杏补中益气，有素虚弱人，病后心膈间痛，牵引乳胁肩背，此乃元气上逆，当引气归原，不可疏利，愈利愈痛。发汗人患此多，惟宜用温补，湿热相抟，肩背沉重疼痛者，拈痛汤；痰饮流注者，星香散、导痰汤；肾气上逆者，和气饮加盐炒茴香，炒川椒。

臂　　痛

臂痛①为风寒湿相抟，或饮液流入，或举重伤筋，或血不荣养，皆能致之。风寒湿者，五积散、乌药顺气散；痰饮流入者，肩背酸痛，两手软痹，宜导痰汤；热者，指迷茯苓丸，甚则控涎丹；举重伤筋，琥珀散；血虚不荣，四物蠲痹各半汤，桂枝、姜黄行手臂，宜加用之。又臂痛有六道经络，内廉为手三阴，外廉为手三阳，宜各加行经药，通其气血也。

颈项强痛脊痛

颈项强急，邪客三阳经也。寒抟则筋急。《经》曰：逢寒则筋急，风抟则筋弛。《经》曰：东风生于春，病在肝

① 痛：底本无，据文意补。

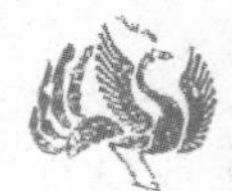

俞，在颈项。诸痓项强，皆属于湿，是风寒湿皆令人强痛矣。外此有挫闪者，有痰热者，有血虚与死血者，治各不同。

治法

发热恶寒脉浮紧者，风寒也，宜羌活桂葛之类解表；沉重疼痛，腰似折，项似拔，湿也，加味胜湿汤；闪挫死血者，脉沉实有力或强涩，桃仁、红花；痰热者，右甚，脉浮而数滑，宜导痰汤加羌活、酒芩；血虚者脉必涩，四物合蠲痹汤；又有肾气虚寒，上攻项背，不能转侧，必见冷症，宜椒附丸，散亦可。强急之极，甚则为痓，见痓门。脊痛属手足太阳、督脉之经所过，亦三邪客之也，治与上同。

虚劳（二）

《素问》但言虚而无劳瘵之名，然其因则固屡言之矣。凡外感六淫，内伤七情，其邪辗转乘于五脏，遂至大骨枯槁，大肉陷下，各见所合衰惫之证，真脏脉见，则有死期。又云：常贵后贱，病从内生，名曰脱荣。常富后贫，名曰失精。始乐后苦，皆伤精气。《灵枢》曰：怵惕思虑则伤神，神伤则恐惧自失，破䐃脱肉，毛瘁色夭。至仲景《金匮要略》始明，立虚劳门。而巢氏《方病源候论》遂有虚劳，有蒸病，有注病，皆由此而推之也。《金匮》云：五劳虚极，羸瘦腹满，不能饮食，厌厌不欲饮也。《经》曰：脉细皮寒，气少泄利，前后饮食不入，是为五虚。五虚者，

死。浆粥入胃，泄注止则虚可治，用黄芪建中汤、理中汤之类。内伤之名如大饱伤脾，大怒气逆伤肝，强力举重，久坐湿地伤肾，形寒饮冷伤肺，忧愁思虑伤心，风雨寒暑伤形，恐惧不节伤志。《机要》云：肝劳，寒则口苦骨疼，筋挛烦闷，续断汤；热则关格不通，眼目赤涩，羚羊角散；心劳，寒则惊悸恍惚，神志不定，远志饮子；热则口舌生疮，大、小便闭涩，黄芩汤；脾劳，寒则气胀咽满，食不下，噫气，白术散；热则胀满，气急不安，甘露饮；肺劳，寒则心腹冷气，胸满背疼，吐逆，温肺汤，热则气喘，面目若肿，益气汤；肾劳，寒则遗精白浊，腰脊如折，羊肾丸；热则小便赤黄涩痛，阴疮，地黄丸。又云：肝伤筋极，虚则手足拘挛，腹痛，指甲痛，转筋，木瓜散，当归、枸杞、续断；实则咳而胁下痛，脚心痛，不可息，五加皮散；心伤脉极，虚则咳而心痛，咽痛，喉中介介如梗，茯苓汤，远志、枣仁；实则血焦发落，唇舌赤，语涩肌瘦，麦门冬汤；脾伤肉极，虚则四肢羸瘦，水肿，实则肌肉痹，四肢缓弱，急痛，苡仁散；肺伤气极，虚则皮毛焦，津液枯，力乏，腹胀喘急，紫菀汤，参芪，实则喘息冲胞，热烦，口燥咽干，前胡汤；肾伤骨极，虚则面肿垢黑，脊痛气衰，毛发枯槁，鹿角丸，五味；实则面焦耳鸣，小便不通，手足痛，玄参汤。脏腑气虚，视听已卸，精极虚则遗精白浊，体弱，小腹急，茎弱核小，磁石、鹿茸、苁蓉、破故纸、龙骨、钟乳、人参、附子，实则目昏毛焦，虚热烦闷，烦泄遗精，石斛汤。又云：肺损皮聚而毛落，宜益气；心肺虚损，血气耗减，皮毛枯焦，月水愆期，宜益气补血；脾胃损，饮食不为肌肤，宜理中；肾肝损，骨痿不能起床，

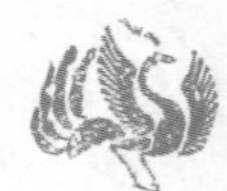

宜益精；筋缓不能自收持，宜缓中。又云：心虚则惊悸恍惚，忧烦少色舌强，宜益其心血，养荣汤、安神丸；脾虚则面黄肌瘦，吐利清冷，腹胀肠鸣，四肢无力，饮食不进，宜调其饮食，快胃汤；肝虚，目昏面青，恐惧，筋脉拘挛，宜养其筋脉，牛膝丸、虚骨丸；肺虚，呼吸少气喘急，咳嗽咽干，宜调其气，益气汤；肾虚，腰背膝脊厥逆而痛，神昏耳鸣，小便频数精漏，宜益其精，鹿角丸、八味丸。戴氏曰：五劳皆因不量材力，勉强云为忧思过度，嗜欲无节，或病失调将，积久成劳。其症头旋眼晕，身疼脚弱，心怯气短，自汗盗汗，或发寒热，或五心常热，或往来潮热，或骨蒸作热，夜多恶梦，昼少精神，耳内蝉鸣，口中无味，饮食减少，此皆劳伤之症也。五脏虽皆有劳，心肾为多。心主血，肾主精，精竭血燥则劳生焉，故唯当温养温补，以久取效。

《金匮要略》曰：男子、平人脉大者为劳，极虚者亦为劳。面色薄者主渴及亡血。卒喘悸，脉浮者，里虚也。

男子脉虚沉弦，无寒热，短气里急，小便不利，面色白，时目瞑兼衄，少腹满，此皆劳使之然。劳之为病，其脉浮大，手足烦，春夏剧，秋冬瘥，阴寒精自出，酸削不能行。男子脉微弱而涩，为无子，精气清冷，大失精家，少腹弦急，阴头寒，目眩发落，脉极虚芤迟，为清谷亡血失精也。东垣曰：《经》云：劳则气耗，劳则喘且汗出，内外皆越，故气耗矣。夫喜怒不节，起居不时，有所劳伤，皆损其气。气衰则火旺，火旺则乘其脾土。脾主四肢，故热无气以动，懒于言语，动作喘乏，表热自汗，心烦不安。当病之时，宜安心静坐，以养其气，以甘寒泻其热火，以

酸味收其散气，以甘温补其中气。《经》云：劳者温之，损者温之，是也。又云：人受水谷之气以生。所谓营气、清气、运气、卫气、春升之气皆胃气之别名也。夫胃气为水谷之海，饮食入胃，游溢精气。气输于脾，脾气散精，上归于肺，通调水道，下输膀胱，水精四布，五经兼行，合于四时，五脏阴阳揆度以为常也。若阴阳失节，寒温不适，脾胃乃伤，喜怒忧恐，损耗元气，脾胃气衰而心火独盛，心不主令，相火代之。相火包络之火，元气之贼也。又云：脾胃气虚则下流肝肾，阴火得以乘其土位，故脾症始得则气高而喘，身热而烦，其脉洪大而头痛，或渴不止，其皮肤不任风寒而生寒热，盖阴火上冲，则气高喘而烦热，为头痛，为渴而脉洪。脾胃之气下流，使谷气不得上升，是春生之令不行，则无阳以护其荣卫，使不任风寒，乃生寒热，皆脾胃之气不足所致也。与外感风寒正额同而实异。东垣云：饥饱劳役，损伤脾胃。元气不足，其脉弦或洪缓，按之无力，中之下时无一涩，其症身体沉重，四肢困倦，百节烦疼，胸满短气，咽膈不通，心烦不安，耳聋耳鸣，目有瘀肉，热蘊如火，视物昏花，口中沃沫，饮食少味，忽肥忽瘦，怠惰嗜卧，溺色黄赤，或清利而数，或时飧泄，腹中虚痛，不思饮食。又云：饮食不节，劳役所伤，腹胁满闷短气，遇春则口淡无味，遇夏虽热犹有恶寒，饥则常如饱，不喜食冷物，或短气无力，不能寒热，早饭后转增昏闷，似要眠睡，倦怠，四肢不收，懒于动作，五心烦热，或腹胀及窄狭，或腹似硬，皆气虚而不运。

然以上诸劳，当以甘温使之上行，充实腠理，阳气得卫外而为固也，故方多以升阳补气名之。

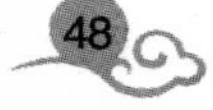

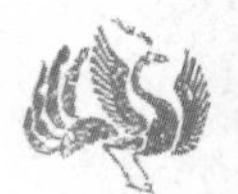

腹胀胃脘当心痛，四肢、两胁、膈咽不通，或涎唾，或清涕，或多溺，足下痛，不能任身履地，骨乏无力喜睡，两丸多冷，阴茎作痛，如妄见鬼状，梦亡人，腰背脚跟脊膂皆痛，不渴不泄，脉盛大以涩，名曰寒中，则白术附子汤之类也。

补中益气汤论曰：夫脾胃虚者，因饮食劳倦，心火亢盛而乘其土位。脾胃一虚，肺气先绝，故用黄芪太多，以益皮毛而开腠理，不令自汗，损其元气。上喘气短，人参以补之。心火乘脾，须炙甘草以泻其火热，而补胃中元气。若脾胃急痛，腹中急缩者，宜多用之。《经》云：急则缓之。白术苦甘温，除胃中热，利腰脐间血。胃中清气在下，必加升柴以引之，以甘温之气味上升，能补胃气之散解，而实其表也。二味苦辛，味之薄者，阴中之阳，引清气上升也。气乱于胸中为清浊相干，用陈皮以理之，又能助阳升以散滞气，助诸甘辛为用。脾胃虚则阴火盛，荣血减，以当归和之，火旺宜少加黄柏，以救肾水，泻阴火，东垣更有随症加减法亦当玩。

如肌表热者，服汤亦有得微汗者，非只发汗，乃阴阳气和，自然汗出也。今人称甘温一类为王道药，王道无近巧，故东垣、丹溪用补多至百余帖而后愈。汪机、薛己每参芪皆加至两许，方取效。

方如《金匮》黄芪建中汤，东垣补中益气汤、归脾汤，挟阴火者佐以安神丸。久病多挟火挟郁，宜间用火郁汤数剂，且柴葛之类亦能透肌解热。

久服甘药恐滞气，亦宜间用香砂白术散一二剂。

久病精血损，肌肉槁者，宜间服鹿茸苁蓉丸。此薛立

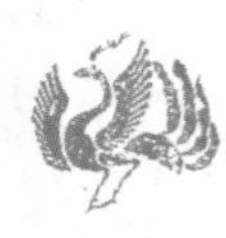

斋朝服补中益气汤，暮服八味丸法也。《经》曰：形不足者，补之以气。东垣《劳倦论》之益脾是也。又曰：精不足者，补之以味。戴氏之补心肾，如旧论五劳是也。皆所谓内伤不足。《经》曰：脉大者新病也，脉小者久病也。又曰：脉大者表病也，脉小者里病也。故劳倦发热，病在表虚，脉必洪大，皆病之不久者也。精血亏损，病在里虚，脉必沉涩，以皆积有年月者也。

劳倦发热，人即延医，审是内伤，亦不肯遽服补药。补中汤减参芪，配二陈、理中与服。彼但知二陈和胃，不知我取益气升气；彼知清热，不知我取升阳。重加炙甘草、姜、枣，多能获效。至有一种不热，劳倦不食，起则欲呕，漾漾如晕舟者，昔谓痰饮，实本胃虚。此等用建中、理中，俗便无忌，如精血耗损。一种人忽而不专治，必兼痿痹，腰腿痛，梦遗下血，方延医药，悔已晚矣。多转形脱肌肿而不救。丹溪论劳瘵，主乎阴虚，用四物、知柏，此皆见血及痰嗽一证。损庵谓世医多遵用此者，百无一效，何哉？盖滋阴降火，非虚火短乏者所宜。地黄泥膈，知母苦寒，久之损脾败胃，乌能奏效。不知薏仁、百合、天冬、桑皮、骨皮、丹皮、五味子、枣仁、枇杷叶、阿胶、贝母，犹足保脾肺而滋化源。

至于古方，如参术调中丸、黄芪鳖甲散，尤为养荣清热妙剂。然瘵成脉数，总无一效。薛立斋曰：民间有此病及早以逍遥散治之，无不愈。及瘵已成，黑獭肝、天灵盖亦无所用之也。太史公不云乎扁鹊非能生人，治其可生者耳。今人往往谓某治一劳瘵，用某药而生，此皆未成劳瘵者也。诸见症之外，如不饮食不眠，自汗盗汗梦遗，皆内

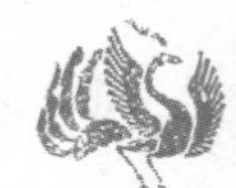

伤不足之病也。虽间有他因，然不足者什九，故不必别立门，如痰饮膈气、久泄肿满，亦皆内损不足之病也。然以为坚固，则攻补之浅深或异，故另拈出便览。

虚劳因[①]

《经》云：怵惕思虑则伤神，忧愁不解则伤意，悲哀动中则伤魂，喜怒无极则伤魄，盛怒不止则伤志，恐惧不解则伤精。其病皆至毛悴色夭而死，故五脏主藏精者也，不可伤。伤则失守而阴虚，阴虚则无气，无气则死矣。【要紧细观。】又云：常贵后贱，病从内生，名曰脱荣。常富后贫名曰失精。暴乐暴喜，始乐后苦，皆伤精气。离绝苑结，忧恐喜怒，五脏空虚，血气离守。又云：大饱伤脾，大怒气逆伤肝，强力举重，久坐湿地伤肾，形寒饮冷伤肺，忧愁思虑伤心，风雨寒暑伤形，恐惧不节伤志。又云：劳则喘息汗出，内外皆越，故气耗矣。又云：精脱者耳聋，气脱者目不明。津脱者腠理开，汗大泄；液脱者，骨属屈伸不利，色夭脑髓消，胫酸耳数鸣。色白夭而不泽，其脉空虚。又云：大骨枯槁，大肉陷下，胸中气满，喘息不便，破䐃脱肉，肩髓内消，动作益衰，目眶陷下，视不见人，真脏脉见，死皆有期。按《内经》虽未言劳症，然以上诸条，皆虚劳之实也。凡内伤七情，外感六淫，饮食不节，房劳至虚，皆足致之。盖因伤而致虚，因虚而成劳，因劳而致脱，其邪转辗乘于五脏，至形气皆极而死。《难经》因是有五损之症，仲景有虚劳之门，巢氏有五劳七伤六极之

---

① 虚劳因：此节原在“内伤辨证”节后，据文意调整至“虚劳（二）”一节后。

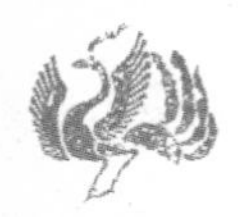

论，皆本此而推之也。然诸家治法不同，如仲景建中汤、桂枝龙骨牡蛎、八味、肾气诸方，皆主阳虚。昔者诸贤多因之。东垣补中益气，亦补脾肺之阳，以生肾肝之阴。至丹溪出，始断论劳属阴虚，独主四物，黄柏、知母治劳。今陷之者，皆是说也。患以致劳之因多端，少年房室过度，肝肾阴虚以致喘咳身热，唾血盗汗诸症，自宜大补其阴。然《经》曰：精不足者，补之以味。又曰：当饮以甘药。又太仆云：壮水之主，以制阳光。如熟地、胶归，非知柏苦寒伤胃之论也。

血症　吐衄　咳嗽痰涎
咯唾血附齿衄、舌衄

刘宗厚曰：荣者水谷之精气也，和调于五脏，洒陈于六腑，乃能入于脉也。灌溉一身，少则涩，充则实。尝以饮食自资，故能阳生阴长，取汁变化而赤也。是故神静则阴生，形役则阳亢。阴气一伤，所变立至，吐衄虚劳诸症起矣。然阴伤之由，有得之七情者。《经》曰：怒则气逆，甚则呕血。

又曰：阳气者，大怒则形气绝而血郁于上，使人薄厥。东垣曰：惊而动血者属心，怒而动血者属肝，思而动血者属脾，劳而动血者属肾，忧而动血者属肺是也。有得之劳力太过者，此皆积久致之，非一日之所伤也。有阴虚火动者，肾脉上连于肺，水不制火则炎上而伤金，故见嗽咯血。亦有肾虚不能纳气者，有气虚不能摄血者，有气虚挟寒，阳虚阴走者，有上膈热壅者，有胃中极寒者，酒客炙煿膏

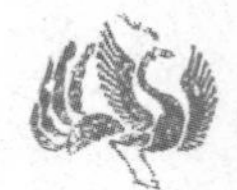

粱之辈。外因风寒不得汗能致血，少阴伤寒妄汗能致血，湿郁能致吐血，须审因而治之。大抵内伤劳损，七情动血者多而其治难，外感里热动血者少而其治易。亦有因热吐血，血去多而变劳损者，精别之可也。

规矩准绳，临症变通在乎人也。

治法

东垣曰：衄血出于肺，栀芩、芎地、犀角、阿胶之属；呕血出于胃，实者，犀角地黄汤，虚者小建中汤；咯唾血出于肾，咳血出于肺。肺主气，气逆为咳，肾主水，化液为唾。肾脉上贯肺，二脏相连，病则俱病，故皆有咳唾血也。然涎唾涎中少血，散漫者肾血，血如红缕，在痰中咳出者肺血。又肝亦唾血，气自两胁逆上。《内经》：血枯症为竭伤肝也。治以二冬、二贝、远志、熟地、黄柏，寒者加姜桂。痰涎血者出于脾，芪芍、归甘、连葛之类。

按：五脏分属亦大概之言，今血家多先大止，遇劳怒又发，随咳嗽或有血，或无血，渐至脉数，或日晡寒热似疟，或潮热，小柴汤无效，失音泄泻，理中、四神亦无效，不可治矣。大抵脉一数便不治。有初脉平和，后频发数者；有一起即数者，末有趺肿，甚于连膝者；又有初起脉洪大数实，盈盆而至，一二日便血脱而死者。此虚极根脱。此皆化肌将息故耳，昔称亡阴。夫阴根于阳，亡其根者，绝也。又论：治亦宜辨寒热虚实久渐，施补泻之方，亦言其概耳。观呕血有虚实二条，可见吐、衄血。实热，《金匮》云：心气不足，吐血衄血，泻心汤主之。不足者，手少阴阴气不足，阳亢无补，肺肝俱受火伤而病作，

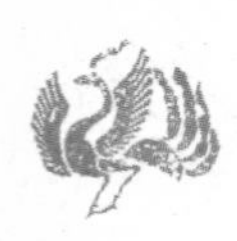

故用三物汤泄宏亢甚之火也。损庵云：于初病以桃仁、大黄去蓄利瘀，以三制大黄去黑物。治血亦本此，然必审脉洪果大弦长有力，发如潮涌，胸中满痛，精神不倦，血是紫块，的是阳明气冲热毒，及蓄妄实热之症，方可下之。内热，犀角地黄汤。壅热，消风散，血下行后，米仁、百合、麦冬、骨皮、五味之类。虚热，《金匮》云：吐血不止，柏叶汤主之。凡吐血不已，则气血皆虚，虚则生寒。柏叶西向，秉金之气，可制肝木；干姜性热，用补虚寒；艾叶能入内而不炎上，使阴阳反归于里，以补其寒；马通降火消停血，引领而行。此仲景吐血诸方、《准绳》、立斋云：血遇热则宣流，故止血多用凉药。然有气虚挟虚，阴阳不相为守，荣气虚散，血亦错行，所谓阳虚阴走，外症必有虚冷之状，血必暗黑，色白夭，脉微迟弦细涩，身清凉。亦有身壮热，脉空大，须用炮姜者。此是阳虚外呕，法当温中，使血自归于经络，木香理中汤、黑神散，用凉必殆。又有身受寒气，口食寒物，血得冷而凝，不归经络，及寒饮食入胃，胃虚不能传化，烦闷吐逆，戚伤胃口，腹中绞痛，血色正鲜，亦宜理中。故海藏云：胸中聚集之残火，腹中积久之太阴，上下隔绝，络脉部分，阴阳不通，三焦出血，色紫不鲜，此重沓寒温，凝泣水谷道路，侵积而成，必用黄芪桂枝汤、当归建中汤、增损胃风汤、当归四逆加吴萸之类，变凛烈为春温也。气虚，不能摄血者，脉必微弱虚软，亦有空大者，精神疲惫，或思虑劳伤心脾者，宜人参饮子、独参汤、归脾汤；血虚，六脉俱大，按之空虚，心动面赤，善惊上热，此气盛多而亡血，三黄补血汤；劳损耗极，一旦无故血如涌泉，口鼻皆

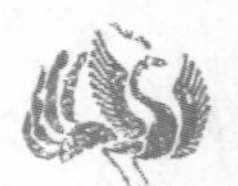

流，须臾不救即死，人参一两，加侧柏叶、荆穗，或建中汤加参芪；因怒吐血胁必痛，苏子降气汤加山栀、白芍、丹皮，或加味逍遥散，气降则血归经矣；外感湿郁吐衄，肾着汤；伤暑，口渴面垢，头晕干呕，茅化汤调四苓散；【不可因渴用凉。】风寒外郁者，兼表症汗之凉之，吐血人多作渴，名血渴。生脉散、黄芪六一汤。

咳嗽咯唾，热壅于肺，能嗽血易治，凉之，鸡苏散，或金沸草散，或加阿胶，痰盛加瓜蒌、贝母。久嗽损肺，能嗽血，难治，渐成劳也，大阿胶丸。眼睛疼，四肢困倦，脚膝无力，五味子黄芪散。

嗽血久而成劳，或劳瘵成而嗽血，肌肉消瘦，四肢倦怠，五心烦热，咽干颊赤，心忡潮热，盗汗减食，人参黄芪散、黄芪鳖甲散，脉数究不治。脉大发热，咽中痛，参芪蜜炙、荆柏、归芍，不止加炮姜。阴虚火动而嗽血者，滋阴保肺汤、童便、四物，立斋用六味地黄、生脉散加参芪。愚按：汪石山治血多用温补，黄芪六一、补中益气等药，芪用至一两。立斋用补中益气、归脾、六味。本草交趾桂三钱，水调。又地黄、附子为膏，皆有至理，吴中名医用之效。郭胤堂曰：大吐血后，必用黄芪、熟地大补，常治大吐血身热，多用芪地、姜桂，昼夜并进而愈，但脉大空不数耳，血虚阳脱。【如金玉。】又曹氏曰：吐血用寒凉，去生便远，故生地、藕汁、茅根之类，虽曰止血，宜少用之。王文录所谓：血虽阴类，运之者阳和之气，诚至言也。

脉

【洪大而虚，参芪重用，兼加桂地。】脱血而脉实难治，

吐衄当沉细，反洪大而牢者死，实大者死，大躁者死，小而疾者逆，脉至而抟，血衄身热者死。吐血咳逆上气，脉数而有热，不得卧者死，洪大作虚治，重用芪地桂，多有生者。

附齿衄。有风壅，有肾虚，有胃热。风壅消风散，肾虚服凉药愈甚，六味丸加桂，甚则安肾丸。胃热清胃散，热甚加大黄。耳衄，左关洪弦，柴胡清肝散，尺脉或躁或弱，六味地黄丸。舌衄，槐花、蒲黄为末掺之，内服凉心清热之剂。【附舌上生疮肿烂丹方。】舌上生疮，肿大黑赤，饮食不进，命在呼吸，用淡胎菜洗净，瓦上焙干为末，入冰片一二分均调掺之，其肿即消。小儿多患之。

血病总论

《玉机微义》曰：荣者，水谷之精气也。和调于五脏，洒陈于六腑，乃能入于脉也。源源而来，生化于脾，总统于心，藏受于肝，宣布于肺，施泄于肾，灌溉于一身。目得之而能视，耳得之而能听，手得之而能握，足得之而能步，注之于脉，少则涩，充则实，常以饮食自资，故能阳生阴长，取汁变化而赤也。生化旺则诸经恃此而长养，衰耗竭则百脉由此而空虚，可不慎养哉。是故形静则阴生，形役则阳充，阴气一伤，所变立至。妄行于上则吐衄，衰涸于外则虚劳，忘反于下则便红，精热膀胱则癃闭溺血，渗透肠间则为肠风，阴虚阳抟则为崩中，湿蒸热瘀则为滞下，热极腐化则为脓血，热胜于阴则为疮疡，湿滞于血则为痛疥瘾疹，寒凝皮肤则为冷痹。蓄之在上令人善忘，蓄之在下则令人狂，堕恐跌仆则瘀血内凝。欲求血

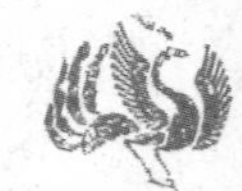

药，其四物之谓乎。随证辅佐，谓之六合。辅佐之属，若桃仁、红花、苏木、血竭、丹皮者，血滞所宜；蒲黄、阿胶、地榆、百草霜、粽榈灰者，血崩所宜；乳香、没药、五灵脂、凌霄花者，血痛所宜；苁蓉、锁阳、牛膝、枸杞、益母、夏枯、败龟板，血虚所宜；乳酪，血液之物，血燥所宜；干姜、肉桂，血寒所宜；生地、玄参、苦参，血热所宜。触类而长，可以应无穷之变矣。此条总论血郁之变证，非论吐血一证也。

诸因

王损庵曰：《经》云：岁火太过，炎暑流行，肺金受邪，民病血溢血泄。又云：少阳之复，火气内发，血溢血泄。是火气能使人失血也。而又云：太阳司天，寒淫所胜，血变于中，民病呕血血泄。又鼽衄善悲。又云：太阳在泉，寒淫所胜，民病血溢，是寒气能使人失血也。又云：少阴司天之政，水火寒热持于气交，热病生于上，冷病生于下，寒热凌犯而争于中，民病血溢血泄，是寒热凌犯能使人失血也。太阴司天之政，初之气风湿相搏，民病血溢，是风湿相薄血溢也。然则六气皆能失血，何独火乎。

滑伯仁曰：古人言诸见血非寒症，皆以为热迫，遂至妄行。然多所挟，或挟风，或挟湿，或挟气，或因药石而发。药石发，指昔人服五石散之类，为柳宗元诸论，今人少此。治各有所宜。血家有风有湿，风如头风发衄，风热暴吐，齿鼻淋漓。湿如冒雨着汤，郁于经络，血溢妄行浊道，流入胃脘，令人吐血，肾着汤。亦有伏暑而衄，或伤暑吐血，口渴面垢，头晕干呕，茅花汤。又有身受寒气，口食寒物，邪入

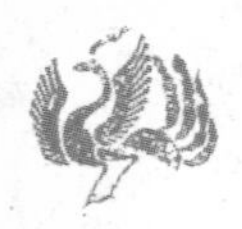

血分，血得冷而凝，不归经络而妄行者温之。此乃外感六淫有所触犯而动血，十无二三，亦易治之症也。

内因

《素问》曰：阳气者，大怒则形气绝而血郁于上，使人薄厥。又曰：怒气则逆，甚则呕血。东垣曰：惊而动血属心，怒而动血属肝，忧而动血者属肺，思而动血者属脾，劳而动血者属肾。怒气伤肝者，唇青面黑。有劳心者麦门冬汤，有劳力太过者，有打扑内伤者，有因饮酒太过者，有饮食太饱，胃中冷不能消化，使烦闷呕吐，食物与气俱上冲蹴，伤裂胃口，吐血色必鲜正赤，腹亦绞痛自汗，脉紧而数，昔为难治，亦不尽然。七情所伤动于阴血，十之八九必难愈也。

辨症

东垣曰：衄血出于肺，以犀角、升麻、栀子、黄芩、芍药、生地、紫参、丹参、阿胶之类主之；咯唾血者主于肾，以天、麦冬、贝母、知母、桔梗、百部、黄柏、远志、熟地之类主之；寒者以姜桂之类主之；痰涎血者主于脾，葛根、黄芪、黄连、芍药、甘草、当归、沉香之类主之；呕血出于胃，实者犀角地黄丸主之，虚者小建中加黄连主之。独呕血注虚实二条。然衄血与咯血诸类，亦有久暂虚实之别，施补泻之方。东垣亦引此以为例而治之。损庵曰：肺不独咳血，而亦唾血。【不可不知。】盖肺生气，气逆为咳，肾生水，水化液为唾，肾脉上贯肺，循喉咙，挟舌本，其支者从肺出络心，注胸中。故二脏相连，病则俱病，于是皆有咳唾血也。

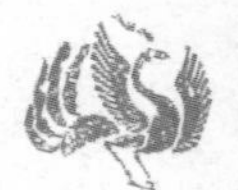

亦有可分别者。涎唾中有少血散漫者，此肾从相火炎上之血也。若血如红缕，在痰中咳而出者，此肺络受热伤之血也，其病难已。若咳白血必死，白血浅红色似肉似肺也。然肝亦唾血，肝藏血，肺藏气，肝血不藏，气自两胁逆上唾而出也。《内经》与血枯症先唾血，为气竭肝伤也。

热壅于肺，能嗽血，久嗽损肺，亦能嗽血。热壅于肺者易治，不过凉而已矣。损于肺者难治，渐成劳也。热嗽咽疼，痰带血丝，宜金沸草散加阿胶，痰甚加瓜蒌仁、贝母，劳嗽有血，宜补肺汤加阿胶、白及，喘加桑杏，或大阿胶丸。咯嗽血多是肺虚火郁，贝母、紫菀、地骨、桑皮、黄芪、甘桔；咯血者不嗽而咯出也。咯与唾异，唾出于气，上无所阻，咯出于痰，气郁于喉咙之下，滞不得出，咯而乃出。求其所属之脏，咯唾同出于肾也。宜以童便、青黛，泻手足少阳三焦、胆相合之相火，而姜汁为佐，用四物，牛膝、地黄辈以补肾阴，安其血也。

滑氏曰：咯血为病最重且难治者，以肺气多血少，为清肃之脏，金为火制，迫而上行，逆之甚也。上气见血，下闻病因，谓喘而咯血且咳嗽也。肺痈疮疡二三年间，肺气上喘，咳嗽咯唾脓血，满面生疮，遍身黄肿，人参蛤蚧散。盖肺积虚热，久则成疮，必兼喉中气塞，胸膈噎痛也。

衄者因伤风寒暑湿，流传经络，涌泄于清气道中而致者，皆外所因。积怒伤肝，积忧伤肺，烦思伤脾，失志伤肾，暴喜伤心，皆能动血，随气上溢者，皆内所因。饮食过度，多啖炙煿辛热，或堕坠伤损，皆系内外因也。

鼻通于脑，血上溢于脑，从鼻出，宜茅花汤调止衄散。久衄与衄后头晕宜补。仲景曰：从春至夏，衄者太阳，从

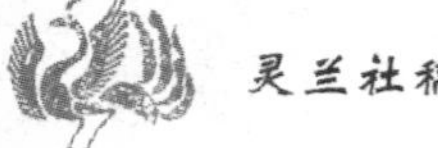
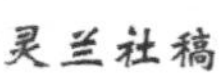

秋至冬，衄者阳明。盖太阳脉起目内眦，为鼻之分，而阳明脉挟鼻，故衄独言二经也。然肺气通于鼻，故肺病多衄。

齿衄有风壅，有胃热，有肾虚。风壅、胃实人所易知，惟肾虚，宜安肾丸，益肾水，泻相火之剂，甚则八味丸，见《花溪老人治验》，或黑锡丹。盖牙者，骨之余，火乘水虚而上炎，服凉药而益甚也。又云：舌衄、耳衄皆属风火。夫口鼻出血皆系上盛下虚，有升无降，血随气上，越出上窍。治当降其气，气降则血归经矣。苏子降气汤加人参、阿胶，寒者养正丹。素有劳伤不觉，或内损人，一旦无故血如涌泉，口鼻皆流，须臾不救即死，方有因侧柏叶、荆芥穗、人参，新汲水调者，然小建中汤加参芪尤妙。

溲血、淋血、便血，与咯吐血，上下虽异，然见血则一也。三者前后阴所出虽异，其受病则一也。溲血、淋血多热，便血有风毒，有湿热，久之亦必从温补而效，则治标本亦一也。又有蓄血打扑，则血之未见而欲审者耳。以方论多，故别列。

小儿吐血大抵因嗽，皆热也。十有余岁，便见有血嗽不止，成童子劳者，亦必脉数方难治，老人多因郁火反易愈。亦有虚劳不起者，十之一二耳。中年后人，体惫有疾，数呕血多成隔气不治。俗云：少无噎膈，老无劳是也。

治法

《金匮》云：心气不足，吐血衄血，泻心汤主之。此正谓手少阴之阴气不足，本经之阳气亢盛无辅，肺肝俱受其火而病作，以致阴血妄行飞越，故用大黄泄宏亢甚之火，黄芩救肺，黄连救肝，使之和平，则阴血自复而归经矣。

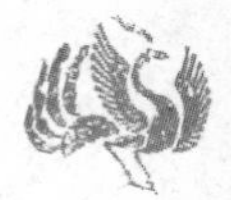

云岐子加生地、犀角。又云：吐不止，柏叶汤主之。凡吐血不已，则气血皆虚，虚则生寒。柏叶生向西乡，乃禀兑金之气而生，可制肝木。木主升，金主降，取其升降相配，夫妇之道和，则血得以归藏于肝矣，故为君；干姜性热，止而不走，用补虚寒之血；艾叶之温，能入内而不炎于上，可使阴阳之气反归于里，以补其寒，故用为佐；马通者为血生于心，心属午，于是用午兽之通，主降火消停血，引领而行为使，此仲景吐血寒热之准绳也。

【秘法】上膈壅热吐血，脉洪大弦长，按之有力，精神不倦，或觉胸中满痛，或血是紫黑块者，用生地、赤芍、当归、牡丹皮、阿胶、滑石、大黄、玄明粉、桃仁泥之属，从大便导之，此斧底抽薪法也。盖血从下出者顺，从上出者逆。苟非脾虚泄泻，羸瘦不禁者，皆当以大黄和血药引入血分，使血下行，以转逆为顺，此妙法也。

血既下行之后，用米仁、百合、麦冬、地骨，嗽渴加枇杷叶、五味子、桑皮，痰加贝母，皆味薄气淡，西方肺金之本药。因其衰而减之，自不再发，于虚劳尤宜。

血溢血泄，诸蓄妄证，其始也。大率以桃仁、大黄行血破瘀之剂折其锐气，而后区别治之。盖血既妄行，迷失故道，不去蓄利瘀，则以妄为常，曷以御之，且去者自宏，生者自生，何患虚之有。然失血须用下剂破血，盖施之于蓄妄之初。亡血虚家不可下，盖戒之于亡失之后。

丹溪曰：咳血乃火升炎盛。阴虚火动而嗽血者，滋阴保肺汤；痰带血丝出者，宜薏苡仁、紫菀、童便；身热者多血虚，四物汤；上气喘急，咳嗽唾血，人参细末，鸡子清调三钱，五更初服。

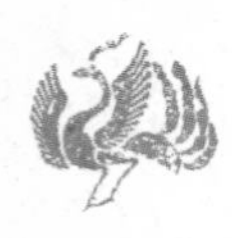

嗽咯血成劳，眼睛疼，四肢困倦，脚膝无力，五味子黄芪散。

脉大发热，喉中痛，是气虚，用参芪蜜炙，黄柏、荆芥、归地。

嗽血久而成劳，或劳瘵成而嗽血，肌肉消瘦，四肢倦怠，五心烦热，咽干颊赤，心忡潮热，盗汗减食，人参黄芪散、黄芪鳖甲散，脉数者，多不起。

【亦要明白。】有时或吐血两口，随即无事，数日又发，经年累月不愈者，宜黑神散、小乌沉汤；又有每晨间开口即吐一二口，日间即无，经年如此，亦无事。

吐血人发渴，名为血竭。人参散子、生脉散倍用黄芩、黄芪，或黄芪六一散。

立斋、《直指》云：血遇热则宣流，故止血多用凉药，然亦有气虚挟寒，阴阳不相为守，荣卫气虚散，血亦错行，所谓阳虚阴必走是也。外证亦有虚冷之状，法当温中，使血自归于经络，可用木香理中汤，或七气汤加川芎，或黑神散。又有饮食伤胃，或胃虚不能传化，其气逆上，亦令吐衄，木香理中汤。盖出血诸症，多以胃药收功，昔人所谓血脱益气，阳生阴长之理也。海藏云：胸中积聚之残火，腹里积久之太阴，上下隔绝，脉络部分，阴阳不通，用苦药以定于中，使辛热以行于外，升以甘温，降以辛润，化严肃为春温，变凛冽为和气，汗而愈也。然余毒土苴犹有存者，周身阳和尚未泰然，胸中微燥而思凉饮，因食冷服凉，阳气复消，余阴再作，脉退而小，弦细而迟，激为衄血、吐血者有之，心肺受邪也。下而为便血、溺血者有之，肾肝受邪也。三焦出血，色紫不鲜，此重沓寒湿化毒，凝

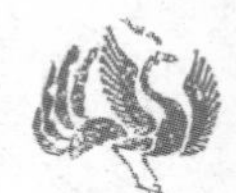

滞水谷道路，浸积而成。若见血证，不详本宗，便用凉折，变乃生矣。

吐血、衄血、便血，其人阳虚阴走，其脉沉而散，其外症虚寒无热候，宜乌金丸止之，次以木香理中和大七气汤。阳症溢出鲜血，阴症下如豚肝。【辨阴阳法。】若在行阳二十五度见，宜黄芪四君子，行阴二十五度见，当归四逆加吴萸。【吐血亦有用姜桂。】虚寒者其血必黯黑，其面色必白而夭，其脉必微迟，其身必清凉，不用姜桂而用凉血之药殆矣，须干姜、甘草。

《三因》云：理中最理中脘，分利阴阳，安定血脉，故能止伤胃吐血。

方怡云云：黑姜止呕血，姜性最止呕，黑以止其血耳。

六脉弦细而涩，按之空虚，其色必白而夭，不泽者，脱血也。此大寒症，以辛温补血养血，以甘温、甘热润滑之剂佐之，理中建中汤。

六脉俱大，按之空虚，心动面赤，善惊上热，乃手少阴心之脉也。此气盛多而亡血，以甘温镇惊重坠之剂，大泻其气，以坠气浮，以甘辛温微苦峻补其血，三黄补血汤。

沈晋垣曰：此多肾中火虚，不能归宗。龙雷之火，游行于外，亦大燥渴身热，必附子、熟地为妙，六味丸为稳。

气虚不能摄血，其脉必微弱虚软，亦有洪大者，第虚耳，精神疲惫，宜温补。此归脾汤所谓治思虑伤脾，不能摄血，致血妄行，及健忘怔忡是也。或人参饮子、独参汤。【此二方万古不易。】薛己治血症多用归脾汤以益心脾，六味丸以滋肾水。

《汪石臣医案》治血多用温补，如黄芪六一汤、补中益

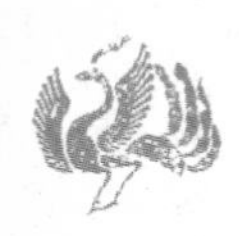

气汤。黄芪有用至一两者，乌可久用独参哉。

《本草》交趾桂三钱，水调治血。又地黄、附子为膏，皆有至理。吴江张文庵、苕中金阆峰皆用治虚损吐血以为常。

郭胤堂曰：大吐血后，昔人必用黄芪、熟地大补，吾京口至今宗之。黄芪吐脓血之圣药。郭氏曾治一人，大呕血身热，用黄芪姜桂昼夜并进而愈者，但脉空大，不数耳。

《曹氏必用方》曰：吐血须煎干姜、甘草作汤与服，或四物理中汤亦可，如此无不愈者。若服生地、竹茹、藕汁，宏生便远。【吐血用寒药，百无一生。】此即北齐褚澄之言曰：吐血用寒药，百无一生，用溲溺，百无一死。王文禄曰：血虽阴类，运之者其阳和之气也。

诊

脱血而脉实，难治。病若吐衄，脉当沉细，反浮大而牢者死。脉滑弱小者生，实大者死。汗出若衄，其脉滑小者生，大躁者死。呕血胸满引痛，脉小而疾者逆也。脉至而抟，血衄身热者死。吐血咳逆上气，其脉数而有热，不得卧者死。身热脉大者难治，难治者邪甚也。身凉脉静者易治，易治者正复也。衄血但头汗出，身无汗者死。血溢上行，若变而下行为恶利者顺。脉细紧浮数，皆吐血，脉浮大者作虚治，重用芪地桂，多有生者。吐血之后，有潮热咳嗽，脉洪大而数，五至以上不可治也，亦不待潮热。

劳疾久而嗽血，咽痛无声，此为自下传上。若不嗽不痛，久而下泄跌肿，此为自上传下，皆死症也。骨蒸之极，声嗄咽痛，面黧脉躁，汗出如珠，喘乏气促，痰稠呕沫，

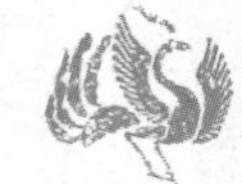

毛焦唇反皆死症也。

崔紫虚曰：吐血之脉贵沉细。若见洪大，后必难治。

经年吐血，脉沉细不数者，宜补养之。即多服凉药不当，亦不死。有血后脉和静，一二日血又见，脉亦安好，又复频发，渐见数者；亦有经一二年后，再三发脉方数者，一数便不治。故脉之数不数，不足为据，要当以神色虚实，善养与不善养，慎察之耳。秘诀。见血症多属虚劳，久后必发潮热，或日晡寒热，亦小汗稍解似疟，小柴胡汤无效。更久必泄泻，理中、四神亦无效。末则趺肿，甚有肿及膝者，八味丸亦无效，此乃化机将息故耳。自昔皆称真阴亡失，阴根于阳，阴亡正其根者绝也。

吐血症多属虚劳，病见夜热咳嗽吐血，梦遗自汗，腰疼形瘦脉数，皆不治之症也。

咳嗽附肺痿肺痈

咳谓无痰而有声，肺气伤而不清也。嗽谓无声而有痰，脾湿动而为痰也。咳嗽是有痰有声，盖因伤于肺气，动于脾湿，因咳而为嗽也。有自外而入者，风寒暑湿自皮毛而入者；有自内而出者，七情饥饱，五脏之邪上蒸于肺，肺为气出入之道，又主皮毛，故内外邪皆得干之。故《经》曰：五脏六腑皆令人咳也。有脾肺气虚者，此症人多作阴虚，治用滋温之药，常变肿胀。有虚劳者，血液内耗，虚火上炎。有火刑肺金者，有郁热肺燥者，多干咳，有饮食痰涎气逆者，有肺冷者，形寒饮冷，有肾虚不能纳气归原者，肺出气，肾纳气，有妄津成肺痿者，有郁热成肺痈者。

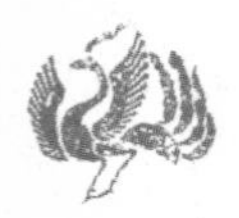

大抵新起多属风寒与外邪，久者属虚与痰火也。

治法

感风者，鼻塞声重清涕，恶风自汗，或发热脉浮，宁嗽化痰汤，或桂枝汤加防风、杏仁、前胡、细辛。

伤冷者，凄清怯寒无汗，发热清涕，头痛脉紧，《易简》杏子汤，或加苏葛，通治形寒饮冷，肺家积冷。

风热者，咽痛音哑，声重痰稠，《局方》消风散，加清凉药。盖肺有火，则腠理不密，风邪易入，宜解表，兼清肺火。以上解表诸剂。立斋云：若形气病气俱虚者，宜补其元气而佐以解表。若专以解表，则腠理益疏，外邪乘虚易入，病亦难治。又数行解散，则重亡津液，邪蕴而为肺疽、肺痈矣。故凡表受邪不能输化而小便短少，皮肤渐肿，咳嗽日增者，宜六君子以补脾肺，六味丸以滋肾水。又久嗽之人，曾解利以致肺胃俱寒，饮食不进，宜补中助胃，加和平治嗽之药。

火热者，焦烦咽痛，鼻出热气，痰色黄浓。人知黄热白寒，稠实稀虚，又当知久病劳瘵，色黄稠如胶胎，皆虚也。或带血缕腥臭，脉实或洪大，宜薄荷叶、贝母、桔杏、前芩、荆芥之类，泻白散。夏月喘急而嗽，面赤，脉洪大，潮热，三黄解毒汤。热痰在膈，胸腹胁常热，小陷胸汤、滚痰丸。口渴引饮，便赤，人参白虎汤亦可。伤湿者身体重痛，脉缓嗜卧，一咳痰即出，或体肥，小便少，二术、五苓、桑皮之类。秋伤于湿，冬必咳嗽。

肺燥者，形瘦无汗脉涩，连咳十数声不出，须知气虚亡血亦咳痰不出，宜二冬、二母、杏仁、苍朴，或生脉散。

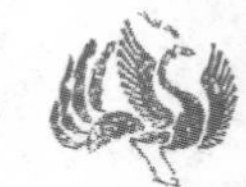

气虚咳者，倦怠多汗，眩晕，脉弱，或濡散，劳即嗽剧，补中益气、六君子汤。劳嗽者，寒热往来，或独热，咽干嗌痛，精神疲极。此因酒色劳伤少血，津液内耗，虚火上炎，遂使燥热乘肺，咯唾脓血，语声不出，上气涎潮，宜桑皮、麦冬、人参、五味、紫菀、阿胶、百合、桔梗，六味、补中、养荣诸剂间服。此症上嗽下泄，若见泄多嗽减，嗽多泄缓，脉数不治。

肾虚咳嗽暴重，动引百咳，气从脐下奔逆而上，《素问》所谓咳嗽烦冤，皆肾气之逆也，八味丸、安肾丸。食积痰嗽，五更清晨嗽多，二陈加瓜蒌、莱菔、山楂、枳实、曲麦。肺实壅热者，清气化痰丸主之。有嗽而吐痰，食俱出者，盖饮食失节，清浊相干，二陈加木香、杏仁。有里寒，干姜、杏仁。

七情所伤，致气上逆，宜顺气四七汤加桑杏。

久嗽经年不已，无劳症，因肺邪所郁，三拗汤，虚者补中益气加半夏。【虚劳痰火。】

咳者若无痰，此火郁，俗名干咳，难治。有暂嗽一二声者，欲成劳，蜜煎生姜润之，或生地、生姜、杏仁蜜煎。

声哑者，寒包热也。细辛、半夏、生姜辛散，用寒凉则益甚。亦有痰热壅于肺者，金空则鸣必清，然亦必兼辛散。劳嗽声哑多不治。

按丹溪云：胃火者，上午嗽多。午后嗽是阴虚，黄昏嗽乃火浮于肺，宜五味、五倍敛肺。此亦大概之言，不必拘之。但须分新久，新发散，久补养；审虚实，虚补实泻；辨寒热，寒温热清。先岁时，冬多寒，夏多热，秋多温。大抵初发散，次利痰气，久则助胃。劳而脉数，则滋阴。

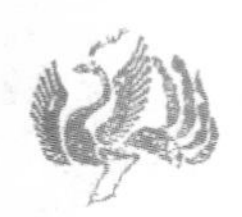

故消散未清，不可用酸涩，风寒未已，不可行壅补，曾经解利，又不可过于顺气消痰也。又老人痰嗽，竟夜不眠，多积十余年者，俗名痰火，不死，过治多变不食或胀。婴儿久嗽，多成肺风，不治。小儿时令，嗽多发痧。又久嗽成龟胸龟背，久则成痿。产娘久嗽多成劳。

五脏六腑咳嗽，皆聚于胃，关于肺，令人多涕唾而面浮肿，气逆也。

心 喉中介介如梗状，甚嗌干喉痹。

肺 喘息有音。

肝 两胁痛。

肾 咳而腰背痛，甚则咳涎。

脾 咳则右胁痛，阴引肩背。

大肠 咳而遗失。

小肠 咳而失气。

胆 咳而呕苦水。

胃 咳而呕，呕甚长虫出。

膀胱 咳而遗溺。

三焦 咳而腹满不欲食。

肺痿肺痈

肺痈用白及一味最妙，又方用陈年芥菜滷一碗，吃后必进饮食而愈。此滷可至寺庙中最有。

仲景曰：肺痿或从汗出呕吐，或从消渴小便数，或从快药下利，重亡津液因得之。寸口脉数虚，其人咳，口中反吐涎沫，为肺痿。又肺痿吐涎沫而不咳者，其人不渴，

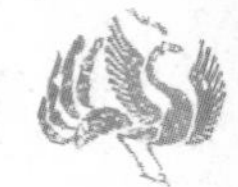

必遗尿小便数，以上虚不能制下故也。甘草干姜汤温之，或生姜甘草汤。

肺痈由风中于卫，热过于荣。热之所过，血为凝滞，蓄结痈脓，吐如米粥，始萌可救，脓成则死。口中辟辟燥咳，即胸中隐隐痛，脉反滑大数。又曰：数实为肺痈，咳唾脓血，咳而胸满振寒，咽干不渴，时出浊唾腥臭，久久吐脓如米粥者为肺痈，甘桔汤主之。喘鸣迫塞不得卧，面目浮肿鼻塞，葶苈大枣泻肺汤主之。

按：二症一为虚寒，一为实热，肺痈痛而肺痿不痛，肺痈脉数实，肺痿脉数虚，肺痈吐如米粥，或脓血，肺痿吐涎沫。补泻之间不可不察。

肺痈一症原非现症，若不细察，不能取效。但鼻内闻臭鸭子臭、猪屎臭，口吐脓血，如鸭屎色，淅淅寒热，此为肺痈。用泻白散加枳桔、荆芥、山栀，次用米仁、贝母。

自汗盗汗（一）[①]

寐出寤收曰盗汗，不因发表得自汗。

《素问》云：阴气有余为多汗身寒。巢氏云：虚劳病则阳气偏虚，则津液发泄为汗。盖汗虽心液，而所以肥腠理，司开合，实皮毛者，气也。若阳虚则腠理不致，津液不收而自汗矣。亦有热蒸汗出者，焦昏。心藏热则腠理开，汗大出。然不如虚者之多。至于风暑湿痰，皆能自汗，自有兼症，所重不在汗矣。盗汗者，卧则气行里，无以实表，

① 自汗盗汗（一）：底本无（一），为在篇目中以示区别，点校者另加，下同。

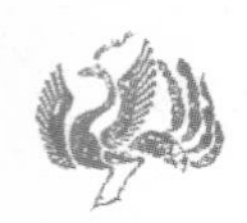

阳虚故气不收而盗汗出。《金匮》谓：平人脉虚弱微细者，善盗汗。巢氏亦谓：阳虚有劳心心虚者，有肾虚者。肾主液，肾虚则液不藏而盗汗出。《内经》谓：肾病，寝汗胫肿是也。有热蒸者，亦可用凉药，终以补养为主。东垣云：汗多而亡阳，阳去则阴胜，甚为寒中故也。又须知自汗属阳虚，无汗亦属阳虚。白术以无汗则发，伤寒里虚无汗用之多效。东垣云：真气已亏，胃中火盛，汗出不休。真气已竭，阴火已衰，无汗反躁，其命不久是也。

治法

阳虚阴必乘，故发厥自汗，黄芪建中汤、玉屏风散、芪附汤。

心虚不眠，归脾汤。

阴虚阳必乘，故发热自汗，尺脉弱涩之证多汗，当归六黄汤；火气上蒸，胃热自汗，凉膈散，此证十无一二；肾虚，六味丸、八味丸。痰者兼治痰，气者兼理气，湿者兼治湿。补气以之治血而两得，宜扶阳而阴已该，故虽有阴虚之症，亦宜以补阳为主也。

自汗盗汗（二）

心之所藏在内者为血，发于外者为汗。汗乃心之液，而自汗之症未有不由心肾俱虚而得之。巢氏曰：虚劳病，若阳气偏虚，则津液发泄为汗。仲景云：汗多则亡阳，阳去则阴胜也，甚则寒中。《内经》云：气虚则外寒。虽见热中者，表虚无阳，不任外寒，终为寒中者，多成痹寒矣。

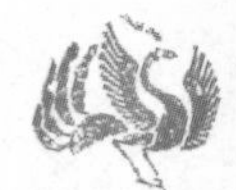

故阳虚阴必乘，发厥自汗，黄芪建中汤，甚者芪附汤；亦有阴虚阳必凑，发热自汗，当归六黄汤、地骨皮。

阴阳俱虚，热不甚，寒不甚，秋冬桂枝，春夏黄芪；或心虚自汗兼不得卧，归脾汤、酸枣仁之类；亦有挟痰冷汗自出者，佐以理中降痰；有气不顺而自汗者，须理气，小建中加木香；有湿胜自汗，以东垣法治之。仲景云：湿胜则声音如从瓮中出，若水中也。以上所因虽不同，然皆宜温补，兼以随症药佐之可也。惟火气上蒸胃中之湿，亦能作汗，亦可用凉膈散，然亦十无一二耳。

自汗固属阳虚，然须知无汗亦属阳虚。白术所以无汗则发，有汗则止，术益脾实表，故有汗则止。脾益则津液行，所以无汗者能发也。东垣云：真气已亏，胃中火盛，汗出不休，真气已竭。若阴火已衰，无汗反躁是也。

盗汗者当目之时，无气以固其表，故腠理开，津液泄而为盗汗。迨寤则目张，其行阴之气，复散于表，所谓昼行阳二十五度，夜亦行阴二十五度，则汗止矣。《内经》谓之寝汗也。《巢氏》曰：杂病之盗汗，悉由于阳虚也。《金匮》云：脉虚弱者乃阳气之虚，细弱者乃阴气之虚。损庵谓：何独举阳而遗阴。然二气字则一以贯之，然伤耗阴血，衰惫形气，能皆盗汗。昔人之调气者，以之治血而两得之，则挟阳而阴已该矣。第补气药中加以生地、归芍、枣仁、骨皮、知母、黄柏为佐可也。

以上诸论，自汗盗汗二症皆为阳虚不固所致。《医方考》则分阴阳矣。自汗者，汗无时而出曰自汗，是阳，虚而湿气胜也。【此说亦是，用加味补阴汤。】寐出而寤即收曰盗汗，是阴虚而精血少也。然阴虚之人睡宏则卫外之阳

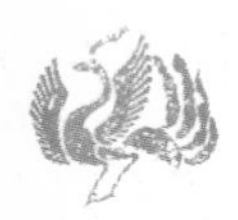

乘虚陷入阴中，表液失其固卫，故令濈然而汗出。人觉则阳用事，卫气复还于表，表实而汗止矣。

不寐嗜寐（一）

不寐有二，有病后虚弱及年高气血而不寐者。《经》云：老人气血衰，荣卫涩，故昼不精，夜不瞑。有痰在胆经，神不归舍者，癫病多尤此。有胃不和，卧不安者。阳明衄本下行，今逆而上行，不得从其道也。然《经》曰：卫气不得入于阴，常留于阳则阳跷满，不得入于阴则阴虚，故目不瞑。盖厥气内客，经络阻塞之故，即痰与胃不和，在其中矣。

治法

【一壮年人患伤寒后，四十日不寐，诊脉弦洪恍惚，治以三黄汤一服而寐。此乃胆热不眠之症。】虚者酸枣仁汤、六君子、归脾汤；痰者导痰汤、半夏汤。胃不和者泻其实，调其气，至喘肿与伤寒皆有不得卧之症，但治本而自愈矣。怠惰嗜卧，亦阳衰脾弱，补中、六君；亦有湿胜者，沉困泄泻，二陈、平胃散；饮食太过，转运不调，枳术丸。

不寐嗜寐（二）

戴氏曰：不寐有二种，有病后虚弱及年高人阳衰不寐；有痰在胆经，神不归舍，亦令不寐。虚者，六君子汤；痰者温胆汤。海藏云：胆实不眠热也，胆虚不眠寒也。【有五，一曰气虚，二曰阴虚，三曰痰滞，四曰水停，五曰胃

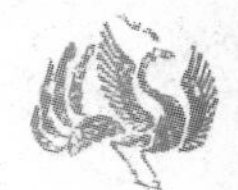

不和。大端有五虚，实寒热互相不齐。】《内经》云：阳明者胃脉也。胃者六腑之海，其气亦下行阳明，逆不得从其道，故不得卧也。故又云：胃不和则卧不安。饮以半夏汤。《金匮》云：虚劳虚烦不得眠，酸枣仁汤。《胡洽方》：振悸不得眠，四君子汤加枣仁、生姜。《难经》曰：老人血气衰，肌肉不滑，荣卫之道涩，故昼日不能精，夜不寐也。故知不寐多属虚症。又如卧而多惊，邪在少阳、厥阴，分用羌活胜湿汤。诸水病故不得卧，卧则多惊，惊则咳甚，此水湿为邪，亦十之一二耳。

不能卧固多虚，然怠惰嗜卧亦虚人也，宜补中益气、六君子之类。亦有兼湿者。东垣云：胃虚不能食，或沉困，或泄泻，苍术、白术，兼湿者从平胃散，饮食太过，转运不调，枳术丸。

虚　　烦

陈无择曰：虚烦，心不觉热，头目昏疼，口干咽燥，辗转清清不寐，反复颠倒，起卧不安是也。虽是清热、安神、解郁之不同，补而愈者什九，故曰心乃夏脉，不及令人烦，多生于虚也。

治法

热者，竹叶汤、栀子豉汤、朱砂安神丸；虚者，八味丸、归脾汤；阴虚不足，人参、生地、麦冬、白芍、竹茹之类，或人参养荣汤；肾虚烦心，痿厥嗜卧，足下热痛，六味丸；产痘痢后烦，心神耗散危矣，且猛进独参汤。

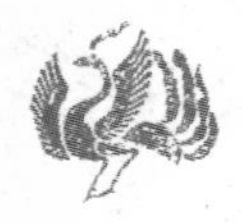

健忘（一）

《素问》曰：上气不足，下气有余，肠胃实而心肺虚[①]，故善忘也。又曰：血并于下，气并于上，乱而善忘，治有痰与火之别，然多从归脾汤为宜也。

健忘（二）

《经》曰：上气不足，下气有余，肠胃实而心肺虚。[②]实者痰浊，虚者气清。虚则荣卫留于下，久之不以时上，故善忘也，此宜升宜清。又曰：血并于下，气并于上，乱而善忘。此亦畜血与浊气为之，宜利气行痰。然《经》曰：志伤则善忘其前言。今因劳伤神短者多，故虽有治痰与火之别，多从归脾汤为宜也。

治法

思虑过多者，归脾汤；精神短少者，人参养荣汤；痰者，导痰汤。

眩　晕

晕者头旋，眩者眼黑。《内经》皆属肝胆，属风。故曰：诸风掉眩，皆属于肝木 。又曰：邪中于项，其入深则

---

① 肠胃实而心肺虚：原作“肠胃实而心脾虚”，据《灵枢·大惑论》改。

② 肠胃实而心肺虚：原作“脾胃实而心肺虚”，径改。

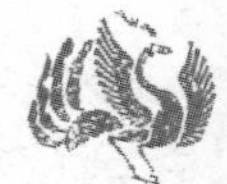

随眼系以入于脑，则脑转。脑转则引目系急，则目眩转矣。又曰：狥蒙招尤，目瞑耳聋，下实上虚，过在足厥阴少阳，盖风气通肝故也。河间谓：风火属阳，多为兼化，火性本动，焰得风则自然旋转，故头目为之眩晕。脑者脑者[①]地风所生，属阴，瞳子肾水至阴所主，皆喜静而恶动，扰其痰涎皆风火鼓之也。

治法（一）

以治痰清火为急。然此体肥实，痰火气盛者有之，十不一二耳。又经为寒湿上厥，饮发于中，皆令掉厥。仲景遂用白术、附子及半夏、茯苓之方，此即东垣半夏白术天麻汤之始，为寒湿痰饮发也。然令人眩晕，大抵气虚、血虚、肾虚者多。故《经》曰：上虚则眩。刘宗厚谓：上实下虚，虚者血与气也。虽挟痰、挟火者时有之，然补虚为主要耳。当从寸部定虚实，虚补实泻，甚者以酒大黄、独胜散吐之者，然亦有不可轻试。

治法（二）

上焦清明之气虚，不能主持而眩，补中益气汤；或兼痰呕恶心，烦闷喘促，目不能开，头痛舌裂，半夏白术天麻汤；血虚亡血过多，阳无所附，补用养荣汤，左关必濡软；肾虚淫欲过度，肾家不能纳气归元，益气补肾汤、安肾丸、沉香磁石丸、六味丸、八味丸、养正丹、茸珠丹，尺脉或躁或弱。痰饮，《金匮》云：心下痞，有水气眩，脐

---

① 脑者：衍文。

下悸眩。支饮眩冒，小半夏、五苓散、泽泻白术汤。寒湿，仲景云：风虚头重眩，苦极不知食味暖饥，补中益精气，白术附子汤，寒甚挛痛姜附汤。此上寒与湿皆宜温中施补。眩家十有八九由此，故例虚劳例看之。肝厥状如痫疾，痰不醒，呕吐醒后，头虚眩晕，宜清风热，钩藤散、川芎散，风盛者羚羊角散。

惊悸　怔忡　恐惧

惊者忽然而作，如物之惊状，或闻响即惊。怔忡者，心惕惕而不宁，怔怔忡忡不能自安。悸近怔忡，筑筑悸动，而有作止。恐则畏惧，常如人捕也。以脏言之，肝病发惊骇，肝藏魂，魂摇则惊。肾藏志，志不足则恐，肾水上凌心则悸。然五神皆心之所至，故病则咸归于心，治剂亦归重于心也。惊则有风火。《经》曰：诸病惊骇，皆属于火。损庵谓：火烁动其心，即肝胆风热。《内经》：亦能鼓其痰也。有痰涎。丹溪谓：惊则神出于舍，舍空痰客，拒其神，不得归，多作经魔。有虚。《经》曰：常贵后贱，悲忧内结，病深无气，则洒然而惊。损庵云：人之所主者心，养心者血。血虚则神气失守，舍空痰入，多作惊悸之症。怔忡非属心虚。心主血而藏神，血不足或过用其神，则不能自宁而振动。《经》曰：心包是动病，心中澹澹大动。悸多作于心下，上干于心，乃阳衰水饮所作。《金匮》云：食少饮多，水停心下甚者作悸。或病后内，虚荣卫涸流，脉必结代。或心阳虚，肾冷乘之。《金匮》云：虚劳、悸衄、里急诸不足。恐惧皆属肾虚。《经》曰：肾在志为恐。肾气不

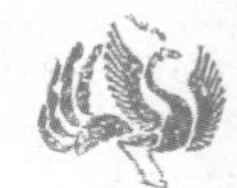

足则惕惕如人将捕之状。虚则目慌慌无所见，耳无所闻，善恐。胆病，心下澹澹，恐人将捕之。胆实则怒而敢，胆虚则恐而怯。心怵惕而思虑伤神，伤神则恐惧自失，故皆属大虚也。总之四症，虚十有八九，诸方少有不用参者，以有参安精神，定魂魄，止惊悸，观之则可知矣。

治法

惊挟痰火者，手足则搐搦，或掉眩，如小儿急惊之类，温胆汤加胆星、木香，兼菖蒲丸，如牛黄、天竺黄之类；虚挟寒者十四友丸，热虚者琥珀养心丹。

悸属水饮者，茯苓甘草汤合姜术汤；阳虚者，黄芪建中汤、炙甘草汤。

怔忡血虚者，天王补心丹；内热者，朱砂安神丸；思虑过度者，归脾汤。

恐属肾虚者，灵砂宁志丸，加附子、远志、鹿茸；肝胆虚者，人参散；心中常惧，爱处暗地，倚门外见之则惊避，此为卑惵之病，不足故耳，人参养荣汤。

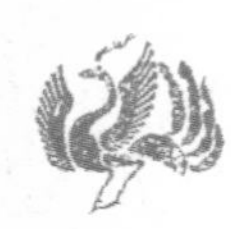

痛门卷之三

头痛附偏头风、雷头风、大头天行眉棱痛、头重

浅者为头痛，卒然而作，易愈；深者为头风，作止不常，遇触即发。头象天，三阳六腑清阳之气皆会于此，五脏精华之血皆注于此。或天气六淫之邪客经，《内经》：风寒湿热火皆能至头痛。或火气、脏腑经脉五贼之逆，上乱于清道。《内经》：五脏热病及厥病皆能头痛。与清阳之气相抟，或蔽覆其清明，或瘀塞其经络，郁而成热，则脉满而血气乱，故痛甚也。又或其邪为寒湿遇，真气虚，不能相抟成热，则血涩脉寒。寒则脉缩拳紧急，亦外引小络而痛，得温则止，此则内外诸邪皆足致头痛也。又有年高气弱，清气不能上升者，发汗则益盛，为气虚。痛自鱼尾上攻者为血虚，挟痰眩闷者为痰厥，痞闷畏食者为伤食，及伤酒者、怒气者、肾厥者，皆当审因而治之也。

治法

外邪风症抽掣，恶风多汗，脉浮缓。《经》云：东风生于春，春气者病在头。又云：风从外入，振寒汗出头痛。又云：凬气循风府而上，则为脑风。项背怯寒，脑户极冷。

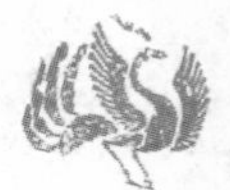

又云：风从上受之。桂枝汤及羌活、独活、芎芷之类主之。寒症脉绌急，恶寒无汗，或身疼脉紧。《经》云：内有所犯大寒，内至骨髓，髓以脑为主，脑逆故头痛，齿亦痛。又太阳寒水气胜，头、颈项、脑户中痛。麻黄汤加苏葛辛芎之类，甚者羌活附子汤。热症恶热而痛，或头目赤肿连睛痛，虽严寒尤喜风寒，微来暖处，或见烟火即作。《经》云：少阳司天，热气拂于上，头痛。又热郁于上头痛，又火淫所胜头痛，发热恶寒如疟。宜清上泻火汤、清空膏、石膏之类主之。上热头痛赤肿，身半以下皆寒，心烦。《经》云：心烦头痛，病在膈中，过于手巨阳、少阴，乃热自内发者。宜既济解毒汤，丹溪有酒炒大黄茶煎而愈。娄全善所谓：病在胃，必下之方愈者是也。然必体实内热，或有瘀血方可议下。若只经热，宜白虎之类加白芷。湿症则头重而痛，遇天阴必甚，或时眩而黄。《经》曰：湿淫所胜，腰脊、头项痛，时眩。又云：太阴之复，头项重痛，掉瘈尤甚。又云：因于湿，首如裹。苍术、羌活防风汤之类主之；寒湿甚者，芎术汤；湿热者，透顶散搐鼻取涎；风湿热头痛，上壅损目，及脑痛有偏正者，年深不愈，并以青空膏主之。此即偏头风病之久者也，然亦有风寒不郁热为寒甚者，宜麻附，亦有宜补养者。以上皆属外邪症也，然又当分经以治之。如太阳恶风寒，脉浮紧。太阳脉起目内眦，上额交巅，入络脑，还出别下项，宜羌桂麻防。少阳往来寒热，脉弦细。脉起目锐眦，上抵头角，宜柴胡茯苓汤。阳明自汗，恶热而渴，脉长实。阳明脉挟鼻，过客主人，上额颅，宜白虎加升麻、葛根、白芷。太阴有痰，体重腹痛，脉沉缓，宜苍术、半夏、南星。少阴足寒气逆，

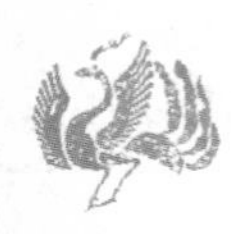

二阴经虽不上头，肝谓厥阴头痛，盖痰厥与寒厥，宜麻黄附子细辛汤。厥阴吐涎冷厥，脉浮缓，宜吴茱萸、干姜。又云：阴证头痛，只用温药，宜理中、附子之类。

内伤头痛，气虚者，《经》云：头痛耳鸣，九窍不利，肠胃之所生。人必倦怠，气短懒言，昏闷少食，恶风，脉弦细而微或空大，此因清阳气损，不能上荣，顺气和中汤主之。血虚者，脉芤善惊，丹溪所谓从鱼尾上攻作痛，宜归芎。痰厥者，眼黑头旋昏重，恶心烦乱，半夏白术天麻汤、玉壶丸。肾厥者，脉举之则弦，按之则坚，乃肾虚寒气上逆。《经》云：头痛巅疾，下虚上实，阴巨阳甚则入肾，宜正元散、局方芎辛散（芎辛甘乌附姜星）调钟乳粉。《论》云：除是热者不可。痰饮厥，肾厥最妙，治头痛紧捷之法无以逾此也。伤食，胸痞噫酸畏食，发热而身不痛，平胃治中汤加砂仁诸消利药。伤酒，呕恶晕眩，葛花解醒汤。怒气伤肝，上冲行痛，苏子降气汤。

真头痛　头痛甚，脑尽痛，手足俱冷，至节死。盖脑为髓海，真气所聚，不受邪，受邪则死。灸百会穴，猛进参沉乌附或可生，黑锡汤亦可。

凡头痛多用风药，为风喜伤上，三阳壅塞而痛，惟味之薄者，阴中之阳自地升天，散其壅塞，大体之言也。故风寒湿热皆可用芎芷羌防等剂。然辛散太过，又宜收养。且如气血虚宜补，寒湿宜温，阴症宜大热，胃实宜下，当审其症治，岂宜一例风散耶

右为气热，左为血虚。偏头风，头痛而起核块疙瘩，或如雷鸣，皆风湿痰热之症，清震汤；痰热甚者，神芎丸加橘、半、僵蚕、翘、桔之类，亦用宜有排针出血者。

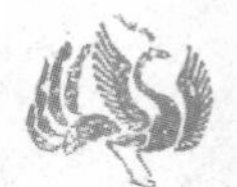

眉棱骨痛，眉棱者目系所过，上属于脑，或三阳经风热下注，或心肝壅热上攻，或风痰，或寒湿。《经》云：湿气内郁，痛留项，互引眉间。辨症不越于前，治法亦不越于前也。

眼眶痛属肝虚（生熟地黄丸）或停饮（导痰汤）。

头摇属风火，风主动，故也。《内经》所谓：招尤，诸风掉眩皆属肝木是也。然湿盛则掉瘈尤盛。又督脉之别长强虚，则头重高摇之。心绝者直视摇头，皆虚证矣。

头重如山，湿气在头也。《经》云：因于湿，首如裹。又云：太阴之复，饮发于中，湿气内郁，重痛掉瘈。盖头象天，清阳所居，因湿土蒸遏壅蔽，清气不行，队道壅滞故也。治宜苍独羌桂，或红豆散搐鼻。又脾热病者，先头重。巨阳之厥，肿首头重，发为眩仆，皆风湿热为病，宜清解。

大头病，头肿如斗是也。此天行疫病，阳明火毒滋少阳相火而炽。阳明行面，少阳出耳前后，宜普济消毒饮。大黄不宜峻下，治上宜缓，适其病所故也。

诊　寸口脉中手短者，头痛，气虚也。浮弦为风，洪为火，细为虚冷，沉细紧为阴毒，细缓体重为湿。脉急短涩，死；头重目痛，久视无所见者，死。

头痛　头风偏头风、眉棱骨痛、头摇、头重、大头、雷头

头痛、头风，原非二病。浅而近者名头痛，其痛卒然而至，易于解散速安也。深而远者为头风，其痛作止不常，愈后遇触复发也。东垣曰：春气者病在头。又诸阳会于头面，如足太阳膀胱之脉起于目内眦，上额交巅，直入络脑，

还出别下项，病则冲头痛。又足少阳胆之脉起于目锐眦，上抵头角，病则头痛、额痛。夫风从上受之，风寒伤上，邪从外入，客于经络，令人振寒头痛，此寒邪头痛也。然虽头会诸阳，外因有三阳三阴之别。太阳恶风寒，脉浮紧，川芎独活。少阳往来寒热，脉弦细，柴胡、黄芩。阳明自汗发热，恶热而渴，脉浮缓长实，升麻、葛根、知母、石膏、白芷。太阴必有痰，体重或腹痛，脉沉缓，苍术、南星、半夏。少阴足寒气逆为寒厥，脉沉细，麻黄、细辛、附子。厥阴或吐痰沫冷厥，脉浮缓，吴茱萸、干姜。

新沐中风为首风，头面多汗恶风，当先风一日则甚，至其风日则病少愈，大川芎丸。又风气循风府而上则为脑风，项背怯寒，脑户极冷，神圣散。抽掣恶风，或有汗而痛，为风木甚。风热头痛烦闷，或头目赤肿，或连睛痛，或头顶痛重，石膏散、荆芥散。暑热头痛，或有汗，或无汗，皆恶热而痛。

热厥头痛，虽严寒独喜风寒，微来暖处，或见烟火，其痛复作，宜清火。厥头痛，项先痛，腰脊为应，系足太阳。风湿热头痛，上壅损目，及脑痛，有偏正者。偏正久不愈，年深不愈，并以清空膏主之。湿热头痛，腰脊痛，时眩心烦，病在膈中。轻者搐鼻取涎，白芷散，甚者以苦吐之。湿热痛、冲头痛，目似脱，项似拔，或时眩，湿甚者则头重而痛，遇天阴尤甚。

寒湿头痛，过在足少阴、巨阳，甚则入肾，因寒者绌急，恶寒而痛。大寒犯脑，厥冷头痛，齿亦痛，羌活附子汤。或食减少，咽喉不利，寒冷，左脉弦急，麻黄吴茱萸汤。

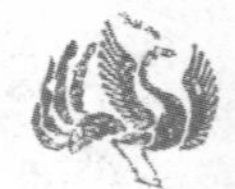

以上皆六淫外因之邪，与清阳之真气相抟而痛者也。若内因由脏腑经脉之气，逆上乱于头之清道，致其不得运行，壅遏经隧而痛，又自不同。然须识邪与清气相抟则郁而成热，热则脉满而痛。以气血乱故痛甚，是痛皆为实也。若寒湿所侵，正气虚，不能与相抟成热，邪客于脉，则血泣脉寒。寒则脉缩卷紧急，外引小络而痛，得温则痛止。是痛为虚也。

内因头痛，《素问》所谓：头痛耳鸣，九窍不利，肠胃之所生，东垣以为气虚头痛是也，补中益气之类。多有清气不能上升头面，气短昏闷者。

血虚头痛，自鱼尾（眉尖后近发际），上攻头痛，其脉芤，善惊惕者，当归、川芎。气血俱虚，头痛内伤者极多，必于按之稍定，调中益气汤，加川芎、蔓荆、细辛。痰厥头痛，眼黑头旋，恶心烦乱，所谓风虚内作，当扶正气，半夏白术天麻汤，稍佐酒黄柏以燎在泉之躁。风虚痰厥，有眩晕，目不欲开，身体昏重，几几欲吐者，大宜益气，少佐风痰药。

《内经》曰：头痛巅疾，下虚上实，过在足少阴、巨阳，甚则入肾，许学士所谓肾厥头痛是也。其脉举之则弦，按之则坚，玉真丸、正元散。《内经》又曰：狥蒙招尤，目眩耳聋，下实上虚，过在足少阳、厥阴，甚则入肝。故下虚者，肾虚也，肾虚则头痛。上虚者，肝虚也，肝虚则头晕。

怒气伤肝，及肝气不顺上冲于脑，令人头痛，宜降气顺气，苏子降气汤、沉香散。伤酒头痛，恶心呕吐，出宿酒，昏冒眩晕，葛花解酲汤。伤食头痛，胸膈痞塞，咽酸噫败卵臭，畏食，虽发热而身不痛，治风丸加砂仁。动作

头重痛，热气潮者属胃。

又《经》曰：阳明所过客经脉则头痛、鼻鼽、腹肿。孙脉太阴也。

丹溪治头痛如破者，酒炒大黄半两，茶煎服。娄全善所谓病在胃而头痛者，必下之方愈也。然必体实者方可下，或有瘀血者为宜。若只经热，或白虎汤加白芷，清散之可也。

凡头痛皆以风药治之者，总其大体而言之也。高巅之上，惟风可到。故味之薄者，阴中之阳，自地升天者也。况属三阳经者多，且由风木虚不能升散，而土寡于畏，得以壅塞而痛，故用芎芷羌防辛温之药，助肝木散其壅塞也。若风盛疏散太过而痛，服辛散药反甚者，则宜用酸涩，收而降之乃愈。又如气血虚宜补，寒湿宜温，阴症宜大热，胃实宜下，当审其症，岂可一例风散乎。

偏头风，半边痛者是也。此症极难愈，后多损目。丹溪云：有痰者多。左属风，荆芥、薄荷，亦属血虚，当归、川芎；右属痰，苍术、半夏，亦属热，川芎、细辛、黄芩、石膏。久之宜兼气血滋补药，气参芪，血归地。

眉棱骨痛，盖眉骨目系之所过，上抵于脑。或风热上攻，心肝壅热，或寒湿内郁，痛连项，互引眉间。其痛有酸者，有抽掣者，有重者，有昏闷者，便可审治。

戴氏云：眼眶痛，二症皆属肝，一为肝虚，生熟地丸，一为肝经停饮，发则眉棱骨痛不可开，昼静夜剧，导痰汤、二陈汤。头摇属风火主动故也。头风屑亦由风热。

头重者，东垣所谓：头重如山，此湿气在头也。用羌活、连翘，或红豆散为末，搐鼻。所谓高巅之上，必射而取之也。头象于天，清气所居。今及重浊湿土蒸遏壅蔽，

以致气血不利，沉滞于经隧脉络，故重也。《内经》曰：阳气者，因于湿，首如裹是也。脉细缓。又曰：脾热者，先头重，是胃脉引其热上于头也。又曰：巨阳之厥，肿首头重，发为狗眩。

大头痛者，头肿大如斗是也。此天行时疫病，多属少阳、阳明。少阳为邪出于耳前后，阳明者首面大肿，凉膈散、通圣散消风散热，由二经风热不得伸故也。雷头风者，头痛而起核块是也。或云头如雷之鸣，为风邪所客，以动则作声也。亦有因痰火者，痰生热，热生风，痰火上升，壅于气道，兼乎风化则有声，轻如蝉鸣，重如雷声，宜清痰降火，半夏、大黄。

诊 头痛，脉浮滑为风痰，易治。短涩难治。浮弦为风，浮洪为火。右寸滑大为痰火，右关洪大为胃热，寸口弦细为风涎冷吐，沉细为阴毒，细或缓，兼体重者湿。病若头痛目痛，脉急短涩，死。头痛目痛，久视无所见者，死。真头痛，上引泥丸，夕发旦死，旦发夕死，黑锡丹进参沉与附或可生。

耳　症

耳者，肾之窍。《经》曰：肾开窍于耳。肾和，则耳能闻五音矣。又心亦寄窍焉，而为手足太阳，手太阳脉之所过。十二络多会于耳，惟三经为正经出入之地。《经》曰：手少阳支者从耳后入耳中，足少阳支者从耳后入耳中，手太阳支者至目锐眦，却入耳中。肾属水，主藏精，太阳少阳属火，故致病之由多因肾虚精惫，而胆与三焦厥阳盛也。

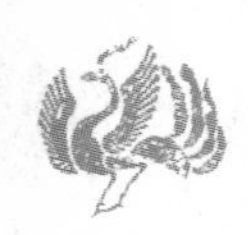

肾虚则精脱，精脱则气不上营而耳聋耳鸣。《经》曰：精脱者耳聋，其症胫酸面黑。又曰：髓海不足则脑耳鸣。又曰：液脱者，脑髓消，胫酸，耳数鸣。然其鸣不如火之甚，而聋则倍之。火盛则气厥，气厥则逆抟于耳而耳聋耳鸣。《经》曰：暴厥耳聋，偏塞闭不通，内气暴抟也。又曰：少阳之厥，暴聋。曰：太阳所谓耳鸣，方物盛上而跃，故耳鸣也。罗谦甫曰：手太阳厥聋，其候耳内浑浑焞焞，其症或兼眩晕。外此有风邪者。耳者宗脉之所附，脉虚而风邪乘之，与气相击则鸣，气否而不宣则聋矣。症兼头痛脉浮。《经》云：厥阴司天，目转耳鸣。有劳伤气虚而胃虚者。《经》曰：肺虚则少气不报聪，耳聋嗌干。又曰：上气不足，耳为之苦鸣。又曰：耳者，宗脉之所聚也。故胃中空，则宗脉虚，虚则下陷，脉有所竭，故耳鸣。其症瘦瘁力疲，昏昏愦愦。有肝血虚者。《经》曰：肝虚则目𥌰𥌰无见，耳无所闻，善恐如人将捕之。有肝经怒火者。《经》曰：肝气逆则头痛，耳聋不聪，颊肿，即前少阳厥症，胆与肝合故也。有湿热痰火气闭者。王汝言云：耳聋是痰火上升，郁于耳中，轻则鸣，甚则耳闭。此皆平日醇酒、厚味、膏粱所致，或又感恼怒而得之者，则气上逆，少阳之火客于耳也。

至于耳痛、耳疮、耳肿、耳痹属风与热，亦有水湿与肝肾虚者。发热焮痛，或寒热作痛为风热，内热痒痛为肝虚，口干，晡热、内热为肾虚。停耳出汁，或结耵聍为风热。亦有水湿与死血之异。热气入耳不散，脓汁出焉，谓之停耳。有内热水入者，津液抟结成核塞耳。或有污血，谓之耵聍。治类虽多，无出补肾清火，治痰理气而已。

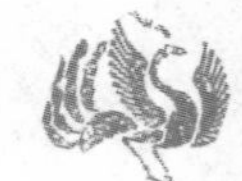

治法

肾虚，六味丸、八味丸、还少丹、羊肾丸多服，间用姜蝎散通之；火盛厥逆者，犀角散、四物汤吞龙荟丸；气厥而闭者，通气散；风邪者，桂星散、风热清神散；劳伤肺胃气虚者，补中益气汤、益气聪明汤；血虚者，四物汤加柴胡、菖蒲，热加山栀或六味丸，怒火者加小柴胡，加川芎、山栀；湿热痰火气闭者，槟榔神芎散、通圣散。外治通用麝香散、蝎稍膏，通耳法通之。或用生菖蒲捣汁，滴入耳中。耳肿痛、耳痒，实热黍粘子汤、柴胡栀子散，血虚当归川芎散、加味地黄丸。耳疮黄连散，脓汁白龙散加黄连，耵聍葱涎膏、附子丸，冻耳成疮，凝而血滞者，柏叶散，见方论。

面　颊

面者，诸阳之会也。《经》云：诸经之会，皆在于面，十二经络气血皆上走焉。《经》云：十二经脉，三百六十五络，其气血皆上于面而走空窍。其气之津液，皆上蒸于面而皮厚肉坚，故大热甚寒，不能胜之也。正面属足阳明胃。《经》云：阳明下循鼻外。又云：五七，阳明脉衰，面焦。又云：邪中于面，则下阳明胃经。顺，颧骨也，属手足少阳、太阳之会。颊，面旁，属足少阳、手太阳、足阳明之会。《经》云：足少阳别锐眦，会手少阳，抵于顺，下加颊车。手少阳下颊至顺，支者出走耳前，交颊至目锐眦。手太阳别颊上顺，斜络于颧。足阳明出大迎，循颊车，上耳

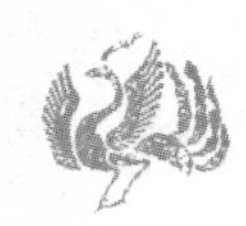

前。又云：邪中于颊，则下少阳。又云：少阳之厥，耳聋颊肿者也。颐，颔中，属足阳明。阳明挟口环唇，或肿或痛，或寒或热，分经以验治焉。至于面色，总属于心。《经》云：心之华在面。又云：其荣色也。又以五色候五脏，故面青属肝。《经》云：肝外症面青，善洁善怒。又云：青如翠羽者生，如草兹者死也。赤属心。《经》云：心外症面赤，口干善笑。又云：赤如鸡冠者生，如衃血者死。乔云：心绝则虚阳上发，面赤如妆。又赤色见两颧，大如母指必死。属热。《经》云：心热病者颧先赤，肝热病者左颊先赤，肺热病者右颊先赤，肾热病者颐先赤。又少阳之脉色荣颊前，热病也。又胃家热者，则面赤如醉人之面，或邪气怫郁在经。仲景云：面色绿绿正赤者，宜小发汗之。黄属脾。《经》云：脾外症面黄善思，善味善噫。又阳明终者，妄言色黄。又云：黄如蟹腹者生，如枳壳者死。白属肺。《经》云：肺外症面白善嚏，悲愁不乐欲哭。又云：白如猪脂者生，白如枯骨者，死色也。又阳虚脱血。《经》曰：血脱者色白，夭然不泽，其脉空虚。又东垣云：脉紧面白，虚寒也。黑属肾。《经》云：肾外症面黑善怒，善欠。又云：黑如乌羽者生，如煤者死。又云：肾是动病，饥不[①]欲食，面如漆柴。【该少阴。】又云：肾病者，颧与颜黑。又云：少阳终者面黑，齿长而垢。又阳明是动，洒洒振寒，颜黑，亦肾水侮土也。又黑见于庭，大如拇指，必无病而卒死也。面尘与垢者，肝胆之清燥与热气也。《经》曰：肝是动病，嗌干，面尘脱色。胆是动病，微有

① 不：原作“又”，据《灵枢》改。

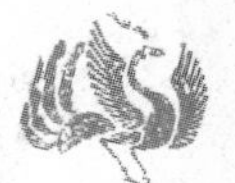

尘。又燥金之胜与少阳之复，皆面尘。伤寒少阳面垢。又面上白点，腹中虫积，面青黄及如瓜路，一黄一白，食积也。又五脏六腑皆有部分，庭者首面也，额上。阙上者，咽喉也，眉心上际。阙中者肺也，眉心。下极者，心也，鼻对目眦处。直下者，肝也，鼻梁下。肝左者，胆也。下者，脾也，鼻尖。方上者，胃也，鼻两孔。中央者，大肠也，为耳与鼻之中，颧之分也。挟大肠者，肾也，近耳处。当肾者，脐也。面王以上者，小肠也。鼻侧对瞳子处，鼻尖处谓之面王。面王以下者，膀胱子处也。谓唇与承浆。又自颧以下颊为肩背手，自牙车以下颐为股膝胫足。故曰：明堂骨欲高以起，平以直，五脏次于中央，六腑挟其两侧，首面上于阙庭，五官在于下极。五脏安于胸中，真色以致，病色不见。明堂润泽以清也，至其病则沉浊为内。浮沉以知浅深，察其润夭，以观成败，察其散抟，以知远近，视色上下，以知病处。色明不粗，沉夭为甚，不明不泽，其病不甚。其色散，驹驹然，为未有聚。其病散为气痛，聚未成也。大抵色贵合时，又贵合脉。色脉见相克者，凶。与时相反者，凶。故曰：能察色脉，可以万全也。

治法

胃中有热则面热，升麻汤加黄连，甚则调胃承气汤；胃中有寒则面寒，升麻汤加附子，甚则附子理中丸。面肿为风，羌防升芷之类，余见水肿门；面疮，柏连散涂之；黑皯、粉刺用洗面药；颊颔肿痛，太阳用羌防、藁本，少阳柴胡，阳明白芷、升麻、干葛，俱用酒芩、酒连、甘桔、连翘、鼠粘辈，虚者加人参、黄芪；伸欠，颊车蹉开不能

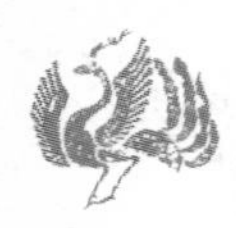

合者，以酒饮之令醉，吹皂角末搐嚏透自止。

鼻　　症

鼻者，肺之外候。《经》曰：肺开窍于鼻。又曰：五气入鼻，藏于心肺。有病而鼻为之不利通也。为足阳明脉之所起。《经》曰：阳明脉起于鼻之交頞[①]中。谓之明堂，五脏病与寿夭皆决焉。《经》曰：明堂者，鼻也。脉见于气口，色见于明堂。广大者寿，小者殆，余详见面部。其病有鼻塞者，或风寒闭之。十二经、三百六十五络气血皆上走于面而走空窍。其宗气出于鼻，肺气通于鼻，鼻和则能知香臭矣。因卫气失守，寒邪客于皮毛，闭其出入之道，故不闻香臭。或饮食、劳倦、内伤，气不上营。东垣云：阳气、宗气皆胃中生发之气。若饥饱劳役，脾胃生发之气既乏，其营运之气不能上升，邪塞孔窍，故鼻为不利。或外寒郁其内热。王汝言云：大郁甚则喜热而恶寒。故遇寒便塞。有塞久成齆[②]者，由风寒客于头脑，冷气停滞，抟于津液，浓涕结聚所成。有鼻鼽者，谓清涕也。《内经》：属火热与寒清二气。盖肺冷则气闭而不成摄液，故清涕自出。肺热则以火炼金，热极反兼水化，如热甚汗出者然。有鼻渊者，谓鼻出浊涕也。《经》曰：胆移热于脑，则辛頞鼻渊，传为衄衊眩目。盖脑热则液下燥而为浊涕。太阳、阳明脉逆而盛，薄于頞，故鼻酸痛，热甚阳络溢而血出，血出不能养目而目瞑，或肠胃素有痰火积热，浊气熏蒸，郁

---

① 頞（è）：鼻梁。

② 齆（wèng）：鼻孔堵塞而发音不清。

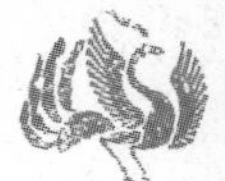

结既久而为涎涕。河间谓：火热极，消烁致之，然有兼积痰者，亦有挟风者。有结瘜肉者。由厚味湿热积久内燔，风寒外束，隧道壅塞，升降妨碍，如积土成阜。有鼻疮者，风火湿热，疳蚀者，湿热生虫，鼻干无涕者，火热内闭，鼻痛者，风冷气道壅塞，鼻赤成齇者，邪热熏蒸，血热入肺，鼻紫黑者，血热遇寒，汗浊凝滞。至于鼻孔黑燥无涕，与煤滑者，皆肺绝之候。又鼻颜色青黄者，淋与小便难。微白者亡血，赤者血热。鼻青，腹痛若冷者死，鼻孔仰起者死，鼻冷如冰，连两颐者死。

治法

鼻塞，风寒气闭者，丽泽通气汤；气不上营者，补中益气汤加细辛；外寒郁内热者，辛夷汤；鼻齆者，芎䓖散；鼻鼽冷者川椒散，热者辛夷汤；鼻渊者，防风汤，痰热者辛夷丸，风者辛夷散；瘜肉，白矾加硇砂吹之，内服星半苍术、酒芩连、辛夷、细辛、白芷之类；鼻疮疳蚀，黄柏、苦参、槟榔、轻粉末涂之；鼻干无涕，桑根白皮散；鼻痛，丽泽通气汤；鼻赤，山栀、苦参、苍术、枇杷叶为散，服之；鼻紫黑，四物，桂枝、白芷、酒芩、红花、生姜煎调五灵脂末。

口　唇

口唇者，脾之所主。《经》曰：脾开窍于口。又曰：脾气通于口，脾和则舌能知五味矣。又曰：脾者仓廪之官，荣之居也。其华在唇、四白。又曰：脾病者，唇黄。脾绝者，唇四面肿。又曰：唇口者，肌肉之本也。足太阴气绝，

则脉不荣肌肉。不荣则肌肉软，肌肉软则舌萎。人中满则唇反，甲乙日死。胃与大肠脉之所挟，足阳明胃脉挟口，下交承浆，手阳明脉，挟口交人中。《经》曰：胃病者，口㖞唇疹。故其病皆属脾胃二经。有口疮、口糜、口臭之症。糜烂也，皆火热所致。《经》曰：膀胱移热于小肠，膈肠不便，上为口糜。又曰：少阴之复，火气内发，上为口糜。盖心脾火旺，熏蒸于口，或热涎相抟，从火上炎，皆令口舌生疮作气。其症发热作渴饮冷。然有胃虚谷少，病为寒中，隔阳上行为口疮者，其症饮食少思，大便不实，手足逆冷，肚腹作痛；有肾水不足，阴虚火炎为口疮者，其症晡热，内热作渴，吐痰，小便频数；有思虑过度，血伤火动者，其症怔忡恐悸，不寐倦怠。故立斋云：上焦实热、中焦虚寒、下焦阴火当分治也。至于唇病，燥则干，热则裂，风则瞤，寒则揭，火热则赤，虚寒则白，热则黑，寒凝则紫。或唇肿起白皮，皱裂如蚕茧，名曰茧唇。多因厚味积热伤脾之症，兼饮冷牙烂作痛，或七情怒火，思虑伤血，或中气虚，或风热，症兼眩晕或浮肿，或肾虚，症兼内热口干吐痰。大约审本症，察兼症，兼养气生血于清热剂中，则善治矣。

治法

口疮口糜有热，脉洪大，宜凉膈散、清胃散、三补丸，外用绿袍散，蔷薇根汁漱之；寒中隔阳者，理中汤、附子理中分轻重用之，半夏、桂、乌头六斤；肾虚者，六味丸、桂味地黄丸；血虚者，八物加丹皮、五味、麦冬；思虑伤血者，加味归脾汤；口臭，加减甘露饮、加减泻白散内少

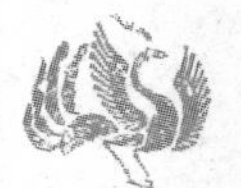

加香药；茧唇厚味积热，宜清胃散、五福化毒丹，怒火思虑郁结，宜加味归脾汤、柴胡清肝，中气伤损，倦怠发热，补中益气、风热散风散，肾虚，济阴地黄丸。古云：心热则口苦，脾热则口甘，肾热则口咸，肺热则口辛，肝热则口酸。多属胃口虚冷，或停饮，酸味上溢，未可尽谓之热。

消痹附口燥咽干

三消之症，湿寒之阴气极衰，燥热之阳气太盛故也。饮水多而小便多者，名消渴。《经》曰：心遗热于肺，传为鬲消。又曰：数食甘美而多肥，其气上溢，转为消渴。若食多善饥不甚渴，小便数而消瘦者，名曰消中。《经》曰：大肠遗热于胃，善食而瘦，谓之食㑊。又云：有余于胃，消谷善饥。又云：热中善饥。若渴而饮水不绝，腿消瘦而小便有脂液者，名曰肾消。《经》云：肾主液，多因恣意色欲，或蚀金石。肾气既衰，石气独在，精水无所养，故常发虚阳不交，精出小便无度，唇口干焦。此三消之证，皆以燥热太过，肠胃怫郁，多饮于中，终不能浸润于外，荣养百骸，但注膀胱，故渴不止，小便多出，或数溲也。又火能消物，故精液、脂肤、脏腑皆受销烁，而心乃自焚而死矣。然其间有实有虚，实者三焦实火，虚者肾乏液衰。盖坎水也，以气潜行于万物之中，为受命之根本。故曰：润万物者，莫润乎水，兑泽也。以气蒸升于万物之上，为资生之利泽。故曰悦万物者，皆悦乎泽。若坎水衰，中气耗泽，不能上升，多致焦渴。仲景以八味丸益水之源，而洁古、东垣以七味白术、黄芪六一、宣明门冬饮之类，皆补益之剂，又当与膏连知粉

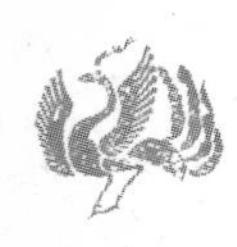

之类并行矣。若至伤寒太阳有渴证，为水停，五苓散之治，人所易知。而阴证复多，大渴引饮，有喜极热渴饮者，亦有喜冷饮者。仲景曰：虚故引水自救。人不易识，须多历证而细心求之。《经》曰：寒水司天，甚则渴饮。

治法

上消者，舌上赤裂，大渴引饮，小便数，大便如常，白虎加人参汤、生津甘露饮主之。能食而渴为实热，不能食而渴为虚热，白术散、门冬饮子。能食而渴者，末传脑疽背疮，痛甚不溃，或溃赤水者是也。未发白虎人参汤、黄芪六一汤下忍冬丸，已发蓝叶散。不能食而渴者，末传中满臌胀。补上治上制以缓，上消中消利之太急，速过病所，上热未除，中寒复生，故变此症。治宜七味白术散、济生肾气丸兼五皮饮，中满分消诸方。

中消者，渴而多饮，善食而瘦，转食转饥自汗，大便硬，小便频数黄赤，热在中焦也，宜三黄丸，甚则调胃承气汤。

下消者，初发为膏淋，下如膏油，病成烦躁引饮，面色黧黑，形瘦耳焦，小便浊而有脂，本于肾虚，心寡于畏，妄行凌肺，肺病则不能管摄津液，收养筋骨血脉，其精微者亦遂溲下，故饮一溲二，如膏油也。《经》曰：肾移热于肺，传为肾消，饮一溲二，死不治是也。若饮一溲一，病不至极，尚可治。仲景以金匮肾气丸治之，今人多用六味丸加减八味丸治之，宜多煎黄芪汤，饮之亦妙。戴云：水火不交，肾水下泄，心火自炎，不宜用凉心冷剂，宜坚肾水，以消心火。又不宜用峻补燥烈之剂，惟当滋养。又云：肾消亦鬲

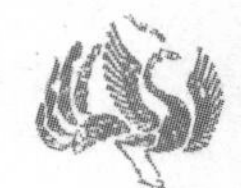

消、中消之传变，故三消末传，宜滋养也。大法三消久而手足偏废，如风痰然，俱用下消诸滋补药，生精血自愈。久而小便不臭，反作甜气。甘者生气，生气泄也，土克水也。更有溺如猪脂柏油，此精不禁，真元竭矣。《经》曰：肾中之气，尤水中之火，地中之阳，蒸其精微之气，达于上焦，则云升雨降，上焦得以为雾露之溉，肺经滋润，得以水精四布，五经并行，斯无消渴之患。今人摄养失宜，肾水衰竭，龙雷之火不安于下，但炎上而刑肺金。肺热叶焦，则消渴引饮。其饮入胃，下无火化，直入膀胱，则饮一溲一也。

诊　心脉微小为消痹，滑甚为善渴。肺肝脾肾脉微小，皆为消痹，阴阳俱不足也。心脉濡散者，消渴自已。脉实大，病久可治，悬小坚，病久不可治矣。数大者生，细小浮短者死。

口燥咽干如常渴非消证

东垣云：饮食劳倦所伤，胃中精液不行，宜补中益气加五味子、葛根；无病自渴与病后渴者，参术饮、四君子汤俱加干葛；久损，肾虚而渴者，八味丸及黄芪饮。

齿　病[1]

肾主骨，齿者骨之余，髓之所养也。《素问》云：八岁肾气实，齿更；五八，肾气衰，发堕齿槁。又曰：肾热者，

① 齿病：原作“齿病舌症”，两病合为一篇，实则分别叙述，故据文意删。

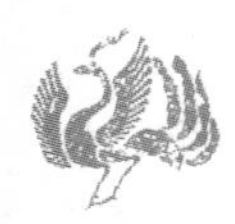

色黑而齿槁。少阴终者，面黑，齿长而垢，故随天癸而盛衰。上断属阳明胃。《灵枢》：足阳明支入上齿。又上断痛，喜寒恶热，取足阳明。下断属手阳明大肠。《灵枢》：手阳明支入下齿。又下断痛，喜热恶寒，取手阳明。故骨髓不足，阳明脉虚，齿之诸病生矣。其痛者，乃阳明有风冷湿热之邪，乘虚入聚，为液为涎，与气血相抟而痛也。风者必恶风，遇风必甚；寒者项筋急，袒脱疼痛恶寒；大寒犯脑者，脑痛，齿亦痛，皆喜热饮，喜热手熨烫，亦有阳明经虚，不耐风寒者，亦恶寒。热者，头面发热，喜清饮，口吸凉风，热则甚，寒则止。有兼热兼寒，寒多热少，热多寒少，皆以饮冷饮热之多少别之。有虫牙齿䘌痛者，由风与湿热生虫，蚀其根而作痛，齿必渐损，蚀齿至龈，脓烂汁臭，曰齿䘌。有血出而痛者，风热入齿龈，抟于血，故血出。有齿龋者，风热入断，气血腐化为脓，出臭汁，曰齿龋，即疳蚀。有齿挺者，热气入断为脓，血竭断消，故齿根露而挺长，少阴终者亦然。有齿动摇者，阳明脉虚，气血不荣，或肾亏髓乏，故齿动摇。有齿历蠹者，髓虚气血不盛，故齿牙黯黑而疏缺，谓之历齿，湿蒸热郁者亦然。有牙浮而痛者，不能嚼物者，肾虚。有袒脱而宣露者，肾虚，风大入。约邪盛则肿而作痛，不甚则微肿而根浮，治宜别。有寒热虚实，世概从石膏芩连等治也。

治法

风寒湿痛，羌活散；大寒犯脑，羌活附子汤，外用露蜂房、川椒、荜茇、细辛、樟脑、青盐揉擦之；湿热甚而痛者，甚则承气汤下之，轻则清胃散，外用黄连、梧桐、律薄

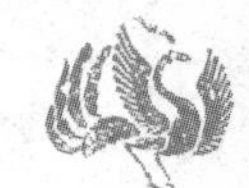

荷、荆芥穗、羊胫灰、升麻、麝香为末擦之；风毒热壅，消风散加白芷、蜂房、石膏，或金拂草散，去麻黄加薄荷，外用皂角、食盐于内火煨，漱之吐涎；寒热兼者，当归龙胆散；虫牙痛者，巴豆烂研，乳香塞孔中，雄黄、樟脑、乳香为末擦痛处，天仙子烧烟熏之；血出者，消风清胃散，详风热多少用之；齿龋蚀烂者，苦参汤漱，服清胃散，兼洗刷去恶肉，人中白、铜绿、雄黄敷之；齿挺者，清胃散、六味丸；动摇者，补中益气汤、六味丸、还少丹；历蠹者，六味丸、清胃散；牙浮不能嚼物者，六味、八味丸、还少丹；祖脱宣露者，六味丸、清胃消风散；虚者，胃虚则补中益气，劳心火动则归脾，肾经虚热则六味丸，虚寒则八味丸、还少丹，审轻重用之，然虚者其痛必悠悠不甚也。

舌　症[1]

舌病，痰甚作渴，肿痛为上焦有热。舌属心。《素问》曰：心在窍为舌。又曰：心通于舌，心和则舌知五味矣。又曰：心脉抟坚而长，当病舌卷不能言。为足太阴（《灵》[2]曰：足太阴之正贯舌中，是动则病舌本强，所生病舌本痛）、足少阴（《灵》曰：足少阴之正系舌本，舌纵涎下烦忱，取足少阴。又舌下廉泉穴为肾之津液所朝。《素问》曰：刺足少阴脉，重虚出血，为舌难以言）、足厥阴（《灵》曰：肝脉聚于阴器而络于舌本）诸经之所贯属。为风热中之，寒湿乘之，或七情脏气不和，皆足为病。其病有舌肿痛者，有舌裂

① 原书无，据文意补。

② 《灵》：即《灵枢》，下同。

而疮者。发热作渴，饮冷便秘，为肠胃实热，口渴饮汤，食少体倦，状若无皮焉。心脾虚热，午后热甚，口干足热，为阴虚，肾经虚火。思虑过度，舌疮、咽嗌不利，为脾经血伤火动。恚怒过度，寒热口苦，为肝经血伤火动。肢冷恶寒，喜热饮食，或痰甚眼赤，为命门火衰。有舌出血者，心肝壅热。有舌本强，不能言者，风邪中之，或心脾壅热，或风热痰甚。有舌卷缩，不能言者，风寒湿中之。《经》曰：邪客手少阳，令人喉痹舌卷，手不及头。又手少阳之筋，其病肢痛转筋，舌卷。又肝病舌卷唇青，卵上缩。有舌出不收者，心经热甚。有舌纵涎下，多唾者，胃中有热则虫动，虫动则胃缓，胃缓则廉泉开，故涎下。有重舌者，舌下近根处生出一小舌，心经热甚。有木舌者，舌胀满口，不急治杀人，亦心经热甚也。有舌萎者，虚寒极，属脾绝死候。大抵舌属心，故火病为多，亦当分其虚实也。

治法

舌肿痛或生疮，肠胃实热，宜凉膈散、三黄丸；上焦痰热，宜清热化痰汤；心脾虚热，加味归脾汤、清热补气汤；阴虚，肾经虚火，宜六味丸、清热补血汤；脾伤火动，宜加味归脾汤；恚怒肝火，宜小柴胡汤，加山栀、丹皮，虚甚八珍加柴胡、山栀、丹皮；命门火衰宜八味丸，热者外以碧雪敷之。舌出血，蒲黄或槐花末渗，内服犀角地黄汤。舌本强不能言，风甚者，小续命汤；热壅者，转舌膏；痰甚者，涤痰汤。舌卷不能言者，属风寒湿，小续命汤，挟热升麻汤。舌出不收者，凉膈散，外用蒲黄、朱砂、五倍子末敷。舌纵涎下者，黄连、胡连、芦荟等，加入黑玄参升麻汤。重舌、

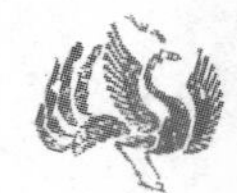

木舌者，马牙硝丸、玄参散。木先决去血，外用百草霜或蒲黄敷之。舌萎者，姜附理中汤。

颈 项 痛

《经》云：东风生于春，病在肝腧，在颈项，多由邪客三阳经也。寒抟则筋急，风抟则筋弛。颈项强急，发热恶寒，脉浮而紧，此风寒在三阳经也。或寒热往来，或呕吐，或胁痛，小柴胡汤。《经》又云：诸痉项强皆属于湿。故中湿则脊痛项强，腰似折，项似拔，冲头痛，乃太阳经不行也，胜湿汤。

头项强急，动则微痛，脉弦而数实，右为甚，丹溪作痰热客太阳经，治用二陈、羌活、酒芩、红花。脉弦而涩，左为甚，作血虚，邪客太阳、阳明经，治用疏风滋血汤。肾气上攻，项背不能转侧，《本事》椒附散。戴云：颈痛非是风邪，即是气挫，或久坐失枕而致。亦由肝肾虚，无以养筋而然，地黄丸。十二经络各有筋，惟足太阳之筋自足至项。又曰：足阳明之脉所生病胫肿。

又曰：督脉之别，名曰长强，别走太阳，实则脊强，实谓邪，取之所别也。又曰：厥挟脊而头者至顶，头沉沉然，目睆睆然，腰脊强，取足太阳腘中血络也。

肩 背 痛

《经》云：西风生于秋，病在肺腧，在肩背。

又云：肺病者，喘咳逆气，肩背痛汗出。

又曰：秋肺太过为病，在外则令人逆气，背痛愠愠然。

又云：岁火太过，民病肩背热。

又云：少阴司天，热淫所胜，病肩背臑，缺盆中痛。此肺受火邪。

又云：邪在肾，则病肩背头项痛，肾气上逆。此所谓肾气不循故道，气逆挟脊而上致肩背痛也，和气饮加椒茴。东垣曰：肩背痛不可回顾，此手太阳气郁而不行，以风药散之。

《脉经》曰：风寒汗出，肩背痛，中风，小便数而久者，风热乘于肺，使肺气郁甚也，当泻风热以通气，防风汤；湿热相抟，肩背沉重而痛，当归拈痛汤；或有积气，当肩背一片冷痛、背膂痛，神祐汤；或其人素有痰饮流注，肩背郁痛，导痰汤、星香散；或打扑跌损，恶血在太阳经，腰脊痛不可忍者，地龙汤。

《证治》曰：虚人及病后，心膈间痛，或牵引乳胁，或走注肩背，此乃元气上逆，当引使归元，若疏利则愈痛。发汗人患此者众，惟宜温补，拘于"气无补法"之说误矣。盖阳受气于胸，中阳不足，汗出致疼也。或看书对变久坐致背脊疼，皆宜温补。

臂痛附虚劳因，不再赘。

心痛胃脘痛

心与胃各一脏腑，因胃脘痛处在心下，故有胃脘当心而痛之名，实胃脘痛也。仲景胸痹亦即此症，而高下微不同。

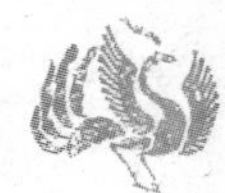

若真心痛者，手足俱青至节，为不治。盖心为君主，不受邪者，心主胞络，与他脏病干之也。《灵枢》谓：厥心痛必见各经兼症，然方论少有治法。至于胃痛有九种之别，饮食风冷热悸虫疰气，大要风冷与饮食怒气居多，虫热次之，又有死血与痰者。盖通则不痛，胃脘弱滞则邪易着，而冲和之气不行，停留水饮食积，与真气相抟而作痛也。治宜温散利俱多，仲景法皆温剂，再丹溪有痰积火热，治法亦本栝楼薤白汤之意，而仲景深远矣。《内经》、《五邪》皆作：至心、胃脘，当心而痛，上肢两胁，膈咽下痛，饮食不下，可见风与怒气俱多，而寒厥入胃，与肾寒上逆者，《经》亦数见也矣。

治法

若明知身受寒气，口食冷物，当与温散，或温利之。温散者，或脉浮弦，恶风寒，宜藿香正气散、五积散；客寒犯胃，草豆蔻丸；久虚积冷，吐泻腹痛，扶阳助胃汤；寒厥入胃，手足厥冷汗出，吐泻暴痛，朝发暮死，急用术附汤；心痛彻背，背痛彻心，乌头赤石脂丸。温利者，心中痞，厥逆，心悬痛，桂枝生姜枳实汤；连年冷积，流疰心胸，中恶胸胀，口不能言，虫积食，九痛丸，寻常只用生姜、吴茱萸、豆仁、平胃、二陈、枳实、山楂、麦芽之类是也；又大实心痛，因气而食，便秘注闷，心胸高起，脉沉滑，右紧盛，按之响导，若胃口有热而痛，或服香燥热药，暂劫暂深，或热厥烦躁，身热而吐，汗出脉空，宜山栀、川芎、香附、连芩、木香、槟榔，加姜汁热服开之，或清中汤；实秘者，承气汤亦可；七情郁结，或攻注作痛，或怒气即发，加味七气汤，诸香药，二陈、越鞠最妙；死

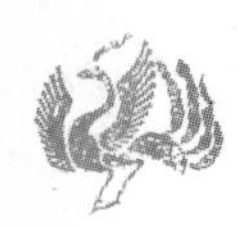

血作痛，脉必涩，饮汤水或作呃，壮人桃仁承气汤，虚者归尾、川芎、桃仁、苏木、红花、玄胡索、桂心，入薤汁、童便；痰积入痛，星半安中汤、海蛤丸；有痛呕逆，诸药不纳者，以鹅翎探吐之，尽其痰积，痛自止。痰积日久，深痼坚牢，郁遏经络，百药不效，涌上为脾疼，降下为胯痛，如丹溪治许文懿，可以上涌下泄安之。凡脉坚实，不大便，腹满不可按，亦可下之，承气汤加桂；虫痛，面上白斑，唇红能食，或食时即痛，痛有休止，吐涎沫，或吐红蛔诸虫，剪红丸、芜荑丸。蛔虫，川椒下乌梅丸、《金匮》甘草密粉汤。

诊 脉多见于右关。阴弦为寒痛，微急为痛，短数为痛，涩为痛。痛甚者，脉必伏。滑大属痰，洪大数属火。沉滑有宿食，弦迟或紧有寒，沉细迟可治，坚大实浮、大长数紧皆难治。

胁　痛

肝病内舍胠胁而胁痛也。《经》云：肝病者，两胁下痛引小腹，善怒。肝气实则怒。所谓木实则痛也。《经》云：风木淫甚，治以辛凉。然左右者，阴阳之道路也。左属肝，肝藏血，右属肺，肺主气，故左胁多因留血作痛，右胁悉是痰积作痛。然痰气亦有流注于左者，然必与血相抟而痛，不似右胁之痛，无关于血也。

治法

外感风寒有表症、川芎、葛根。仲景云：胁下偏痛，

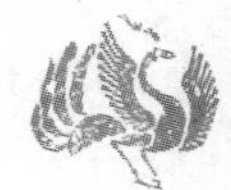

发热，脉弦紧，此寒也，宜温药下之。煮黄散治胁下痃癖痛如神。戴氏曰：伤寒胁痛属少阳，小柴胡汤，痛甚而不大便者加枳壳，胁痛方皆不可少。若不系伤寒，体滞微热者，《本事方》枳壳煮散，用枳壳、桔梗、细辛、川芎、防风、葛根、甘草。痛在左为本经受邪，川芎、枳壳、甘草。痛在右为肝经移病于肺，枳壳、甘草、桂心、姜黄。停痰伏饮，或一边胁痛，导痰汤加白芥子。腹胁疼痛，气促喘急，分气紫苏散。中脘不快，腹胁胀满，香橘汤。怒气伤肝，脉弦实有力，香附、芎归，或柴胡疏肝散。悲哀伤肺，气引两胁疼痛，枳壳煮散。一身气痛及胁走痛，或痰流注，或痰挟死血，二陈、芎术、南星之类，实者控涎丹下之。死血者日轻夜重，或午后热，脉短涩或芤，桃仁分气汤。若跌扑胁痛，亦是死血，宜破血散瘀。虽曰胁痛属肝火，亦宜审虚实。戴氏曰：曾有人胁痛连膈，诸药不效，用辛热补剂下黑锡丹，方愈。此虚冷作痛，愈疏而愈虚耳，亦必久不愈者，新痛少虚。肝气不足，两胁下痛，筋急，不得太息，四肢厥冷发抢，心腹痛，目不明了，或风泪出，口面青，脉迟弱者，宜补肝散，当归、山萸、枣仁、地黄、白术、黄芪、五味、木瓜、川芎等；肾虚羸怯，胸膈之间多有微痛，此肾虚不能纳气，故滞而痛，宜破故纸之类补肾，芎归之类和血。若作寻常胁痛治，即殆矣。故胁痛遇饥劳即发，用养肝滋肾之剂自愈，不可泥于青枳破气攻伐。且《经》云：泄其肝者，缓其中也。峻剂固不可常服。

脉　寸口脉弦者，即胁下拘急而痛，其人啬啬恶寒也。脉双弦是两手俱弦也，沉涩是郁，细紧或弦者怒气。

腹痛（一）

腹痛诸因，皆由中气不足，寒邪乘虚入客，则血涩脉急而作痛，故《举痛论》语五脏之痛十四条，其属热者只一，寒热相抟者一，其余皆寒症也。盖脐腹为三阴之邪，故腹痛多阴。然部位亦复不同，肝胃内合心腹，心肺内合胸膺两腋，肝内合胠胁小腹，肾内合少腹腰脊。视肝稍高，肝则近毛际，而肾在脐上下也。冲任、大小肠皆在小腹，此脏腑所通之部位也。【为寒汁沫相抟而成积矣。注血溢下。】寒邪久有成积作痛者，《经》曰：风雨伤上，寒湿伤下，入于经络肠胃则䐜胀，而汁沫聚于食饮，用力过度则肠满而血溢。内伤于忧愁怒气，停液亦然。有热者，有暑湿者，有食积作痛者，有酒积者，有气滞者，死血者，有火热内结而瘅热焦干，不得大便者，有虫痛者，有虚者，此皆腹病，互有之因。大抵暴者寒多，而久者积多，其余亦十之二三而已。

治法

徐徐而痛无增减，欲得热手按，喜热食，其脉弦迟或紧，此寒也，香砂理中、治中汤；手足冷汗出者，四逆、姜附之类；夏月肌热恶热，腹痛脉洪，热手按而不止，此热也，二陈、平胃加芩连，黄芩芍药汤；感暑而痛，泄利并作，口渴身热脉虚，十味香薷饮、六和汤；感湿者，大便溏泄，脉细，胃苓汤加姜；寒积脐，上下左右，牢痛有块，宜温利，详人虚实，用磨积削坚，或攻或补，详见积

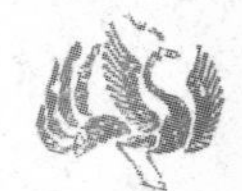

门。痰积者，脉滑呕涎，或下得积，二陈加行气之剂；食积作痛，痛甚欲大便，利后痛好，或脉弦，或沉滑，平胃、二陈，楂曲、麦芽，保和丸、枳术丸；酒积作痛，每晨泄泻二三行，日无事，平胃散，官桂、豆仁、木香、槟榔、茯苓、泽泻；气滞作痛，腹胀，脉沉滞，木香顺气散；死血作痛，痛有常处而不移，脉涩或芤，痛多小腹，桃仁、玄胡、归芎、丹皮、红曲、穿山甲、红花、苏木之类；腹痛有作止者，有块梗起往来，吐清水涎，腹热，面色乍青乍白乍赤，脉洪大，《宝鉴》化虫丸、万应丸下之；痛而大便不通，手不可近，腹胀满，此热结肠胃，小承气汤；虚劳里急，腹中痛，丹溪小建中汤。

腹痛（二）

腹痛多由脏腑素虚，客邪舍之，气停液聚，血凝不行，或瘀或畜，邪正相搏，真气迫促，故作痛也。邪外至者，风雨伤于上，清湿伤于下，寒气内着，则肠外之汁沫迫聚不得散，日以成积。若内伤于忧怒则气上逆，六输不通，湿气不行，六蕴结而积成矣。

《举痛论》叙腹痛一十四条，属热者一条，余皆属寒。后世方论因尽作风冷客之，攻击而作痛。盖亦以寒邪之能，闭塞阳气最甚故也。东垣云：夫心胃痛及腹中痛，皆因中气不足，寒邪乘虚而入客之，故卒然而作大痛。《经》言：得热则止，故以热治寒，治之正也。然须知有内外寒热，各因之不同而施治。

《难经》曰：脐上牢若痛，心内症也；脐下牢若痛，肾

内症也；脐右牢若痛，肺内症也；脐左牢若痛，肝内症也。又脾胃内舍心腹，心肺内舍胸、两胁，肝内舍胠胁小腹，肾内舍小腹、腰脊，大小肠、冲任皆在小腹，此脏腑所通部位也。

假如腹中痛，仲景云：虚劳里急，小建中汤主之，此补例也，温例也；痛而秘者，三物厚朴汤主之，大黄、枳实即小承气汤，此泻例也，寒例也。

伤寒腹痛属太阴，宜温。亦有里实痛甚者，宜桂枝大黄汤下之，法见本门。然太阴传少阴痛甚者，当变下利而止，芍药甘草汤加或桂。夏腹痛，肌热恶热，脉洪数，手太阴、足阳明主之，芍药黄芩汤；感暑而痛，或泄利并作，其脉必虚豁，十味香薷饮、清暑益气汤；感湿而痛，小便不利，大便溏泄，其脉必细，胃苓汤、苍术汤；季秋或冬月，客寒犯胃，心腹大痛不可忍，麻黄草豆蔻丸。烦躁，冷汗自出，益智和中丸；或时作痛，厚朴汤，为戊火已衰，不能运化，又加客气聚为满痛，散以辛热，佐以甘温，以淡渗之，以期手之也。

腹痛为寒者多，中脘太阴，理中、建中、黄芪之类；脐腹少阴，四逆、真武、附子汤之类；小腹厥阴，重则正阳散、回阳丹之类，轻则当归四逆汤之类。诸寒作痛，得热则止者，熨之。

腹痛或大便利，或用手重按，痛处不痛者，为虚，宜于寒痛方内选用之，无寒者只与芍药甘草汤调其胃气。

腹痛有全不喜食，体素怯弱，加以腹冷疼者，或心脾疼者，温之，养胃汤、二术加木香、吴茱萸、姜桂。肚腹痛，芍药甘草汤，此仲景太阴主方也。脉缓伤水加桂枝、生姜，

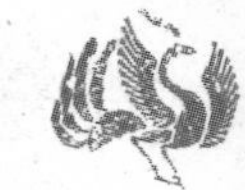

脉迟伤火加干姜，脉弦伤气加芍药，脉涩伤血加当归，脉洪伤金加黄芩、芍药。绵绵而痛无增减，欲得热手按，及喜热食，其脉迟者，寒也，小建中汤、五积散、香砂理中汤、治中汤；若冷痛用温药不效，痛愈甚，通（大便不甚）或微利之，木香、枳壳、桂、槟榔；时痛时止，热手按而不散，其脉洪大而数者，热也，二陈、平胃，炒芩连或清凉饮子；若腹常觉有热而痛，此为积热，宜下之，调胃承气汤、神佑丸；七情内结，或寒气外攻，积聚坚牢如杯，心腹绞痛者，温散之，失笑散；不能饮食，时发时止，发即欲死，七气汤；气滞作痛，痛则腹胀，其脉必沉，木香顺气散；有肾虚，大小腹痛者，多兼作胀。又《经》言：厥阴之厥，小腹肿胀。太阴厥逆，心痛引背。寒积作痛，或时眩晕，或呕冷涎，或下白积，或小便不利，得辛热辣汤则暂止，其脉必滑，二陈加行气药。食积作痛，痛甚欲大便，利后痛减，其脉必弦或沉滑，二陈、平胃、曲麦、香砂、保和丸、木香槟榔丸。又《内经》：食痺，胃食则病也。酒积作痛，木香槟榔丸，或平胃散，蓬术等；死血作痛，有常处而不移，其脉必涩或芤，桃仁承气汤，虚者，四物加香砂、曲麦以缓治之；腹痛，有作止者，有块耕起往来者、吐清水者，皆是虫痛。脾虚，吐清水作止者多，未便是虫。《金匮要略》云：腹中痛，其脉当沉，若弦反洪大，故有蛔虫。

腰　痛

《经》云：太阳所至为腰痛。太阳脉挟抵腰中。是经气虚，邪客之则痛生矣。风寒湿热皆能为病，大抵寒湿多而

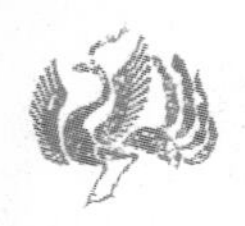

热少也。又有膀胱气虚腰痛者，《经》曰：巨阳虚则头项腰背痛。有肾虚腰痛者，是肾气虚弱，不能运动故也。《经》曰：腰者肾之府，转摇不能，肾将惫矣。又膏粱之人，久服汤药，醉以入房，则肾气热，腰脊痛不能举，久则髓灭骨枯，发为骨痿，此为肾虚而热。又有痰积气滞，死血闪朒，在经而痛，治各不同。至肾惫失强，转摇不能，久为死血。《经》曰：肾盛怒而不止则伤志，志伤则喜忘其前言，腰脊不能俯仰屈伸，则悼死夭死于季夏也矣。

治法

风痛脉浮，左右痛无常处，牵引两足，宜独活寄生汤，加羌活、桂枝，仍吞三仙丹；寒病腰间如冰，脉紧，见寒则增，宜五积散，外用摩腰膏；伤湿痛如在水中，身体沉重，脉沉缓，遇天阴或久坐必发，渗湿汤或肾着汤，不效加附子；风寒湿腰痛暴发者，通用川芎肉桂汤；湿热腰痛，身重，腰沉沉然，足痿无力，羌活胜湿汤加苍术、黄柏，少用附子；太阳气虚腰痛者，脊强背恶寒，短气无力，芪附汤。肾虚腰痛者，腰肢痿弱，足膝寝倦，脉或洪或细而无力，痛悠悠而不甚，是其候也。阳虚者脉细无力，怯怯短气，小便清利，肾气丸、无比山药丸、青蛾丸；阴虚者小便黄赤，虚火时炎，脉洪无力，宜六味丸、补阴丸，通用杜仲猪子方。痰症而痛，脉必滑或伏，二陈加南星、香附、枳壳、乌药；肥盛人痰火之积，气壅腰痛，脉沉实有力可下之，威灵仙、黑牵牛、大黄、甘草、桃仁、玄胡皆要药也。然必审其人果壮实，气火壅盛，脉洪滑沉实，方可下。宜丸用之，须用补药。气滞痛，脉必沉，宜人参顺

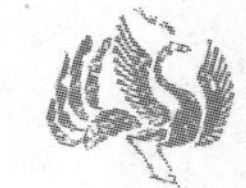

气散；闪挫颠扑伤损者，乳香趁痛散及黑神散；恶血停滞，先用酒调苏合香丸，仍用大黄、苏木、桃仁、肉桂之类；瘀血者，脉必涩，转侧若锥刀之刺，大便黑，日轻夜重，桃仁酒调黑神散、苏木、红花之类。

脉 大为肾虚，沉细亦为虚，涩为瘀血，沉细缓为湿，紧为寒，浮为风，沉实闪朒。

腰痛胯痛、腰软

《素问》：太阳所至为腰痛。又云：巨阳即太阳也。虚则头项腰背痛。足太阳膀胱之脉所过，还出别下项，循肩髆，内挟脊，抵腰中，故为病项如拔，挟脊痛，腰似折，髀不可以曲。是经气虚则邪客之，痛病生矣。夫邪者，是风、热、湿、燥、寒皆能为病。大抵寒湿多而风热少，然有肾虚腰痛者，是阳气虚弱，不能运动故也。《经》曰：腰者，肾之府。转摇不能，肾将惫矣，宜肾气丸补阳。膏粱酒色则肾气热，热则腰脊痛不能齐，久则髓减骨枯，发为骨痿，宜滋肾丸补阴。又《灵枢》云：腰痛上寒，取足太阴、阳明，上热，取足厥阴，不可俯仰，取足少阳。盖足之三阳，从头走足，足之三阴，从足走腹。经所过处，皆能为痛。又当审之。风寒湿外因皆标也，肾虚其本也。风必脉带浮，或左或右，痛无常处，牵引两足，五积散、独活寄生汤、小续命汤；肾伤风毒，攻刺腰痛不可忍，牛膝杜仲酒，兼治风冷。伤湿而痛，脉必带缓，遇天阴或久坐必发，身体必带沉重，风湿，独活寄生汤，寒湿，五积散、苍术汤，湿热，苍术汤、独活汤。东垣云：如身重腰沉沉

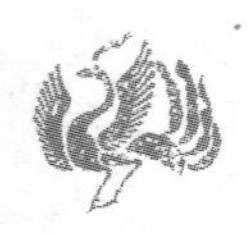

然，乃经中湿热也。羌活胜湿汤加黄柏、苍术、附子主之。感寒而痛，腰间如冰，脉必紧，见热则减，见寒则增，五积散加姜附，或杜仲、桂；伤热而痛，脉必洪数而滑，发渴便闭，败毒散加续断、天麻；气滞而痛，脉必沉，乌药顺气散加五加皮、木香；痰注而痛，脉必滑或伏，二陈汤加南星、香附、乌豆、枳壳；食积，腰腿痛，香附、枳壳、辣芥子、山楂；食积痰积，脉有力者，可下之，子和通经散，非病不可忍，不可妄下；腰痛牵引足膝腘，脉实者，宜疏利之，姜炒杜仲、续断、黑牵牛、破故纸、玄胡索炒、桃仁，用之屡效；《本事方》：五般腰痛，五灵脂、黑牵牛、萆薢、胡桃肉、没药为丸。治腰痛必用威灵仙。丹溪曰：久腰痛必用桂开之。

《证治》云：郁怒伤肝则诸筋纵弛，忧思伤脾则胃气不行。二者又能为腰痛之冠，调肝散、降气汤。又有沮剉失志，伤肾而痛者，与房劳不同，宜七气汤加沉香。疟痢后腰痛及妇人月经后腰痛俱属虚，宜补气血药中加杜仲、侧柏叶；有挫闪不能转侧，青娥及茴香、神曲热酒服；有跌扑伤损，滞血在太阳经，令人腰脊、臂膊、股腨中痛不可忍，鼻壅塞不通，地龙汤、五积散。肾着为病，其体重，腰冷如冰，饮食如故，小便自利，腰以下冷痛如带五千钱，治宜流湿，兼用温散，宜肾着汤。大抵腰痛皆起肾虚。既挟邪气，则须除其邪。如无外邪积滞而自痛，则惟补肾而已。腰肢痿弱，身体疲倦，腰膝酸软，脉或洪或细而皆无力，痛亦悠悠隐隐而不甚，是其候也，亦分寒热二症。脉细而无力，亦有虚洪。怯怯短气，小便清利，气少亦黄，是为阳虚，肾气丸、茴香丸、鹿茸丸、羊肾之类；脉洪而

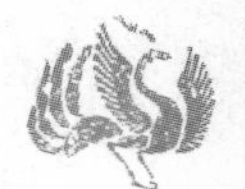

无力，亦有细涩，小便黄赤，虚火上炎，是谓阴虚。东垣所谓肾气热是也。六味丸、滋肾丸。

胯　痛

腰痛，足太阳膀胱经也。胯痛，足少阳胆经之所过也。因伤于寒湿，流注经络，结滞骨节而致腰胯痛者，渗湿汤。亦有痰积郁滞经络，流抟瘀血，内亦作痛，导痰汤加槟榔、青皮、芍药。腰软，丹溪谓肾肝伏热，宜黄柏、防己，亦有气不行或本肾惫者。

脚气（一）

《经》称痹厥，以其顽麻肿痛，上冲心腹故耳。

脚气之疾，水湿之所为也。南方卑湿，雾露所聚，其人腠理开疏，阳气不固，因而履之，则清湿袭虚，病起于下。《经》曰：地之湿气，感则害皮肉筋脉。此病自永乐南渡以后，士人多患之，关中河朔少此，自外而致者也。北人多饮湩乳酒醴，湿热之气下流，亦能致之。然外感与酒湿，南北互有，宜审症治之为善也。症治之始起甚微，食饱嬉游如故，卒起脚弱，不能动履，或一处痛肿，渐致两脚赤肿，或不肿而痛，身痛发热，大类伤寒，见食呕吐，或精神昏愦，或腹痛下利，或塞闭不通，或少腹不仁，或转筋挛急，皆脚气状貌也。大抵外感者寒湿多，亦有兼湿热者。或岁痒溽暑蒸郁，其人素热。内致者湿热多，亦有寒湿者，其人多冷饮。《经》曰：饮发于中，胕肿于下矣。

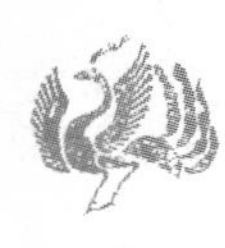

治之者宜详辨之。至于冲心入腹，常有死者，宜审慎也。入心则恍惚谬妄，入肺则喘息，入肾则股不仁，小便不通，口额黑而喘，入脾则呕吐。俱见心下急喘，不停汗出，呕不止迷谬，脉促短而数。或乍大乍小，乍有乍无者，不治之症。

治法

外感有表症，恶风寒发热，挛急身痛，此由血气虚弱，受清涩之邪气，流行于肤腠，血涩气滞，故令痹弱。宜先于痛处灸，泄越其邪，药宜小续命汤，入生姜汁最快。轻则芎芷香苏散、除湿汤，加木瓜、苍术、芷苏。古方如千金竹沥汤、风引汤，皆用麻吴姜附之属。湿热为病，寒药少，热药多，用以发湿邪也。烦热沉重，无表症者，当归拈痛汤；便溺阻隔，羌活导滞汤；饮食不消，心下痞闷，开结导引丸。脚气古为壅疾，治当疏通，故用诸方。然不可太过，太过则损伤脾胃，营运之气不能上行，反下注为脚气，又不可不及，使壅气不得消散也。紫苏、生姜、陈皮、槟榔，皆疏通肺气之剂。《经》云：肺病者，凡阴股膝髀腨手足皆病。若无热，只是湿饮内发，二陈、平胃、五苓、紫苏、木瓜；脚气冲心，肿胀不仁，喘闷欲死，三□[①]散、吴萸木瓜汤；入肺喘急闷乱，桑白皮散；入腹，小腹不仁，八味肾气丸；脚气日久，淅淅寒热，疼痒痿软，状若伤风，小续命加木瓜、独活寄生汤、养活丹，或虎骨四斤丸、薏仁酒、生姜犀角散；两足粗大，与疾偕老者，当

① □：原书缺如。

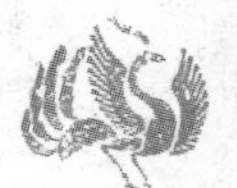

以重剂宣通壅滞或砭去恶血。蓄则肿热，一忌补药及渫洗。然内注者，宜淋渫泄越其邪，忌嗔怒大语，露足当风，入水而眩，宜常暖。暑月宜暑汤，寅、丑二时，割手足爪甲，侵内去气，食后行三五次，少倦即止，忌晚食饮酒、醴酪、湿食，□[①]令湿地濡衣。

脚气（二）

脚气之名，始于后代。其顽麻肿痛者，则《经》所谓痹厥也。痿软不收者，则《经》所谓痿厥也。其冲心者，则《经》所谓厥逆也。气喘心下急，自汗，脉促短，呕吐不止者死。《千金》云：凡脚气之病，始起甚微，多不令人识也。食饮嬉戏，气力如故，惟卒起，脚屈痛不能动耳。脚气发动，或身痛发热，大类伤寒，或见食呕吐，或精神昏愦，或腹痛下利，或闭塞不通，羌活导滞汤，或少腹不仁，或两胫赤肿，或不肿而痛，皆脚气状貌也。肿者为湿脚气，不肿者为干脚气。脚气之疾，是水湿之所为也。盖湿则害人皮肉筋脉而属于下，有自外而感者，风寒暑湿之邪，有自内而致者，膏粱醲乳[②]并忧怒气滞。脚气之名，自晋苏敬始，关中河朔无有也。《外台》所录皆谓南方卑湿，雾露所聚之地，其民腠理疏，阳不能外固。其清湿之气中于人，必自足始，邪气与血并行于肤腠，壅滞为病。故《经》云：清湿袭虚，则病起于下是也。多用麻黄、川乌、姜附之属，通行经络，助阳退阴，以其能散清涩之邪耳。

---

① □：原书缺如，据文意当作“勿”。

② 醲乳：乳汁。

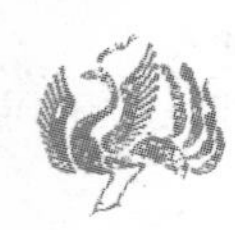

又《经》曰：足胫肿自水，太阴所致为重腑肿。此但言其自外者，至东垣论，则以南方脚气，外感清湿作寒治，北方脚气，内伤酒乳，作热湿治。脾湿下流。此实前人所未发。《证治》则谓宜审外感内伤，又乌在南方为善。然自外而入者止于下胫肿痛，自内而致者乃或至于手节也。杨大受曰：脚气是为壅疾，治以宣通之剂。《经》云：畜则肿热。砭射之后去恶血，以药治之。盖足六经皆起于足五指，行过于腿膝，上属脏腑，统身半以下气血之运行。故外入之邪客之，则壅蔽其经气，凝注其络血。若人气内注之邪着而留之，则亦如外邪壅蔽者无异也，其冲痛厥逆之状亦无异也。又云：脚气不问久近干湿及属何经，邪有三阳三阴见症，并可用当归拈痛汤，或用除湿汤加木瓜、槟榔、白芷，或芎芷香苏散加赤芍、萆薢。《千金方》云：若风胜者，自汗走注，脉浮而弦，宜发散，越婢加术汤；寒胜者无汗，挛急掣痛，脉迟而涩，宜温熨，酒浸牛膝丸；若脉大而缓，或属冷，小续命汤；湿胜者，腰痛重着，脉濡而细，除湿汤；暑胜者，烦渴热积，脉洪而数，宜清利，清暑益气汤。若兼见者，推其多者为胜，分其表里以施治也。

《本草》十剂云：宣可去壅，通可去滞。《经》云：湿淫所胜，治以苦温，以苦发之，羌活、防木、升葛。仲景云：湿热相合，肢节烦疼，苦以泄之，黄芩、知母、茵陈、黄柏。血壅而不流则痛，辛以散之，温以行之，二术、归芎。治湿不利小便，非其治也。淡以渗之，猪苓、泽泻、木通，又能导其留饮，则上下分消其湿而宣通也。

脚气多属肺气，《经》云：肺病者，尻阴股膝髀腨胻足皆痛。戴人多用涌法，良由此也。昔人用控涎丹下恶物，

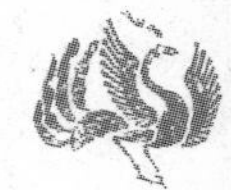

效。非实邪不可轻用。《千金方》多汗之者，亦泻肺之意也。古方用紫苏、槟榔、陈皮、生姜于疏通肺气为佳。脚气须尚疏通，然亦不可太过。太过则损伤脾胃，使荣卫之气不能上行，反下注而为脚气，久则宜补而行之。《三因》续断丸、薏仁酒、虎骨酒，病人下虚而无实积者皆可常服。脚气冲心虚者，金匮肾气丸；实者，槟榔大腹子散；喘急者，苏叶、桑皮、槟榔、杏仁泻实。南方多见两足粗大，与疾偕老者，初宜宣治砭血，亦有疮毒溃烂者，宜凉血去湿。《活人书》云：凡脚气服补药及用汤渫洗，皆医之大禁也。为外感袭湿者言也。若内湿下注，不能外达，宜淋渫开导，泄越其邪。《外台》云：忌嗔，嗔则心烦，禁大语，大语则伤肺，皆能发动。又忌温食饱食，湿地濡衣。

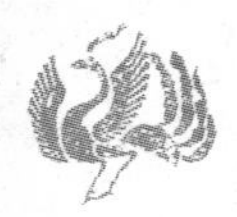

寒暑门卷之四

暑

暑者，长夏之令也。令气有燥湿之异，其受于人，有表里轻重、虚实之不同。若天令亢热，于日中劳役，暴得汗出，微恶寒，或恶热，身热而渴，或喘喝。《经》曰：因于暑，汗烦则喘喝，静则多言，仲景用人参白虎汤。此中暍之症，燥热也。然五六月之时，火土交旺之际，三气为相火，四气为湿土，人气外在于表而里虚湿盛，又多饮食不节，乘土润溽之际，中外合邪。其于暑也，则为湿热，多内乘于肠胃而为呕为泻。泻多用香茹、厚朴、半夏、扁豆及六合、苏合、五苓等方治之，皆散水和脾之剂。湿热也，在于表者，则肌肤大热，躁渴引饮，汗大泄，无气以动，或头疼，或身微刺痛，此为大热外伤肺气，表症也；在于里者，或泄或呕，或闷痞腹痛，里症也；重者面垢闷倒，昏不知人，冷汗自出，首足微冷，此中暑之症重者也。多由劳役过极，里虚不能敌外之热气，故卒然闷极窍闭而死，气复反则生矣。轻者则正是寻常表里诸症，可以缓之治者。轻也，实也。虚者，仲景所谓：太阳中暍，身重而疼痛，脉弦细芤迟，小便已，毛耸，手足逆冷，小劳即身

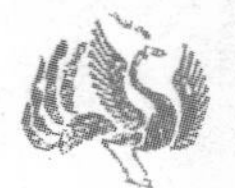

热，口开齿燥，东垣所谓：长夏湿热蒸蒸，四肢困倦，肢节烦疼，气高而喘，身热而烦，心下膨痞，自汗体重，两足痿软，此虚也。外又有凉亭广厦，生冷瓜果，恶寒身疼，似暑而实寒者，当风取凉，多汗淋漓，搦而兼风者，或饮冷水，或冷水沐浴，身疼重，小便不利而兼湿者。又当辨症以治，诸众说可以取里而无道少之患矣。

治法

中暑者，面垢闷绝卒倒，汗出手足微凉，或吐泻，或喘满，以来复丹同苏合香丸调灌，候稍苏，用香薷饮入麝香稍许，或研蒜水灌之。盖中伤暑者，阳外阴内，诸暑药多有暖剂，如大顺散之用姜桂，枇杷叶散之用丁香。香薷辛温，蒜亦辛热，极臭极香，取其通窍也。热死切勿与冷水，及取冷地。惟置日中，或近火以热汤灌之，或以布醮热汤，更熨其心腹脐下。苏后，为医者过投冷剂，致吐利不止，外热内寒，烦躁多渴，裸形状如伤寒，阴盛格阳，宜用温药香薷饮加附子，浸冷服。故薛氏曰：中暍者乃阴寒之症，法当调补元气为主，少佐以解暑药，故先哲多用姜桂附子，此推《内经》舍时从证之良法也。今暑证死后而手足、指甲、肢体青黯者，此皆不究其因，不温补其内，而泛用香薷饮之所致也。夫香薷乃散阳气，导真阴之剂，若元气素虚，房室过度而饮之，适所以招暑耳。

伤暑者自汗，背寒面垢，口热而渴，烦闷，或头疼发热，神思困倦，暑伤气而不伤形故也。暑类伤寒，然伤寒初病不渴，暑即渴，伤寒无汗，暑自汗。伤寒脉盛，暑脉虚，或微细芤迟。伤寒恶寒，暑恶热，所以异也。身不痛

与风寒异，宜香薷饮；若行人农夫于日中劳役得之，若头疼，发躁热恶热，肌肤大热，大渴引饮，汗大泄，无气以动，脉洪大或虚洪，宜人参白虎汤，或苍术白虎汤；亦有饮食劳倦，症类白虎，血虚燥渴者，又宜补中益气汤、清暑益气汤；暑入肠胃，呕而渴，宜香薷饮合胃苓汤，或连理汤、缩脾饮；泻而腹痛有积者，六和汤、胃苓汤；不泻，口干腹痛者，六和汤调苏合香丸；泻而发热者，香薷饮合胃苓汤；身热烦及暑气攻里，心烦口干，大渴不止，或酒热相杂，香薷饮加黄连，或五苓吞酒煮黄连丸；小便不利，五苓益元散；暑气久而不解药[①]，或伏暑大渴喜冷，香薷、黄连、白虎汤；若暑毒深入，结热在里，谵语烦渴，不欲近衣，便秘，小水赤涩，调胃承气、三黄、石膏；伤暑露卧，为冷气所入，自汗，怯风，身痛，去衣则凛，着衣则烦，六和汤加藿香、紫苏解表；兼风自汗，五苓、桂枝，欲成疟者，六和、养胃汤各半帖；若避暑深堂大厦，过食瓜果生冷，周身阳气不得伸越，头疼恶寒拘急，呕吐身痛，大热无汗，大顺散兼表剂；有伤暑极，饮冷水，暑毒留结心胸，精神昏愦，语音不出者，香薷汤化苏合香丸；若水饮停结，心下痞惚，小便不利，五苓散生姜调服；伤暑入水洗浴，暑湿相搏，自汗，发热疼重，五苓、麻桂、羌活、薏米、防已、黄芪选用；伤暑大汗不止，宜急收其汗，十味香薷饮加减；若手足微冷，尤宜兼温补。

饮食劳倦，内伤脾胃，遇天暑湿热蒸蒸而炽，人感之四肢困倦，精神短少，胸满气促，身热而烦，气高而喘，

---

① 药：衍文。

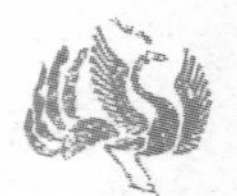

膨痞不思饮食，自汗体重，大便溏泄出黄，宜清暑益气汤；四肢痿软，行热厥，或实厥亢宜用久。夏月调补，清暑益气汤养元气，生脉散救心火之刑肺，补天无，滋水益金，清燥汤救四肢痿软，皆要剂也。

中寒　中湿　中暑　中气　中食　中恶　尸厥　痰厥　五绝

中寒之症，身体强直，口噤不语，或四肢战掉，洒洒恶寒，不发热，亦有发热者，身无汗，此寒毒所中也。寒毒伤阳不比热病，故静而不传。中寒多痛，或在四肢、胸胁、胫背，小腹引睾【俱多】，或注连于脏腑，则痛死不知人。中于筋骨为筋挛足痛，屈伸不利。此气寒阳虚之人患之，表里皆寒，阳气闭绝，故卒然而死，非大温不愈，治审甚微。甚者厥冷昏冒，姜附汤、附子理中汤；轻则苏合香丸、不换金正气散加附子，附子五积散选用。

中湿之症，关节重痛浮肿，喘满腹胀烦闷，昏不知人，脉沉缓微细，积久而中，非如风寒之暴，宜除湿汤、白术酒。

中暑见伤暑门。

【必因怒气起。】中气因七情气逆，暴闭其窍，昏绝，牙关紧急，似中风而痰少，中风痰多，身冷，中风身温，气口脉沉，中风人迎脉浮，苏合香丸、八味顺气散治之。

【必因饮食起。】中食之症，忽然厥逆昏迷，口不能言，肢不能举，因饮食过伤，或挟风寒气恼，阴阳痞隔，升降不通而成，宜煎咸汤探吐，或备急丸，后用藿香正气、平胃、苓术、曲芽之类调理。

【必因相犯起。】中恶因冒犯不正之气，手足逆冷，肌肤粟起，头面青黑，精神不守，错言妄语，牙紧口噤，昏不知人，飞尸鬼击，吊死问丧，入庙登冢，多有此疾，宜苏合香丸灌之，醒后调气平胃散。

尸厥，卒然气闭，昏闷不知人，脉动而无气，因正气虚衰，脏气逆乱相刑，闭于经络而成。仲景云：少阴脉不至，肾气微少，精血奔，气迫促，上入胸膈，宗气反聚，血结心下，阳气退下，热归阴股，与阴相动，令身不仁，此为尸厥，当刺期门、巨阙。又扁鹊治虢太子，刺三阳五会，皆所以通脏气之闭也。五络皆会于耳，五络俱绝，令人身脉皆动而形无知，其状如尸。又寸脉沉大而滑，血气入脏，唇口青，身冷为入脏，即死；身和，汗自出为入府，当即愈。药则宜千金还魂汤、苏合香丸，菖蒲屑吹鼻孔，桂末着舌下，灸百会、丹田；有冷症，附子、人参、生姜汁，酒煎亦可。

痰厥，肥人多痰，忽然眩晕，昏冒痰声者是。此少间自醒，宜瓜蒂散探吐，苏合香丸、二陈、香星、导痰、竹沥、姜汁选用。

五绝，一自缢，二摧压，三溺水，四魔魅，五产乳，用生半夏一两为丸，豆大，纳鼻孔中，心温者一日可治。

自缢，徐徐抱解，不得截绝，卧被，一人脚踏其两肩，手挽其发，急令一人以手按胸上数摩动之，一人持臂胫屈伸之，已僵直，亦勉屈之，并按其腹，得气出，呼吸眼开，仍引接。置须臾，可少与桂汤及清粥，令渐咽之，更令人以管吹其耳，无不活者（喉管总图）。亦可刺鸡冠血，滴

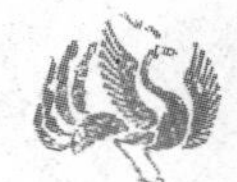

口中。

溺水死，睡大凳上，被盖。后凳脚站高，却用盐擦脐上出水，却用皂角以生姜自然汁灌之，上下以炒姜擦之，如五孔有血者不治。

压死，神虚气浊，痰客心肺，闭塞而死，但痛咬其脚跟及唾其面，弗以火焰之，急以搐鼻散引痰，次用苏合香丸。

疟疾（一）

间二者，俗名三阴疟，必于春夏始愈。有经二三年者，三四日发者偶见之，六七日者少，每每发如期者，虚劳症，多不治。

《经》云：夏伤于暑，秋必痎疟。又云：夏暑汗不出者，秋成风疟。又云：夏伤于暑热气，气盛藏于营气之舍，此令人汗孔疏，腠理开。因得秋气，汗出遇风，及水寒舍于皮肤，与卫气并居，此暑湿内郁，风寒外袭，疟之所由成也。愚按：疟者，暑郁也。暑者，湿热相火，热溽蒸浥之气，火土分属西南，申未酉位也。故疟发期月在此，药用苍朴、草果、槟榔可见，痰血、水饮，亦因郁积而成。易老亦以湿热藏闭，不能发泄。及其发也，与卫气相遇则病作，离则病休。阳并于阴则阴实而阳虚，故寒栗鼓颔，腰背头疼；阴气逆极则复出之阳，阴虚而阳实，外内皆热，故喘渴饮冷，此阴阳上下交争，相移相并而为病者也。邪高而在气，则发早易愈；邪下而在血，则发宴难愈。然亦有旬日愈者，大抵一定不移者易治，每作早晏者难愈。如

原晏发而移早者易，早而移晏者难。间日与数日发者，舍深而内薄于阴，不得与卫气相遇故也。间二日，俗名三阴疟，必至春夏始愈。有经二三年者，三四日发者偶见之，六七日少，每发如期者虚劳也，多有不能治者。其先热而后寒者，谓之温疟。一得之先伤于风而后伤于寒，一得之冬中于风寒，藏骨髓，至大暑，腠理发泄，气从内出，故先热，衰则气复反入，外无气故后寒。但热不寒者，谓之瘅疟，得之肺素有热，气盛于身，阴气先绝，阳气独发，故少气烦冤，手足热而欲呕，令人消铄肌肉，此《内经·疟论》之大概也。仲景：但寒不热者，谓之牝疟。至陈无择始谓：疟有七情、饥饱、房劳，皆得郁而蕴积痰涎，与卫气并则疟作。立斋亦谓：有内伤之疟。然疟者，外因也。谓此能致邪与加甚则可，若谓悉因内病则不可。

治法

【《经》曰：疟者，内传于五脏，横连募原，其道远，其气深，其行迟，不能日作，故日乃蓄积而作也。详审蓄积二字，则非一日之义明矣。必候蓄积与卫气相当，则病作也，发之早晏者如此。】仲景云：疟脉自弦。弦数者多热，弦迟者多寒，弦紧者可发汗，弦小者可下之，浮大者可吐之，弦迟者可温之，弦数者风疾发也，以饮食消息止之。

易老治疟亦同伤寒，见太阳证则汗，羌活、防葛、参苏饮，少阳则和解，柴胡汤，阳明则清热，苍术白虎、桂枝白虎，里实则下，大柴胡。此多夏至后，处暑前，伤之浅者，近而暴也。然必果有诸里实症，方可用此。在阴经

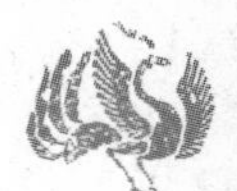

者，总以太阴论之，俗名脾寒。故太阴尤为疟病之本，补脾独为治疟之要。

但见呕吐痰食，胸中满闷，平胃散、二陈汤、正气散、人参养胃汤，挟热者清脾饮，兼表者加柴葛芎苏，寒盛者，五积散，姜桂、良桂、草豆、理中汤，多在处暑后，冬至前，伤之重者，远而深也。然若果有热症，烦渴引饮，热退后脉长实自如，即白虎亦无害。暑疟烦渴，呕恶，面垢，藿香散，热甚者，竹叶石膏汤。若脉弦细芤迟，倦怠食少口干，必用清暑益气汤、十味香薷饮；瘅疟但热不寒，少气烦热呕逆，仲景用白虎加桂枝汤；虚疟脉弱形倦，先用参术托住正气，不使下陷，然后用他药；久疟、三日疟少食，尤宜温补，参术、芪附、姜桂皆可用；若厥阴久疟，可用血药，芎归、鳖甲、红花、牛膝、首乌等药。损庵云：疟乃外邪，必用汗解，其汗至庭方佳。然必审阴阳气血虚实。形状色泽者，病在气分，宜通经开郁取汗，柴葛、羌防加清解药；色稍夭者，补虚取汗，参术实胃加汗药；形弱色枯则不用取汗，但补养使致汗解，补中益气；形壮色紫黑，病在血分者，或三日一发，夜发热，多能食，则开其阻滞，红花、桃仁、芎归、葛根、升麻辈引出阳分；色枯者，补血调气，四物、补中相间服。又云：无汗要有汗，散邪为主带补，然有气虚不能作汗，必大补然后汗出者；有汗要无汗，补正为主带散。又疟有以寒热少多定治法者，先热后寒小柴胡，先寒后热加桂枝，多热但热白虎、桂枝，多寒但寒者柴胡、干姜。然多寒而脉洪大实，烦渴，当作实热治，多热而脉空虚，倦怠，又当作虚寒治，不可执也。痰疟，胸中郁郁，欲吐不能吐者，雄黄散、常山辈吐之，

必上部脉浮滑有力，真知有癖方可用。胸腹满闭，亦可加大黄下之。杨仁斋曰：疟之经久者，水饮败血为根，澼为疟母。败血为暑毒，水饮皆生寒热，挟水饮者逐水消饮，澼结胁必痛攻之。实者小胃丹，虚者二陈、五苓。败血暑毒随症疏利，桃仁承气，虚者或桃仁、红花、韭汁，寒热自除。疟母胁下作块，或痛有寒热者易消，仲景用鳖甲煎丸行血消坚，亦须二术。疟后咳嗽，为邪外出，多是欲愈。亦有嗽甚仍发疟三五次而嗽乃止者。或久咳清瘦，多变胀满不救，亦有不食死者。

截法：有以知母、牛膝、首乌、当归、青皮补阴截法，有以参术、生姜各两许截者，有以丁附、草果大温者，有以隔日先下利者，有以去痰吐剂法，常山、雄黄辈甚者加此。后二法审是实邪气实方可行之，不然即强截，五七日仍发。

发疟必在流行时气之日，不可遽作疟治。盖伤寒往来寒热相类，但伤寒重者渗淡反似轻，多间一日寒热，不出十四日死。疟疾大寒大热，身疼痛，烦躁喘渴，热反甚耳，此反易治，故初起疑似，宜守仲景伤寒法也。杂病痰饮脚气，虚劳疮毒，往来寒热亦相似，但疟有期，诸病无期。老人发疟不能食，多不起。有数日即乘发死者，有弥月奄奄而脱者，有久而变中满肿胀死者，亦有发颐死者。

疟疾（二）

《经》曰：夏伤于暑，秋必痎疟。又曰：冬不藏精，春必病温。夏暑汗不出者，秋必痎疟。易老云：夏伤于暑，

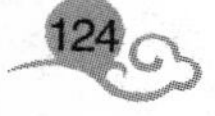

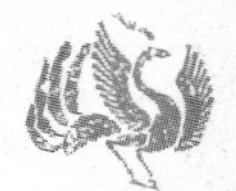

湿热闭藏，不能发泄于外，邪气内行，至秋而发为疟也。夫夏者，火也。人气表闭藏暑气，自与冬闭藏寒气不同。故留着之邪，多如湿热家发为痛痹，如闭藏而成疟，当看作暑郁二字可也。愚意：疟者，暑邪也。四时虽有，多发秋。暑者，湿土相火热缛蒸挹之气，如粤蜀黔贵土郁作瘴也。瘴地，属在西南。西南者，未申酉位也，故疟发之期月多在此时，刻亦多在此。故药用槟榔、草果可见。

【细察其情。】损庵云：暑者，季夏也。季夏者，湿土也。君火持收，又与之子，暑湿之令不行。湿令不行则土亏矣，所胜妄行。木气太过，少阳旺也，所生者受病。肺金不足，所不胜者侮之，故水得以乘其土分。水入于土则火水相干，坤土申分，申为相火。阴阳交争，故为寒热，兼木气终见三焦，是二少阳相合也。少阳在湿土之分，故为寒热。肺金不足，漉淅寒热，此皆寒热往来未定之气也。故为痎疟不发于夏而发于秋者，以湿热在酉之分，得其穰，故发于大暑之后也。此论精于易老。疟疾多发于夏秋，春冬亦有，但不多耳。多先寒后热，亦有先热后寒者，但不多耳。热作一二时，汗出而解者是也。伤寒往来寒热，亦有类不同者。伤寒惨淡反似轻，多间一日寒热，不出十四日死。疟发大寒大热，身疼烦躁，反势甚耳。疟初发烦躁喘吁者，反易愈。杂病痰饮脚气，虚劳疮毒，往来寒热亦相似，但发作有期者疟也，无期者诸病也。

内外所伤之邪，皆因其营气之舍，故疟有止发定期。营气有舍，犹行人之有传舍也。营卫之气，日行一周，历五脏六腑、十二经络之界分。每有一界分，必有其舍。舍有随经络，沉内传之邪疟，故与日行之卫气相集则病作，离则病

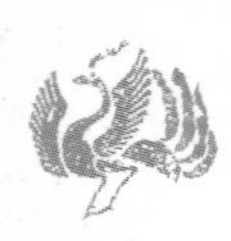

休，故用药当因其病未作之先迎而夺之。疟之间日作者，其气之舍深，内传于阴，阳气独发，阴邪内着，阴与阳争不得出，故间日而作也。其有间二日者，俗名三阴疟，多发自秋及春夏愈。至数日发者，三四日偶见之，六七日发如期者，虚劳证也。每每多有不治。邪气与卫气客于六腑而有相失不能相得，故休数日乃作也。损庵有方，多升提补养。丹溪曰：三日一发，曰邪入三阴经也。作于子午卯酉日，少阴疟也；作于寅申巳亥日者，厥阴疟也；作于辰戌丑未日者，太阴疟也。当参症与脉而后决其经，以立治法。吴下名医多本此言，用药亦罔效。《内经》惟疟论最详，语邪则风寒暑湿四字，皆得留着而病疟。风暑痰食四字为简要，风暑外邪，痰食内患。语邪入客处所，则有肠胃之外，营气之舍，脊骨之间，五脏膜原与入客于脏腑浅深不同；语其病状，则分寒热先后，遇寒热之多寡，则因及时而病，以因令气生长化收藏之变，此皆外邪所致者也。及于语温疟在脏者，只以风寒中于肾；语瘅疟者，只以肺素有热。损庵曰：冬寒既得中肾，余四脏令气之邪，又宁无入客所属之脏乎。肺本气之热为疟，则四脏之气郁而为热者，又宁不似肺之为疟乎。陈无择云：内伤七情，饥饱房劳，皆得郁而蕴积痰涎，其病气与卫气并则作疟者，岂非以此例推之欤。

【疟有风温、寒热、湿瘅、牝食、瘴劳、恶母。】仲景云：疟脉自弦。弦数者热多，可清散；弦迟者多寒，可温之；弦紧者，实也，可发汗及针灸也；弦小紧者可下之；浮大者可吐之；弦数者风疾发也，以饮食消息止之。又云：阴气孤绝，阳气独发，则热而少气烦冤，手足热而欲呕者，名曰瘅疟。若但热不寒者，邪气内藏于心肺，外含于分肉

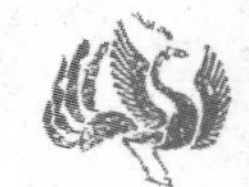

之间，令人销铄肌肉。

又云：温疟者，其脉如平，身无寒但热，骨节疼烦，时时呕逆，以白虎加桂枝汤主之，此外寒法也。后肾发温疟，谓在三阴。太阴多呕，白虎恐非其宜。故仲景又云：疟多寒者，名曰牝疟，蜀漆散主之。《局方》以理中汤作，殊得仲景三阴意。在气则发早，在血则发多晏。浅则日作，深则间日。在阳分者易治，在阴分者难治。丹溪云：掣起在阳分方可截。先寒而后热者，谓之寒疟；先热而后寒者，谓之温疟。渴者燥胜，不渴者湿胜。无汗要有汗，散邪为主带补，紫苏、葛根之属；有汗要无汗，补正为主带散，参芪术之类。秋病寒甚，太阳多也；冬寒不甚，阳不争也。春病则恶风，夏病则多汗。汗者皆少阳虚也，邪客于肾，足少阴也，邪藏于心，热熏于肺，手太阴也。至于少气烦冤，手足热而欲呕，但热不寒，谓之瘅疟，足阳明也，太阴亦多呕。在太阳经者，谓之风疟，治多汗之；在阳明经者，谓之热疟，治多下之；在少阳经者，谓之风疟热[①]，治多和之。此即仲景法，多发夏至后处暑前，伤之浅者，近而暴也。在阴经者，则不分三经，皆谓之温疟，宜以太阴经论之。发多在处暑后冬至前，伤之重者，远而深也。十二经疟症，备详准缠。须知惟足太阳、太阴为多。盖寒水湿土之气，俗名谓之脾寒，愈必发唇疮，故太阴尤为疟病之本，补脾独为治疟之要。太阴症令人不乐，好太息，不嗜食，多寒热汗出，病至则喜呕，呕已乃衰，小建中汤易攻散，此内伤重。足太阳其症令人

① 热：疑衍。

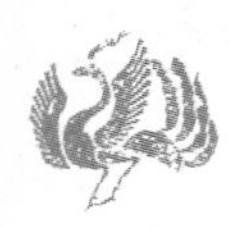

腰痛头重，寒从背起，先寒后热，熇熇暍暍，然热止汗出难已，此外邪甚。丹溪曰：疟邪得于四气之初，弱者即病，胃气强者，伏而不得动，胃弱恐邪亦留，至于再感重伤，其病乃作。此谓外邪必用汗解，虚者先以参术实胃，加药取汗，惟是厥阴最难得汗，其汗至足方佳。大率取汗非用麻黄辈，但用开郁通经，其邪热即散而为汗矣。开郁利痰，此丹溪一生之法。又云：疟发于子之后，午之前，是阳分受病，易愈；午之后，寅之前，是阴分受病，难愈。然发于未申者多，不过四日，或旬日间愈者多也。必分受病阴阳气血，药以佐之，观形察色以别之。形壮色泽者，病在气分，则通经开郁以取汗也；色稍夭者，则补虚取汗；挟痰者，先实其胃，一二日方服劫剂；形弱色枯者，则不用取汗，亦不可劫，但补养以通经调之；其形壮而色紫黑者，病在血分，则开其阻滞；色枯者，补血调气，至于取汗不得汗，理血而汗不足，若非更求药之切中病情，直造邪所署处，何能愈之乎。又云：久疟不得汗，二陈加槟榔，倍苍术、白术，开郁利痰之例即此。

新发少汗，多由表里怫热，柴葛羌防，加清解药为稳。久疟少汗，多由正气不足，补中益气扶养，使致汗而散。疟寒热大作，不论先后，此太阳、阳明合病也，谓之大争，寒作则必战动。《经》曰：热甚则动也。须知寒多股栗亦似。发热则必汗泄。《经》曰：汗出不愈，知为热也。若是虚汗，多在发前后出。此论发疟之时故属热，桂枝芍药汤主之。如前药服之而寒热转大者，知三阳合病也，宜桂枝黄芩汤和之。热未已，愚意从花溪老人苍术白虎汤，治三阳多效。

丹溪曰：大抵暑疟多用小柴胡汤、人参白虎汤之类。

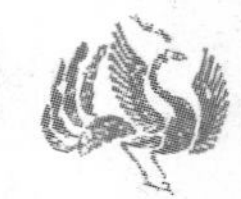

疟而甚者，发寒热，头痛如破，渴而饮水，头痛自汗，可与参芪、白术、半夏、陈皮，加芩栀、花粉；大渴大热之症，小柴胡加知母、麦冬、黄连；疟渴，五苓散加知母、干葛；疟渴，葛根、知母、甘草、炒黄柏、麦冬、生地、花粉，但须审是热症方可。疟为暑病，多伏热，以上法即治暑，六一散例也。戴复庵法，不问寒热多少，且用清脾饮、草果饮、二陈汤、生料五苓散；不问已发未发，但见呕吐痰食，平胃散、二陈汤、正气散。《局方》二陈、柴葛、川芎、厚朴、苍白二术，一补一发，治疟之正法也。初发之际，风寒在表，虽寒热过后而身躯尝自疼，尝自畏风，仲景法桂枝汤、参苏饮、草果饮，寒甚者加姜桂。寒多脉弱，体倦食少，《局方》人参养胃汤，或因忧思劳役，汗多懒倦，补中益气汤。

丹溪曰：久疟少食倦虚，人多从温补而愈，截法用生姜、白术各一两。又云：虚者先用参术一二帖托住正气，不使下陷，后用他药治之。今人必待发久而后加补，六脉虚洪，补亦不得即效矣。张子和法主清凉，刘立之法调荣卫，化痰下气，丹溪法同，兼补多，戴院使则专主湿热。盖以暑月人气虚而忧劳病者多，此即《局方》大顺散治暑也。损庵曰：仲景、易老治法晰矣，然用之外因暑邪盛热为宜。若深秋凄清之候与七情、痰食诸伤未可泥也。故戴院使更备温中一法。然暑月之症，必脉浮有表。浮有表症方可表，脉法数长实，有热症方可凉，脉沉实，有里症方可下。若弦细芤迟，四肢怠倦，饮食少进，口干，小便赤，虽得之伤暑，当以清暑益气汤、十味香薷饮投之，虽人参白虎，非其治也。至于内外俱热，烦渴引饮，自汗出而不

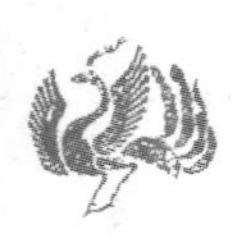

衰，虽热退后脉长实自如，即处暑后进白虎汤亦何害。疟虚实多以寒热重轻定之，然须知多寒而脉洪实，当作实热治，多热而脉空虚或微弱，当作虚寒治。

丹溪云：老疟病者，此系风暑入阴，在脏也，用红花、当归血药引出阳分而散，亦有用升提者，一补一发，芎归、红花、白芷、苍白术、甘草、露一宿。俗云：阴分难愈，多欲提于阳分方好截。又云：每发渐早者，易愈，渐迟者难愈，亦殊不然。但发而如期者易愈，每发渐早，早而复晏，还于故期，如此者，多经数月方愈。亦有胸中郁郁，欲吐而不能吐者，吐之愈。然必上部脉浮滑有力，确知胸中有澼而后可，不然能无虚之祸，故常山自不可轻用。痰滞胸满，热多寒少，大便燥实，大柴胡亦可下，必外松内实方可。疟能食而痰伏者，小胃汤；实热在血分者，桃仁承气汤。然可以微利为度，更以小柴胡汤彻其微邪之气。

杨仁斋曰：疟之经久而不歇，有根在也。根者何？曰饮，曰水，曰败血。虽癖为疟之母，惟败血为暑热之毒，惟水与饮皆生寒热，故暑脉虚，水饮脉沉，癖之脉结。挟水饮者，为之逐水消饮。结癖者，肠必痛，为之攻癖，实者小胃丹，虚者四苓加竹沥、姜汁之属行痰。败血者，毒随症而疏利之，实者抵当、桃仁，虚者于随症药加桃仁、韭汁。寒热不除，吾未知信。疟必数发之后，更以截药截之。若发中气虚弱，病邪愈深，或数月周岁者，虽神医亦不能愈。丹溪以常山、槟榔面糊丸，当发前一日两服，然实者易取效，虚人暂止，后复发，发亦弥盛也。截疟世多以知母、牛膝、何首乌、当归阴分之药，不但提出阳分，欲使其不与卫气感动也。虚疟有以参术各两许而截者，有

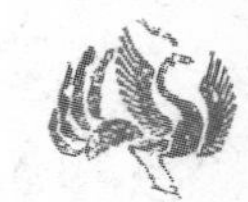

以丁香、草果大温脾而截者，有以隔日先利下而截者，有以劫涎用吐而截，如常山、雄黄，甚如砒类。此二法不可轻用。丹溪所谓久病不可直截，必一补一发，此王道常胜之论也。疟母多在胁下，令人多汗胁痛，用药行气削坚，亦须带二术。《金匮》问曰：疟以月一日发，当以十五日愈，设不差，当以月尽日解也。此火例耳。如其不差，当云何？师曰：此结为癥瘕，名曰疟母，急宜治之，鳖甲煎丸。然令人多成积滞，宜兼补气血药。又云：诸久疟，及处暑后，冬至前后疟，及非时之间日发，率当以疟母法治之，以知母、鳖甲为君。疟初发数日，如在流行时气之日，不可遽作疟治，仍守仲景汤法，过十数日方始放心。老人发疟不能食，有不起，数日即乘发而死者，亦有弥月奄奄而脱者，亦有久而发颐死者。

寒　热

凡病多能为寒热。

《经》云：荣之生病也，寒热少气。

又云：三阳为病，发寒热。

又云：阳维为病，苦寒热。

又云：脾脉小甚，为寒热。

又云：脾肺寒热，得之醉而使内也。

又云：阴不足，阳气下陷，入阴中，则发热也。

外因，如《经》云：风气盛于皮肤之间，内不得通，外不得泄。风者，善行而数变，腠理开则洒然寒，闭则热而闷。其寒也，则衰饮食；其热也，则消肌肉。

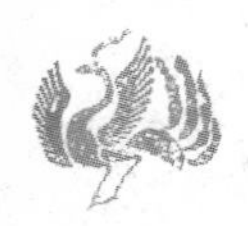

若气消乏，精神憔悴，饮食减少，日渐尫羸，虽病暂去而五心常有余热，谓病在阴。此属阴，正有遇夜即发微热，病人不觉。虚热多两人热甚。早起动作无事，饮食如常。此是血虚，阴不济阳，宜滋润补之，不如归脾、六君子。又云：寒热体瘦，肢节疼痛，口干心烦，柴胡散不如逍遥散，至如东垣《内外伤辨》，宜列《伤寒例》对看。

恶寒　寒厥

恶寒多由卫气虚衰，不能实表，温肉分而恶寒。

又云：上焦不通，则阳气遏抑而皮肤分肉无以温之，故寒栗，东垣升阳益胃汤。

身前寒属胃，背恶寒，痰饮。

有热内郁不得泄而恶寒者，此《原病式》所谓病热症而反觉自冷。昔人遇寒栗之症，大黄下燥粪而愈。《经》云：恶寒战栗，皆属于热。又曰：战栗如丧神守，皆属于火是也。

然虚实寒热之辨，振寒寒栗者，此当补阳者也。淅淅振寒者，此当泻阳者也。泻阳谓散邪。又有寒痹，《内经》云：寒从中生者，是人多痹气也。阳气少，阴气多，故身寒如从水中出。

居常手足逆冷，曰寒厥，阴阳不相顺接也。责之阳虚，胃虚冷也。

《内经》：寒厥皆属肾虚。又云：肾虚则清厥，意不乐。又曰：下虚则厥。亦有热厥，亦火郁之病。腰背冷亦由下虚。

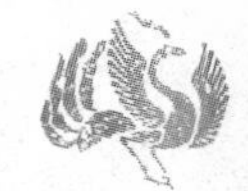

五　疸

疸属湿热伤脾，色见于外而有表里、虚实、寒热之不同。色如熏黄，一身尽痛属湿家，此表也，寒也。非正疸，然不可不知。若用茵陈、大黄苦寒之剂，则殆矣。汗沾衣，色正黄，如蘗汁，身体肿，发热汗出而渴为黄汗，此表也，热也。食已即饿，遍身俱黄，憎寒壮热，脏腑热，水谷并积于肠胃，风湿相抟，热气熏蒸，或腹满呕吐懊侬，或腹满烦躁，小便不利而赤为正疸；若食毕即眩，心中怫郁不安，遍身发黄为谷疸；心目发黄，心中懊侬而热，不能食，时欲吐，心中热，足下热为酒疸，此里也，热也；额上黑，微汗出，手足中热，日晡发热恶寒，膀胱急，少腹满，足下热，小便自利，大便黑或溏，腹如水状为女劳疸，此里也，虚也，亦热也；脉沉无力，身冷而黄，或自汗泄利，小便长为阴黄，此里也，寒也。仲景曰：黄疸病，小便色不变，欲自利，腹满而喘，不可除热，热除必哕。外此，又有饥饱劳役伤脾而黄，为虚者，有被火两阳熏灼为燥者，有久疟而黄者，有湿在头面，只面目黄者。所属不同，当细分以治之，不可概施也。

治法

湿家发黄，一身尽疼，色如熏黄，麻黄加术汤、防己黄芪汤；黄汗身疼重，小便不利，烦躁，黄芪桂枝芍药苦酒汤，以汗出入。

黄疸脉浮，腹中和，宜汗，桂枝加黄芪汤，以上皆表。

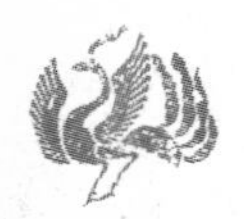

或腹满欲吐，懊侬以吐之，栀子豉汤。

发热烦喘，胸满口燥，肚热，或腹满，小便不利而赤，自汗出，为表和里实，当下之，大黄硝石汤。然诸黄宜利小便为稳，茵陈五苓散。

谷疸寒热不食，食则头眩，心胸不安，小便难，久久发黄，此风寒相抟，谷气不消，胃中苦浊，小便不通，热留膀胱所致，茵陈汤或茵陈栀子汤，脉迟者不可下。

酒疸心中热欲呕者吐之，心中懊侬或热痛腹满，栀子大黄汤或葛根汤。酒疸久为黑疸，大便正黑，皮肤不仁者不治。

女劳疸，腹胀额黑多不治，硝矾散、加味四君子汤。房室后入水所致。诸黄寒热往来，腹痛而呕，小柴胡加栀子和解。

阴黄身冷体重，下利恶寒，心下痞满，懒语自汗，脉紧细虚空，宜温之，茵陈附子干姜汤。

内伤劳役，饮食失节，中州变寒，虚而作黄，理中汤、大小建中汤，不必茵陈。故仲景云：男子黄，小便自利，当与虚劳小建中汤主之。【瘀血，失血发黄。】热燥发黄，瘀血、失血发黄，栀子柏皮汤；失血发黄，养荣汤；瘀血发黄，代抵当汤。久疟发黄，异功散加扁豆、黄芪。只目黄，瓜蒂散搐鼻，取黄水。

按：治疸须分新久。初起当消导攻涤，日久气血虚，必用补剂，参术健脾汤。若口淡怔忡，耳鸣脚软，小便赤白浊，养荣汤、八味丸。若凉剂过利小便，恐肾水枯渴，久而面黑不可治也。

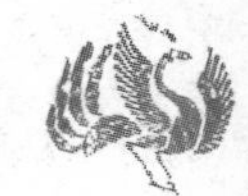

诊

脉沉，渴欲饮水，小便不利，皆发黄。脉洪大，大便利而渴者死；脉微小，小便利者生；寸口近掌无脉，口鼻冷，喘满者死。年壮气实，脉来洪大者易愈，年衰气弱，脉微涩者难愈。

论辛凉

丹溪云：冷气、滞气、逆气皆是肺受火邪，气得炎上之化，有升无降，熏蒸清道，甚而转成剧病。《局方》类用辛香燥热之剂，以火济之，咎将安执。故云：气有余便是火。“冷生气者，高阳生之”谬言也。故又云：气属阳，无寒之理。上升之气觉恶寒者，亢则害，承乃制也。

河间亦论气为阳而主轻微。诸所动乱劳伤乃阳火之化，神狂气乱而病热矣。又云：五志过极，皆为火也。故必以平心火为主。

两肾之论固不可不知，然气受火伤而耗散之余多致痞闷壅滞，非辛香之味郁何以开，而岂清凉可概得之乎。

论补泻

损庵云：气无补法。俗之言也，以其为病痞闷壅塞，似难于补。不知正气虚者，不能运行邪滞，着而不出所以为病。《经》云：壮者气行则愈，怯者着而成病。苟或不用补法，气何由行。此新安两吕氏、汪石山、吴中薛立斋，

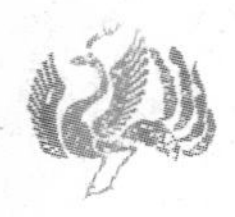

皆于一切气郁难施补者，多以补中益气应手取验。至若脉弦软或虚大、虚滑微弱，饮食不强，精神倦怠，尤宜补法，又不待言。

诊法

郁脉多沉伏。郁在上则见于寸，郁在中则见于关，郁在下则见于尺。大抵沉伏相等者多，部位亦或见耳。郁脉或促或结或涩，沉涩者多。滑伯仁曰：气血、食积、痰饮，一有留滞于其间，则脉因之而止涩矣。

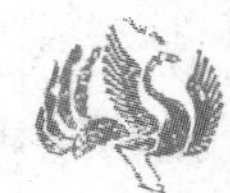

大小便门卷之五

大便闭

大便闭，有虚实寒热、风燥气血之异。如伤寒热邪传里，焦干痞满燥实，不得大便及肥盛人风热内结，数日不通，此热也，实也，风燥也；平人食过黏硬，留滞肠间，不得下，此实也；胃冷人冷气横于肠胃，凝阴固结，精液不通，其人肠胃气攻，喜热而恶冷，此寒也；老人气虚，传送无力，倦怠殊甚，及病后血气未复，发汗，利小便太过，此气虚也；肾主二便，开窍于二阴，肾家阴虚，又大肠主精，小肠主液，肝藏血，主疏泄，老人精液少，产妇血去多，溃伤后脓血过甚，此血虚也；平人气滞，传化失常，涩滞不利，解不畅或不通，此气滞也。【此二句恐有差写。】亦兼寒，治之者，不可一概攻下，夭人天年。此病症人，多燥闷不堪，速求通利。医当守便宜，弗为所转。故仲景曰：其脉紧而数，能食，不大便者，此为食，名曰阳结；其脉沉而迟，不能食，身体重，大便反硬，名曰阴结。及阳明有妄下之戒，肺痿得之药下利，小儿疳得之过下，观此可以识治要矣。

治法

胃热而秘者，能饮食，小便赤，面赤身热，肠胃秘闷，喜冷恶热，口舌生疮，四顺清凉饮、润肠丸；风热秘结者，其人常有风湿痰壅，气盛人肥，面赤，手足痿痹，宜《玉鉴》麻仁丸加皂角，疏风顺气丸，此病后多中风；遇食硬物，心下痛痞，闷绝不通，食伤太阴，七宝丸、保和丸、脾积丸。冷气凝结闭固者，无燥渴胀闷诸症，以清之。胃腑不通，食不下，藿香正气散加枳壳、姜桂，吞半硫丸；久秘不通，时显躁闷，亦从权于温药中少加大黄、硝石利之；年高老人病后一切气虚，食不下，黄芪汤、补中益气加生地、当归、红花、桃仁亦可；肾虚血少，津液不足，幽门不通，上冲吸门，壅塞气不上下，大便难，导滞通幽汤、益血润肠丸；气秘者，气不升降，气不行，其人多噫，此当顺气，气顺自通。又当求温剂，如苏子降气汤、平胃散、六磨汤。大小便俱不利，治大便而自通，八正散所以用大黄。

脉

大便闭，脉多沉伏而结。阳结，脉沉实而数，阴结，脉伏而迟或结。老人虚人便结，脉雀啄者，不治。

泄　泻

《经》云：脾虚则腹满，肠鸣飧泄，食不化。又云：清气在下则生飧泄，乃胃虚阳气下陷，不得上升。又云：湿

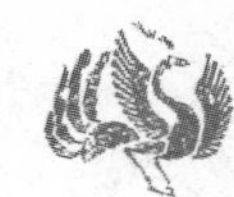

甚则濡泄。又云：诸病所出水液澄彻清冷，皆属于寒。故泄泻之为病，胃虚与寒湿什九，然未尝不有热火。《经》云：暴注下迫皆属于火，但不似寒湿者多，即有久风飧泄之症。《经》云：春伤于风，夏必飧泄。总之阳气出地之时，为风寒所抑，仍有升胃温中之剂，如胃风汤之类，则可见脾虚寒湿四字，足以尽泄泻之因矣。

治法

湿泻，泄水，身肿微满。以脾为阴脏，性恶寒湿，寒湿内客，不能助脾胃气腐熟水谷，致清浊不分，故洞泄如水。法当除湿，利小便，宜胃苓散分利之。

气泻，肠鸣气走，胸膈痞闷，腹急，气塞不通，大七香丸。

痰泻，有吐之而愈者，然绝少。

伤食泻，其人必噫气如败卵，腹胀或疼，宜苍朴、曲芽，香砂、枳术。

积滞泻，腹必耕痛方泄，泄后痛减，或按之坚胀，宜审其寒热，消导磨化，如木香导滞之类。

寒泻，脉沉细弦迟，身冷汗出，口不渴，小便利，腹中绵绵痛，气少不能言，雷鸣清谷，或鹜溏，或烦躁引饮，甚者加吐，宜理中加附子，或姜附汤、六柱汤。伤寒少阴下利，手足厥冷，与此相类，然阴症及多乘于夏秋，而冷泄多甚于秋冬也。

热泻，或热积，或伏暑，脉洪数或大，音响亮，暴注下迫，色赤黄，粪门焦痛，烦渴，小便不利，宜五苓、香连、伤暑香薷饮。泄而脉滑坚者，实热，宜承气下之。然

下利挟热者，多是虚而有热，宜四苓、滑石、木通，配参术、炒曲为宜。唯伤寒下利有实热，故仲景有诸下症也。又损庵云：泄而精液内亡，必口渴引饮，宜白术散。小便多是赤涩，未可便作热症治，妄投清凉必增剧。伏暑既久，元气已虚，亦难概作热论。

风泄，《经》云：春伤于风，夏必飧泄。又《风论》云：多寒则肠鸣飧泄，食不化，有以麻桂发汗而愈者，轻则防风、白芍。

五更泄，有酒食积，有肾虚，俗呼为脾肾泄。有早泄一二行便轻快。脉滑者，和中丸或香砂枳术丸；病在肾，分虚冷，四神丸、香朴丸；如泄已日久而小便短少，此脾肺气虚，宜补中益气汤。若误用渗泄，复伤元气，小便益不利而至肿胀者，有矣。故东垣云：脾胃久虚，重感寒湿，宜助风以平之。若用淡渗，自降之又降，是重竭其阳，精神愈短。

滑泄、久泄，多属虚寒。滑泄责肾，久泄责脾。脾胃虚寒不禁者，六君加姜桂；肺脾气不足者，补中益气、四神汤；命门火衰，气血大损者，大补十全、八味丸；若滑脱而虚，顿泻不知人事，口眼俱闭，呼吸甚微欲绝者，急灸关元、气海，进参芪姜附汤。婴儿常患久泄不愈，宜固肠涩下，赤石脂、柯子肉果、龙骨、栗壳之类。食方入口即下者，名真肠难治。按：泄泻病人多忽之，暴泄为轻。谚云：医家怕泄不怕风，病家怕风不怕泄也。如久泄虚家、童稚老衰之人多不起。人泄为童。故《经》云：六腑气绝于外者，手足寒；五脏气绝于内者，利不禁。又曰：脉细脾寒，气少泄利，前后饮食不入，此为五虚不治，以参术、

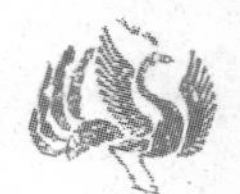

姜附、丁茱早救，亦有生者。亦有虚弱久泄，脉细数者，仍是劳瘵。以下泄久，故上不嗽，不吐血耳，即温中固肠，总久不治，少女常多。老人噎隔，久而下泻者，噎止仍不治。夏秋泄多变痢，小儿夏秋泄多变慢脾，久泄或多致足肿，或腹胀，不可不知。济生肾气丸治之。

脉

泻脉多沉，伤于风则浮，伤于寒则沉细，伤于暑则沉微，伤于湿则沉缓。泄而腹胀、脉弦者死。又云：胃脉虚则泻，肾脉小甚为洞泄，足寒脉细谓后泄。泄后脉洪大者难治。飧泄脉小，手足寒难已，手足温易已。腹大胀，四末清脱，形瘦甚，是逆也。脉缓，时微小者生，浮大数者死。

痢疾（一）

肠胃者，腐熟水谷，转输糟粕，洒陈荣卫者也。东垣云：卫气和平，饮食入胃，精气上输于脾，归于肺，行于百脉而养荣卫。若饮食一伤，居处不节，损其胃气，则上升精华之气反下降而为飧泄，久则太阴传少阴而为肠澼。又或肠胃受内外之邪，外则风寒暑湿，内则冷热伤积，则荣卫运行至此，羁阻而不能施化，气郁不舒，血涩不行而成滞下矣，然须斟酌寒热虚实。

热痢者，河间云：痢皆兼湿。湿主于痞，以致怫郁，气不宣通，湿热闭甚肠胃之间，因以成燥，故里急后重，小便赤涩。罗谦亦谓：脓血稠黏皆属相火，此因热也。

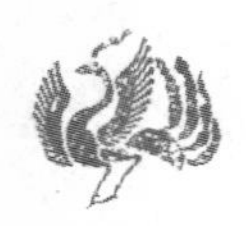

寒痢者，洁古云：秋冬下痢多属寒积。【岂可因时便定寒热。】盖寒能滞气涩血，秋后气当收降，寻窍下泄，以寒盛气血不利，故窘迫作痛，此因寒也。

虚者，损庵谓：因荣气之虚不能转输食积。

实者，饮食痰积停于胃，糟粕并于肠，闭塞郁结。热者清之，寒者温之，虚者补之，下陷者举之。或先补后攻，先攻后补，治宜细审。或先温后清，或先清后温。治病之法不越于此四者，但恐治之不明耳。

治法

痢色古以赤为热，白为寒，河间非之。赤黄多热，青白多寒，亦有湿热，十之一耳。赤多热，亦有脾胃虚寒者。赤痢血色鲜红，口渴烦热，属热之甚，宜清，白头翁汤、香连丸。里急后重者，荡积，白芍药汤，血色黯于瘀者，服凉药而下愈多愈频，喜热饮，手熨烫，手足微冷者，属冷痢，宜理中、四君加苍术、桂、木香、肉果。黑姜一味，治血痢神效。仲景用桃花汤温涩之。【举黑姜一味治痢神效，可见非只热也。】又《易简方》曰：痢疾乃心腹之患。尊年人亦非所宜，连柏榆芁却难轻服，血痢当用胃风汤、加减平胃散。戴复庵亦用补中益气、木香、五苓等，未常尽用凉药。盖寒湿皆能下血，不独热也。即有湿热，苍、朴、姜、香，胃气一转，腐积自去。

纯血属热，清之可治。如虚症下纯血，多不治，即温补亦鲜效。

白痢多寒，下如冻胶鼻涕，先用除湿汤，加木香，继进理中、异功，甚者加附子。东垣云：下白脓，因劳倦气

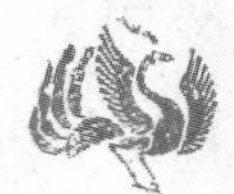

虚伤大肠也，宜参芪；血虚加归芍；频见污衣气脱，加附子、粟壳；如气涩者，只以甘草补气安卧。

赤白相杂宜和血行气，审脉证为温清攻补。

五色杂下，或色如豚肝，利久频出不禁，俗名刮肠。此脏腑俱虚，脾气欲绝，六柱饮加芍药、益智、附子，《易简》附子一两，干姜、厚朴、甘草各一两。

里急后重，积甚热甚者，宜下宜清，调胃承气汤、芍药汤。痢症皆肠胃痞结，故昔贤皆欲先通壅塞。初起血气壮实，下之亦效，然虚弱者下后伤胃，多呕恶不食，轻者费手，重者不测，故芍药汤为稳。所谓溲而便脓血，知气行而血止也。行气则后重自除，和血则便脓自愈。虚人挟下症，宜先参术补足，然后下。不甚者宜调气和血，藿香正气加木香，吞感应丸，痢名滞下，顺气为先，又须开胃；气坠者升之，升阳除湿，防风汤；久而虚者，补中益气汤加涩药。大肠邪压而重，圊后不减，虚滑之重，圊后顿减。

虚劳努责，皆血虚也。血虚则里急，补中益气，当归为君，生血药佐之。

腹痛，因伤冷水，泻变赤白痢，腹痛减食，理中、四君；因虚者，小建中汤；【痢疾腹痛属实症者多，人人皆知之矣。然而理中、四君、小建中之症，亦不少。此症用下药治之，则殆矣。】积滞者，平胃、木香、槟榔、芍药、乳香；内热甚者，芍药、黄芩；利后粥过多，白术、陈皮。

不能食，能食者轻，不能食者重。有初能食而后渐减，不能食者，有能食而缠绵一二月死者，有强食而脓血不止，至春死者，腿足浮肿方不治。

不食，或汤药入口随吐，俗名噤口。有邪热恶气熏蒸，

呕逆不下者，脾胃不弱，头痛心烦，手足温热，未常用凉药，宜败毒散加仓米，或人参、黄连；有胃气虚寒，食入反出，脉微弱，胀闷厥冷，服过凉药，闻食先呕，理中、丁茱；虚弱不能食者，参苓白术加石菖蒲；【痢疾此症详辨要紧。】日久缠绵不食，温养多而利少。

【痢疾此症详辨要紧。】口渴，多挟热，宜清，然亡津液亦渴，七味白术，故阴症下痢，有大躁渴者，不可不知。

脱肛．热则肛门闭，寒则肛门脱。寒也，滑也，血脱也。当以涩去脱，肉果、粟壳、赤石脂、龙骨、诃子、陈皮。大热之剂，除寒补阳，姜桂。

大孔不闭不禁，如空洞不闭者，多死。葱和花椒末，纳谷道中，内服酸涩固肠之剂。

发热者宜先看，新痢发热有表症，宜败毒散。里热者清解，久者补养之。烦躁厥逆，冷汗烦热，欲去衣被，发呃，脉沉疾，皆不治。

疏密，疏者轻，当虞渐加，脉必数；频者重，亦有渐减者，脉必缓。大抵昼夜数十行，夜或疟痢并行十余行者，常也。疟痢并作，先清表，后重甚者，先攻滞。虚者大补胃气，痢止而疟渐愈。【疟痢并作。】

痢后余症，痢后食少，补胃自复，异功散；嗜食过伤，痞逆，枳术丸一二服。

休息痢，多因旧积未除，新积又生，或兜住太早，宜四君子加陈皮、木香、肉果；兜早者，先去积却补。

劳痢，久下耗损，肠胃虚空，变生他症，五六发热如劳，亦宜大补。

痢后痛风，痢后不善调养，或感外邪，两足痿软疼痛，

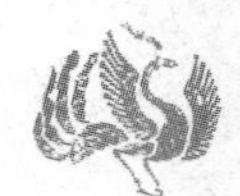

独活寄生汤。亦有死血者，丹溪用二妙、四物，桃仁、乳没。

脉

宜微小，不宜浮洪；宜滑大，不宜弦急。身凉则生，身热则死。

痢疾（二）

痢者，古之滞下是也。多由感受风寒暑湿之气，及饮食不节，有伤脾胃，宿积郁结而成。夫泄泻之症，水谷或化或不化，并无努责，惟觉困倦。若滞下则不然，或脓或血，或脓血相杂，或肠垢，或无糟粕，或糟粕相杂，或如豆汁，或如鱼脑，或如屋漏水，或有痛、不痛之异。然感之有轻重，积之有浅深，皆有里急后重，逼迫恼人。

痢疾病机

心肺者，气血之主也。大小肠者，心肺之合也，出纳水谷糟粕，转输之官。胃乃大小肠之总司，又为五脏六腑、十二经脉禀气之海。苟有内外之邪，凡损伤于经脏者，皆得入于胃以成湿热。盖胃受邪，湿气不化，怫郁而成湿热矣。昔云治痢从肠胃。

肠胃腐熟水谷，转输糟粕者，皆荣卫洒陈六腑之功。今肠有邪则荣卫运行至此，其机为之阻而不能施化，故荣卫气郁而不舒，荣血涩而不行，与积痰冷饮相挟而成滞下病矣。故河间、丹溪皆欲先通壅塞，壅塞通则荣卫行。故

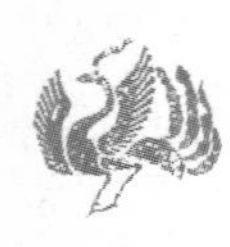

损庵诸贤皆云：旧积当下。下后如升降仍不行，卫气复郁，荣血复涩，又成新积，但理卫气，和荣血，则升降之道行，其积不治而自消矣。然新病固当下，而虚弱之人下后伤胃，多致呕恶不食，轻者费调理，而甚者变不可测，故宜守。芍药汤荡积而愈者，十有八九也。久病缠绵不愈，病邪郁滞而气血不甚惫，亦可下一二度。积再用调理而愈，又不拘守新积当和之说也。然久郁可下者，亦不过十之一二，但要知活变，方可称为良手。《卫生宝鉴》曰：《内经》：脓血稠黏，皆属相火。夫太阴主泻，传于少阴为痢。由泄亡津液而火就燥，肾恶燥，居下焦血分也。其受邪者，故便脓血。

河间谓：诸泻痢皆兼于湿。湿主于痞，以致怫郁，气不宣通，湿热甚于肠胃之间，因以成燥，故里急后重，小便赤涩。丹溪则用刘氏之治湿热，李氏之保脾土，一一较量虚实以施治也。

治法

有表散，有外热者，先仓廪汤散之；清热，芍药汤、芩连汤；分利，五苓散；下滞，调胃承气汤、小胃丹、木香导滞丸、大黄槟榔之类；荡积，芍药汤、益元散、保和丸；调气，木香散、槟榔、砂仁之类；和血，四物、当归、丹皮之类；升提，气下坠者，升麻、防风、川芎之类；清暑，藿香正气散或香薷饮；和胃，参苓白术散、异功散、白术安胃散；温补，建中、六君、补中益气；固肠，诃子皮散、桃花汤。

先看发热与不发热，新痢发热宜清解，久者宜补养。

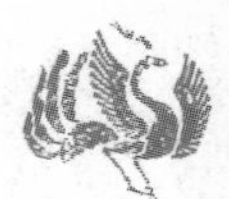

然下痢发热，次数频，食饮少，多是危症。亦有初发热，四五日即退者，亦无妨。

次须审手足厥冷与不厥冷。厥逆者危，不厥逆者顺。即痢，即手足厥者，三五日或七日即危，与中寒同例治。急用附子理中汤，亦有可救者。

次须问痢次数疏密。疏者为轻，当虑数日渐加频，脉必数。频者为重，有每日或数十行无度者，亦有或次日即渐减者，脉必渐缓。大抵昼或数十行，夜则十数起者，为常也。

次问痢色。刘谓诸痢皆由于热。而以赤属之心火，黄属之脾土，白属之肺金，青属之肝木，黑乃热之兼化。古以赤为热，白为寒，至东垣始非之。然赤黄多热，青白多寒。白痢皆寒，亦有湿热者，十之一耳。赤多热，亦有脾虚寒者。

赤痢血色鲜红，或如蛇虫形，属热，血利热甚，仲景白头翁汤或香连丸。《易简方》云：血利常服胃风汤、加减平胃散、戴氏藿香正气散加黑豆，又五苓散加香连，未尝尽用寒也。

下痢脓血，里急后重，宜导气汤。

赤痢发热者，败毒散加陈仓米，此解散方也。

血痢久不腹痛，不里急后重，槐花丸、和中丸。黑姜治血痢神效，此等症尤宜。血色黯如瘀，服凉药而所下愈多，去愈频者，当作冷痢，宜理中汤，或四君子汤加木香、肉果。

下痢便脓血者，仲景桃花汤，此温涩方也。纯血心经伏热，鲜红色，犀角、牛黄、黄连。热甚之症，清之可治。

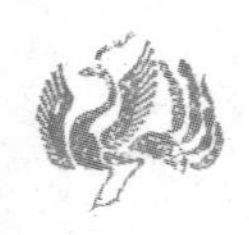

如虚证下纯血，多不治，即温补少有效者。

白痢多寒，宜理中汤、异功散。

赤白间杂，宜和血行气，审脉证，为清为补。

里急甚者，宜清宜下，不甚者，宜和血调气。新病必甚，久病必宽。

气坠者升之，里急下坠，紫黑色而又痛甚，或有死血。

《经》曰：溲而便脓血，知气行而血止也。行血则便脓自愈，调气则后重自除。戴云：痢证名滞下，治法当以顺气为先。须开胃，俗谓无死痢疾也。凡痢初发，不问赤白，里急后重，频欲登圊，及去而所下无多，既起而腹内复急，宜藿香正气加木香，或苏合丸吞感应丸。

东垣曰：里急后重，数至圊而不能便，或少有白脓，或少有血者，慎勿利之，宜升阳除湿防风汤。

虚坐而不得大便，皆血虚也。所谓血虚则里急，用当归为君，生血药佐之。盖后重逼迫而得大便者，为有物而然，今虚坐努责而不得大便者，知为血虚也。

后重本因邪压大肠，坠下不能升上而重，故用大黄、槟榔辈利剂，泻其所压之邪。如邪已泻，其重仍在者，此大肠虚滑，不能自收而重，用御米壳等涩剂，固其滑、收其气是也。然大肠为邪压下之重，其重至圊后不减，大肠虚滑不收之重，其重至圊后随减。

腹痛者，肺经之气郁于大肠之间，宜苦梗开之，然后治痢。

下痢腹痛，《金匮》紫参汤。因伤冷水，泻变作赤白痢，腹痛减食，热燥，四肢困倦，宜茯苓汤、理中汤。

下痢之后，小便利而腹中满痛不可息，此阴阳不和也，

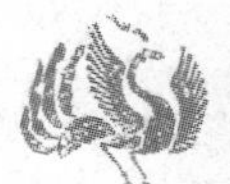

越桃散、平胃散；痢痛，黄连、枳壳、槐花、木香、乳香、没药。

腹中大痛，不分赤白新久，仲景建中汤。

腹痛，脓血稠黏，后重身热久不愈，脉洪数者，芍药黄芩汤。

腹痛，血利无度，小便不通，当归导气汤。

痢后或食粥稍多，或饥后方食，肚中作疼，白术陈皮各半汤。

口渴与不渴，渴为气分，多挟热，宜黄芩滑石、五苓之类。

不渴当和血，挟寒者，干姜或理中汤之类。

烦躁下痢，或厥逆，或冷汗，或欲去衣被，或发呃，皆不治。

下痢能食者轻，不能食者重。

下痢不纳食，或汤药入口随即吐出者，俗名噤口。有因邪热留格，胃气伏而不宣者；有宿食不消则噫而食卒不下者；有肝乘脾胃发呕，饮食不入，入亦反出者；有水饮所停，气急而呕，谷不得入者；有秽气在下，恶气熏蒸而呕逆，食不得下者；有胃气虚冷，食入反出者，或虚弱不欲食者。以上以脉证辨之，如脾胃不弱，问而知其头疼心烦，手足温热，未尝多服寒凉药者，此母气上冲心肺，所以呕而不食，宜败毒散。丹溪用人参、黄连、姜汁细呷，杨仁斋用苍术、菖蒲，戴氏用炒生姜、石莲子等药。若其脉微弱，或心腹膨胀，手足厥冷，或服凉药过多，致闻食先呕者，脾胃虚也。其或在下则缠绵，在上则呕食，此为毒积未化，胃气未平。当认其寒则温之，热则清之，虚则补之，毒解积下，食自进矣。

论　　下

河间曰：诸痢皆由于热。此言其病邪可耳。今虚人多用补而愈，乃补气血以去邪，非补痢也。异功散治痘，正用此之意也。丹溪曰：痢初得之，必用调胃承气、小胃丹之属，此惟实者宜之。盖以滞下，因火热下迫而致里急后重故也。非里急后重，即不可轻下，明矣。丹溪曰：初下痢，腹痛，不可用参术，以滞气故也。又曰：脾虚人用。《玄珠》曰：下痢赤白，腹满胀痛，口渴饮水，小便赤涩，此积滞也，宜泄其热，推其积滞而利自止矣。轻则温而利之，清肠丸；重则舟车丸下之，下后勿便补，俟其真气徐复；挟虚者，用归、术、陈皮，虚回而利自止矣。

王氏曰：荣卫虚人必先补其荣卫，资其肠胃，使其气充溢，然后下之，庶无失矣。丹溪治叶先生证，先补后下。

论　　湿

疟疾皆暑令人得病。疟则表，痢则里，故多从三阴法，温养而愈者。东垣曰：大便后有白脓，或只白脓，因劳倦气虚伤大肠也，以参芪补之。如里急频见污衣，血虚也，宜加当归；如便白脓，少有滑，频见污衣者，气脱甚加附子，甚则御米壳；如气涩虚者，只以甘药补气安卧。

戴云：白痢下如冻胶，或如鼻涕，此属冷痢，先宜多饮除湿汤加木香，继进理中汤。

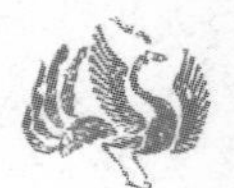

痢挟寒者，口不渴，身不热，喜热手熨烫，喜热饮，甚则手厥冷，冷汗多危，附子理中汤。

冷痢，腹中不能食，肉果为丸。久痢未有不从温补而愈者，即有积血未清，佐以芍药、黄芩一二味可也。

大孔开痛，下久大便不禁，其大孔开如空洞不闭者，多危。御米壳、诃子皮、葱椒纳入谷道。下久大孔痛因热者，槟榔、木香、芩连、干姜；因寒者，炒盐熨之，人参、当归、陈皮作浓汤饮之。戴氏曰：热则肛门闭塞，寒则肛门脱下。用磁石研末每二钱，食前米饮调下，外用铁锈磨汤温服。东垣曰：肠头脱下，塞也，滑也，血脱也，当以涩去其脱而除其滑，以大热之剂除寒补阳，加升阳益气，佐酸收之味。收涩药须加陈皮，恐大涩亦能助疼。王氏曰：治痢予数见俗方，惟守攻之涩之，十数方而已矣。安知攻病之药，皆是耗气损血之剂，用之不已，甚至气散血亡，五脏空虚，精惫神去而死。其固涩之，又皆足以增其气血郁涩之病，转生腹胀，下为足肿，上为喘呼，诸疾作焉。世人之法，何足守乎。此又名《薛立斋医集》中谆谆为惑者。

时　令

滞下多由于胃土湿热。湿热之气，即溽暑之气也，故疟痢多用槟榔、厚朴。

若感暑气而痢者，其人自汗发热，面垢呕逆，渴欲引饮，腹内攻刺，小便不利，痢血频并，香薷饮加黄连，佐以五苓散、藿香正气散。世俗治夏中暑痢，用黄连香薷，

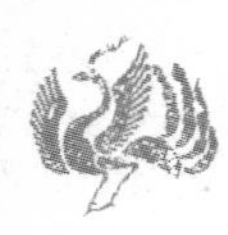

加甘草、生姜神效者，盖夏月之痢，多属于暑。洁古治处暑后秋间下痢，用厚朴丸神效者，盖秋冬之痢，多属寒积，所谓必先岁气，毋伐天和。

老人深秋患痢，发呃逆者，黄柏炒，陈米饮，丸参术茯苓愈。

疟痢并发，先清表；后重甚者，先攻滞；有久不愈者，小柴胡、芍药汤，加白术。

余症 痢渐止，脾胃虚，难任饮食，但补养脾胃，气足，饮食自复，宜异功散。后或喜嗜饮食，偶伤忽加痞逆，枳术丸一二服。

休息痢多因旧积未除而新积复生，或兜住太早，积未尽除，或因将愈而不善调理，以致时止时作，宜四君子加陈皮、木香；虚滑甚，加人参、煨木香；痢渐平而余积尚三五行，只以白术黄芩汤和之；兜住太早者，再搜去积滞，却用涩剂。

劳痢因久不愈，耗损精血，肠胃空虚，变生他症，五心发热，如劳之状，四君子加陈皮，平胃加参。

久下脓血，色如豚肝，或五色杂下，频出无禁，俗名刮肠。此乃脏腑俱虚，脾气欲绝，故肠胃下脱，若投利剂则误矣，六柱饮加芍药、益智仁。

痢后风，因痢后下虚，不善调养，或感外邪，致两脚痿软，若痛若痹，遂成风痢，独活寄生汤，或大防风汤。

丹溪曰：痢后风系血入脏腑，下未尽，复还经络，不得行故也，二妙加桃仁、乳香。或恶血入经络，血为湿热久伤，留滞隧道作痛，用四物，桃仁、红花、牛膝。痢后或食粥少多，或饥后方食，肚中作疼，白术陈皮各半汤。

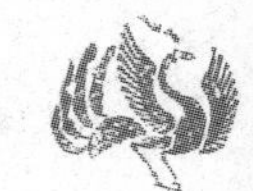

肠 鸣

《经》云：脾胃虚则肠鸣腹痛。

又曰：中气不足，肠为之苦鸣。

东坡曰：胃寒泄泻肠鸣，升阳补气，佐以除湿。

丹溪曰：腹中水鸣，乃火击动其水也，二陈汤佐以清凉。

娄全善云：一男子肠鸣食少，脐下有块梗动，若得下气，多乃已，已则复鸣。用疏气药半年不动，用参术补中，佐以干姜、芩连、枳实乃愈，故肠鸣多属胃虚也。

肛 脱

《难经》云：出者为虚，入者为实。脱肛之症，非虚而何。盖实则涩，涩则内气充而有所蓄；虚则寒，寒则内气馁而不能收，大宜补气升阳。盖大肠与肺为表里。肛者，大肠之门，肺脏蕴热则闭，虚寒则脱。肾主大便，故肺肾虚者多有此症。或因肠风痔漏，久服寒凉；或因久痢里急，窘迫努责而下脱；又有产妇用力过度，及小儿叫号努气，久痢不止，风邪袭虚而脱者多矣。故老人虚人，近衰未壮者，多得之，以其不得约束禁固也。

治法

夫脱肛者，肛门翻出也。盖肺与大肠为表里，肛为大肠之门，肺实热则闭结，虚寒则脱出。肾主大便，故肺虚

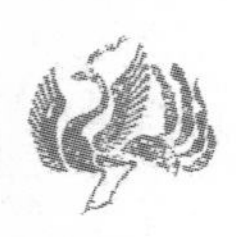

者多成此疾。虚则寒，寒则内气馁而不能收，宜补气升阳。挟寒者，理中汤，滑脱者，龙骨散焙末，荆芥煎汤，加白矾洗之。大肠湿热，用升阳除湿汤。若血热，用四物加条芩、槐花；血虚，四物加白术、茯苓，兼痔加黄连、槐花、升麻。老人、虚人用补中益气汤加芍药，肾虚，六味丸。

脉

小而缓者易愈。

小便闭　淋即癃　遗溺在本条

小便诸症，《内经》皆属肝肾脉，三焦、膀胱所主。《经》曰：肝脉过阴器，所生病遗溺、闭癃。督脉入系庭孔，男子循茎下至篡，生病遗溺痔癃。三焦下俞名曰委阳，并太阳之上入络膀胱，约下焦，实则闭癃，虚则遗溺。膀胱不利为癃，不得为遗溺，然须详择经络。又五脏皆足致之。何则《经》曰：饮入于胃，游溢精气。上输于脾，脾气散精。上归于肺，通调水道，下输膀胱。此人气升降火续之由也。如脾胃气虚，不能散精，或中焦痰气沮滞，以致不能散精，则淋闭之由出于脾胃。盖不升则不降而为闭，脾气下降而温热下流则为淋浊。如肺气虚，不能通调，或为湿热所滞，失其清肃下降之令，不能通调则淋闭之由出于肺。故曰：水出高原。又曰：天气下为所。膀胱者，州都之官，津液藏焉，气化则能出矣。三焦者，决渎之官，水道出焉。皆与肾为表里，故藏水者，膀胱、三焦与肾也。而出水者，非膀胱乎。若三焦、肾家阳虚，则阳气不化而

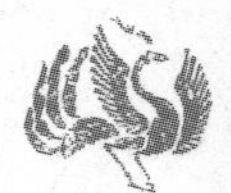

关门不利，小便不出，多变水肿、腹胀。三焦、肾气热甚，则阴气不化而小便不出。所至阴虚，天气绝，至阳盛则地气不通。此淋闭，出三焦与肾也。肝主疏泄。此又前阴宗筋所聚，肝经湿热内闭，则淋沥不宣，甚则闭绝。肝虚，津液不生则不能化水而为闭。此淋闭出于肝也。膻中者，宗气之海。气如从而天降，或气壅滞而天气不降，此淋闭出于气海也，与肺同治。心合小肠，小肠主泌别，寒湿客于小肠，小肠失泌别之令，水如并于大肠则不利，或心与小肠热甚，结于膀胱为癃、溺血。此淋闭出于心、小肠也。由此言之，膀胱一贮水之器耳。如膀胱自病则治膀胱，若病犯诸脏，岂一分渗可已哉。此则治诸小便之由，淋闭、遗溺、浊可一以贯之。癃病有分别，不得详例，病状治法，通此可毕举矣。

治法

小便不通，如脾胃气虚者，右关必弱，或泄泻少食，宜四君、六君；痰气阻滞，脉必滑，膈闷多痰，或伏饮眩悸，宜二陈、二术、木香、五苓、生姜；胃中湿热者，益元散、黄连、栀子，或吐提其气；肺气虚及宗气弱者，右寸关弱或空大，吸吸气短，自汗倦怠，宜补中益气；肺为湿热所壅者，渴而小便闭，宜清脚散、黄芩清脚饮，皆阳中之阴，气薄之剂，助秋气之下降；若三焦肾家阳气不足者，宜尺脉涩弱或弦强，手足多满，宜八味丸、血分资肾丸；下焦肾家热客者，不渴而便不利，热在下焦，水寒客于下，小便不利而渴，腹中冷者，干姜、砂仁、麦冬丸；三焦实热，二腑皆不利者，八正散；肝经湿热，两胁肿痛，

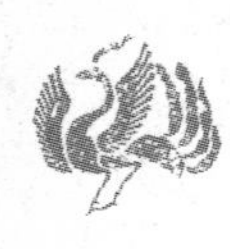

或阴挺，左关洪数，龙胆泻肝汤；虚热，加味逍遥散；肾肝阴虚，尺脉或躁或弱，六味丸；胆中气虚者，补中益气；胆中气滞者，木香、沉香、茴香、木香流气饮；小肠不能分别者，大便必泄，或水内停，渴而呕，或眩悸，五苓散；心与小肠热者，导赤散；瘀血内蓄，状若覆盘，茎中痛，牛膝膏、代抵当丸，外治洗法，盐葱熨法。

脉

紧而滑直者不得小便也。脉盛大而实者生，虚细而涩者死。

小便不禁即遗溺

东垣曰：小便遗失者，肺金虚也。宜安卧养气，禁劳役。补中益气汤未已，更加温药。《经》曰：水泉不止者，是膀胱不藏也。责其下虚，鹿茸散，滑脱者，牡蛎丸。

戴氏云：睡着遗尿，此亦下元冷，小便无禁而然，菟丝子丸。

遗尿亦有湿热者，所谓淫气遗溺，痹聚在肾，痹谓气血不宣通也。此《原病式》所谓热甚客于肾部，干于足厥阴之经，庭孔郁结，津液渗入膀胱而旋溺遗失，不能收禁也。夫尿者，赖心肾二气之所传送。膀胱为传送之腑，心肾气虚，阳气衰冷，致令膀胱传送失度，则必有遗尿失禁之患矣。《经》云：膀胱不利为癃，不约为遗尿也。又有产妇不顺，至伤膀胱，及小儿胞冷，俱能令人遗尿失禁。然不禁在老人、虚人为多。

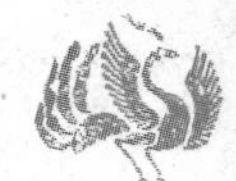

小便遗溺　小便数　小便黄赤

小便遗溺者，虚也。在上责其肺虚。《经》曰：手太阴之别缺虚则小便遗数。东垣云：小便遗失者，肺金虚也，宜安卧养气，补以参芪。在下责其肾、胱、三焦虚。《经》曰：水泉不止者，是膀胱不藏也。仲景云：下焦竭则遗溺失便，不能自禁制。戴云：下元冷，小便无禁而然。亦有热者。《原病式》云：热甚客于肾，干于手足厥阴二经，郁结柱甚，气血不能宣通则痿痹，神无所用，故不能收禁也。《灵枢》：督脉生病为遗溺，肝生病亦为遗溺。此皆邪客于经而然。然热者十之一二，而虚者十之七八。

治法

【益肾家韭子丸。】土虚补气，补中益气汤加参芪；下虚涩脱，益智韭子丸、菟丝丸；热者，知柏、白薇散、雉肠散，河间用神芎道水丸。所谓淫气遗溺，神聚在肾；小便数者，虚中有邪也。《经》曰：肝痹者多饮，数小便。又足厥阴之疟，如癃状。又肺气有伤，则风寒汗出，中风，小便数。此皆邪客于经，孔道不利而然也，治宜去邪而通利之。然其小便必少，宜茯苓琥珀汤；又有忍尿行房，涩数不利者，生料五苓吞加减八味丸；有老人、虚人数起不多，亦有多而长者，此皆下元虚冷而然，宜参芪补气八味丸、菟丝子丸。盖肾伤寒，小便数，宜桂枝附子汤。小便黄赤属热。《经》云：水液浑浊属热。又云：小便黄，小腹中有热。又云：肝热，病小便先黄。又云：胃热则消谷善

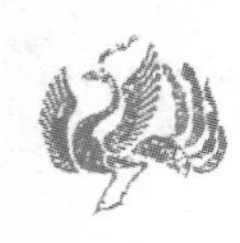

饥，溺发。又运气小便赤，皆属热，虚者亦多。《经》云：中气不足，溲溺便为之变。又云：肺虚则气不足以息，溺色变。又云：肾脉不足，溺清有痛，小便色变。足经逆冷，小便黄赤，宜附子四逆汤。

小便黄赤

肺气虚，少气不足以息，溺色变。又云：中气不足，溲便为之变，补中益气汤。

又云：冬脉不及，则令人眇清脊痛，小便变，责之下虚。《经》云：热淫所胜，病溺色变，亦数见。所谓诸病水液浑浊皆属于热，小便黄者，少腹中有热也。谓肝经。然诸病中而小便黄赤，病所为也。无甚病而小便黄赤者，中气不足也。

淋

淋之为病，肾虚而膀胱热也。肾虚则小便数，膀胱热则水下涩，其状小便涩痛，常急欲溺，及去点滴，茎中痛不可忍者是也，有气淋、膏淋、石淋、劳淋、冷淋之异。

气淋者，由气滞而发，小腹坚满气胀，出少喜数，得之气滞。

膏淋者，下如膏脂，由败精塞道而成，亦多湿热而流者。

石淋者，有如砂石，乃膀胱蓄热，如汤瓶久在火中，底结为碱。

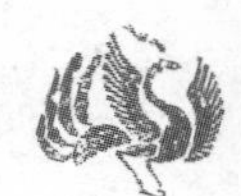

劳淋者，劳倦即发，由肺肾气虚。

血淋者，尿血涩痛，由心生血，原与小肠为表里，小肠热甚则近血流入胞中，与溺俱下。

冷淋者，冷客下焦，邪正交争，先寒战，然后便数成淋。因症虽不同，总之为湿热之病。盖由膏粱酒炙聚于脾胃，因肾虚或房劳过度，遂致下流者，十之七八也。故初治用通淋冷剂，久之亦宜补养而愈，此治之大总也。

治法

五淋通治，五苓散合益元散加茴香。热甚，五淋散；气淋多胀，沉香散合木香流气饮；膏淋，沉香丸、六味丸、菟丝子丸；石淋，神效琥珀散、地黄丸、补中益气汤；冷淋，生附散、肉苁蓉丸；血淋，牛膝膏、火腑丹、导赤散，若血色瘀者，又宜温药；久病虚者，归脾汤、补中益气汤、十全大补养荣汤、六味丸、八味丸选用。

淋症，湿热、痰热为多，有数十年不愈而无事者，须调理气血。又一味攻削，不及数月而不起者多矣。又五淋惟血淋最重，妇人中年以后多死者。

诊

肾脉滑者为瘨癃，少阴脉数则气淋。盛大而滑者生，虚小而涩者死。

遗　精

《金匮要略》曰：虚劳之病，脉浮大，手足烦，阴寒精

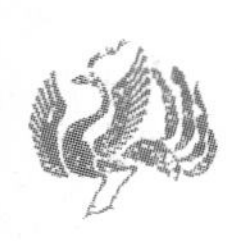

自出。古人尽作肾气衰弱之病，正谓肾主藏精耳，故初亦有心肺脾胃不足者，然必传于肾肝，而后精方走也。此症由心肾不交，脾土虚弱者为多，故用归脾汤，效更速于龙骨、牡蛎、锁阳之属。亦有郁痰所致者，有经络热而得者，然由脾胃不足者多。

梦　遗

梦与鬼交为梦遗，无梦泄精为精滑，或小便精出，或尿后精出。然总之一证也，其因大约有四。有得之神志者。【恐惧思虑，心神耗乱则梦遗矣。】心主藏神，肾主藏精，用心过度则不摄肾。《灵枢》所谓：怵惕思虑则伤神，神伤则恐惧，流淫而不止。恐惧不解则伤精，精伤则骨痿痰厥，精时自下者，是盖过用其心，则心神耗乱不能下摄，邪火妄起而精泄，恐惧则气下而不上，此遗滑得之神志者一也。【淫欲过度，相火炽甚则遗矣。】有得之肾肝相火与淫欲过度者。《经》曰：思想无穷，所愿不得，意淫于外，入房太盛，宗筋弛纵，发为筋痿及为白淫者。是盖肾主藏精，疏泄者肝也。若思欲不已则肝家火盛，相火炽强，鼓其精房而梦接。《内经》所谓厥气客于阴器者，亦即此意。至于入房太盛则精气不固，虽无而自遗。至于白物淫衍，此得之邪欲者二也。【下元虚冷，中气沉寒则梦遗矣。】有得之下元虚冷及中气虚者。仲景曰：虚劳之病，手足烦热，阴寒精自出。又曰：脉弦而大，虚寒相抟，亡血失精。又云：少腹弦急，阴头寒，脉芤动微紧，男子失精，此阳虚阴盛，气不内摄，阴束乘阳，或为鬼交，此遗滑得之虚冷者三也。

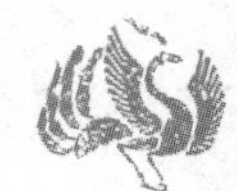

【素食肥甘，经络热甚则梦遗矣。】有经络热极而得之者。素有湿盛，饮酒厚味之人，中气淆而不清，所输皆浊气，邪火妄动，故遗滑，此遗滑出于湿热痰饮者四也。

治法

得之神志者，养其心，安其神，妙香散、远志丸、茯神汤之类；恐惧者则益其肾，兼心剂，心肾丸；肝火盛而阴亏者，补精抑阳，六味丸、固本锁精丸、大凤髓丹、秘真丸选用；虚寒者桂枝龙骨牡蛎汤、天雄散、八味丸、玉萃白丹之类益其阳；经热者，二陈、二术、连柏、升柴、滋肾丸、猪苓丸之类，清其湿热；至于补中益气汤、归脾汤、六味丸之类，皆寻常调剂不可少者也。

赤白浊

精之主宰在心，精之藏制在肾。凡人心肾气虚，不能管摄，往往小便频数，便浊之所由生也。然淋与浊所出之道不同。淋病在溺道，故溺变；浊病在精道，故虽痛如刀割而溺自清。虽窍端时有秽物如疮脓目眵，与溺不相混。致病之由，多因酒色过度，肾气虚而中焦湿热下流。《经》曰：诸病水液浑浊，皆属于热。河间云：气寒则水清，气热则水浊。令小儿疳病亦溺白，然肾气不虚，则不下流。或湿痰下注，或中气下陷而浊气亦随。《经》曰：中气不足，溲便为之变。或纯属肾虚。巢氏曰：白浊由劳伤于肾，肾气虚冷之故，或败精塞道。惟心不足而挟热者为赤浊，心不足而肾冷者为白浊。然亦浊去太多，精化不及，赤未

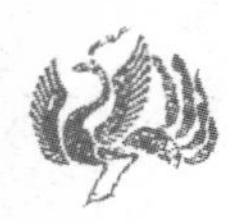

变白成赤浊者，虚之甚者也。思虑过度亦得之。阴不升，阳不降，上下乖揆，是以有清浊不分之症。

因小便而出者曰尿精，因见闻而出者曰漏精，宜燥中宫之湿，兼降火升举之法，此为至要之语也。

治法

湿热下流，先消其热，益元散、四苓加木通、山栀之属；次补其肾，萆薢分清饮、玄兔丹；湿痰下注者，二术、二陈加升提之剂；中气下陷者，补中益气汤加茯苓、半夏。

败精塞道者，五苓、妙香、萆薢分清饮。

肾虚者，小菟丝子丸、八味丸；久浊，经数年不愈者，宜八味、补中益气间服。

赤浊者，宜清心莲子饮。若发热不退，口干苦燥，此乃精亏内燥，肾枯不润，亦宜加减八味丸，久服乃效。

白浊一症，小便割痛，混浊不清，亦为恶候。然得病之由则不同，而治法亦有异也。有少年得之淫欲过度，肾气虚而中焦湿热下流者，宜妙香散；有得之梦遗未出而忍定于内，外虽忍而精已出玉门，败精塞道而成白浊者，宜五苓散治之，此平常要药也。

阴缩　阴纵　阴痿　汗臊臭
阴冷　阴痒　阴肿痛

前阴者，肝经与肾、督脉所过。寒则缩入，热则挺纵不收。然热亦有缩者，伤寒厥阴热极有囊缩之症，而寒者为多。

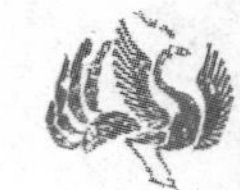

治法

缩入者，用姜附；热极缩入者，则大承气汤；挺长者，龙胆泻肝汤大泻其湿热可也。缩入者多死证，《经》所谓：厥阴终者，舌卷卵缩上而终也。

阴痿皆耗散过度，伤肝所致。《经》云：厥阴之经，伤于内则不起，治宜八味丸；有湿热闭极而痿者，两丸冷，阴汗如水，小便余沥臊臭，尻臀恶冷喜热，膝冷，此肝经湿热，宜龙胆泻肝汤、柴胡胜湿汤；相火盛而反痿，滋肾丸；然热者少，虚者多。又有失志而痿者，肾藏志，志伤故也，妙香散。

阴汗臊臭，阴冷阴痒，皆肝经湿热，宜龙胆泻肝汤、柴胡胜湿汤。

阴肿痛，风湿热客于肝肾，不能宣散，沉香木香散，若肝经湿热，龙胆泻肝汤，甘草稍亦可。

疝

疝病之属，脏腑不一，其形状亦至纷。古有以为膀胱气者。《经》曰：三阳为病发寒热，传为溃疝。又曰：膀胱病，少腹伤肿而痛，兼病欲小便不得。有以为小肠气者。《经》曰：小肠病者，少腹控睾引腰脊，上冲心。至子和始断以为肝经。《经》曰：邪客于足厥阴之络，令人卒疝暴病，刺灸足大指。又云：寒客于足厥阴脉，则血涩脉急，故胁肋与少腹引痛。而亦未尽然也。考之《内经》，曰：任脉为病，男子内结七疝，女子带下瘕聚。又冲督为病，气

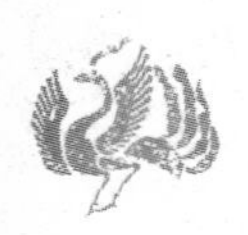

从少腹上冲心，不得前后为冲疝。又云：足阳明之经，筋聚于阴器，其病转筋㿗疝。又脾病面黄，脉虚大，有积气在胸中，名曰厥疝。又肺风传肝为疝瘕，少腹热而痛。又曰：三阴急为疝。又曰：心脉抟滑急为心疝，肺脉滑沉抟为肺疝，肾脉太急沉为肾疝。由此言之，五脏、任、督、冲脉、胃、小肠、膀胱皆有疝，非独肝疝也。盖以任脉起于中极之下，上毛际，循腹里。督脉起于少腹，以下骨中央，循阴器，会间少腹，直上贯脐中央。足三阴所治皆在于腹。阳明冲脉，皆总宗筋之会。膀胱治在毛际，小肠系与睾丸系合故耳。独心肺位高而亦有疝者。《经》曰：心为牡脏，小肠为使，少腹当有形，仍是小肠之病。则肺疝当为大肠，亦可类推矣。总之病属下焦，统归于任，肾为诸阴之令故也。至其病状不同，巢氏所叙七疝者，曰：厥疝、癥疝、寒疝、气疝、盘疝、胕疝、狼疝，其痛多在腹中心下。子和所聚七疝，曰：寒疝、水疝、筋疝、血疝、气疝、狐疝、㿗疝，其病皆属阴囊。然亦不必过分，大抵其发也，恶寒寒热，状类伤寒，但兼腹痛，或小腹痛胀，或统脐痛，或上冲心胸痛，呕逆不食，或气积如臂，或旁引胁肋，或气走肠鸣，或睾丸痛急胀，或囊袋收纵不时，或行出卧入，甚者囊外或冷硬如石，或囊肿出水，或久之成痈，或肿缒如升如斗，不痒不痛，皆疝之症也。总其病因，皆由风寒水湿积郁得之。赵氏所谓：内含结固不化之阴，上击脏腑则为腹中之疝，下令阴器则为睾丸之疝，故药非温散不愈。自仲景、东垣、谦甫皆主此法，至丹溪乃云：病始湿热郁结至久，又外感寒湿速之，湿热被郁，浊液凝聚而作痛。此亦发前人之未发，然湿热者十之二三，而寒湿者十之七

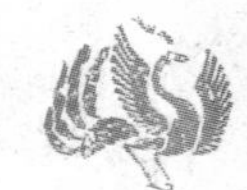

八，非通论也。辨症之法，寒则痛，湿则肿，热则纵。肝经者，必连胁；小肠者，控睪引背；膀胱者，不得小便；任脉者，痛必在中。其他经必兼各经兼症，可以触类而长之，无不效矣。又寒主收引，经络独寒则引而不行，所以作痛也。

治法

脉弦而紧，寒疝绕脐痛，发则自汗出，手足厥冷，恶寒，脉沉紧，乌头煎主之；又寒疝腹痛，手足逆冷不仁，身疼痛，乌头桂枝汤主之。《发明》云：男子七疝，痛不可忍，妇人带下瘕聚［疝］，皆任脉所主阴络也。乃肝肾受病，治法同归于一，丁香练石丸。罗谦甫云：疝发，脐腹撮痛不可忍也，色青黄，腹曲不能俾，热物熨之稍缓，脉细小而急，皆寒积于小肠所致也，然非大热不愈。沉香桂附丸，又天台乌药散等方，以巴豆炒药，借气为留而不去，其病为实。此病皆由里有故寒积，复感邪而发，故必涤去所蓄之邪也。以上皆治寒湿之剂。丹溪治内郁之湿热，枳实、山栀、桃仁、山楂、苍术、香附、黄柏、青皮，然必兼吴茱萸、茴香、附子、生姜等暖药，非一意于凉，故曰以山栀为乌头等药向导也。又疝有挟虚者，脉不甚沉弦而大无力，痛亦轻，唯觉牵引重坠，宜参术为君，疏导药佐之，当归生姜羊肉汤治腹痛里急，亦补之之意；有宜去积者，外肾肿胀极大，或内击，癥瘕攻击，脏腑痛不可忍，宜茴香散、腰子散、疏利之；湿甚小便不利者，五苓散加食盐；㿗疝者，肿大如升斗，不痛不痒，此由湿甚，中藏秽液数升，《经》所谓饮食不节，喜怒不时，精

液下流于睾，日久不休，俯仰趋翔不能者也。以铍石去水，如苍术、半夏、枳壳、白芷、川芎、山楂、茯苓、防己之类皆要药，热加山栀，寒加吴茱萸，不足加海藻、昆布、朴硝之类。

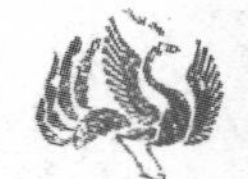

诸气门卷之六

气　郁

人禀天地阴阳之气以生，藉血肉以成其形，一气周流于其中以成其象，形神俱备，乃为全人。故气阳而血阴，灌溉周身而无一毫之间断也。血则随气而行，载乎血者也。有是气，必有是血，有是血，必乘乎是气。二者行则俱行，一息有间则病矣。

《经》曰：百病皆生于气。怒则气上，喜则气缓，悲则气消，恐则气下，惊则气乱，劳则气耗，思则气结，寒则气收，热则气泄。和曰：气本一也，因所触而为九。王安道曰：凡病之起，多生于气，气之病，多由于郁。郁者，滞而不通之意。《经》云：诸气膹郁，皆属于肺。肺主气。其化燥则受敛涩，不惟生气不得升而收气不得降。故《经》曰：逆秋气则太阴不收，肺气焦满，故郁者，燥淫为病之别称也。丹溪云：凡郁皆在中焦。中焦者，脾胃也。凡六淫、七情、劳役，妄上下之脏气，致虚实胜克之变，则中气不得其和而先郁矣。更有因饮食失节，积痰停饮，寒温不通，脾胃自受，所以中焦致郁之多也，致有中满腹胀，积聚喘急，五噎五膈，皆由于气也。

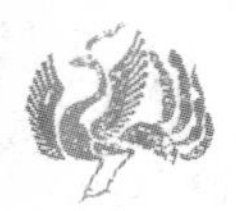

治法（一）

《经》云：木郁达之，达者，通畅也，如轻扬升发之属；火郁发之，发之，汗之也，升举之也；土郁夺之，夺之者，攻下也，却而衰之也；金郁泄之，泄者，渗泄而利小便也；水郁折之，折者，制御也，伐而挫之也，渐杀其势也。然调理其气，过者折之以其畏也，所谓泻也。郁气虽平，正气未复，非调之则法犹未尽，调之而其气犹或过而未服，则当益其所不胜以制之。如木过者当益金，金能制木则木斯服矣。所不胜者，所畏者也。故曰：过者折之则其畏也。刘河间曰：六气不必一气独为病气，有相兼者，或风热，或燥，或湿热致痞，百病莫不犹是，皆气液不得宣通之所致。故治郁之法，有中外四气之异。在外者表之，在里者下之，兼风者散之，热微者寒以和之，热甚者泻阳救水，养液润燥，补其已里之阴，寒湿之胜，则以苦燥之，以辛温之。戴复庵曰：七气致痞，虽本一气，而时以为气者，随症而变，《三因方》论甚详。[①]七情为病，多有痰在咽喉间，如绵絮相似，咯不出，咽不下，并宜四七汤，不效，进丁沉透膈散。昔为内多热，味非宜，多有病痰，沫自出，噫气咽闭，少用丁沉多获效。审知思虑所由，宜四七汤加人参、半夏；审知怒气所由，两胁胀满，宜调气散，或四七汤加木香、枳壳。脉滑者多血少气，脉涩者多气少血，脉大者气血俱多，脉小者气血俱少。脉结涩，或沉弦，急疾收敛，四肢、腹胁、腰胯间牵引疼痛，不能转侧，皆

① 见于《六科证治准绳·杂病篇》。

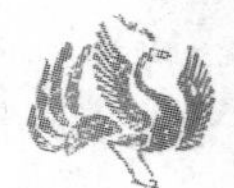

由七情郁滞，跸闪伤耗，宜随症疏导，《三因》七气汤、流气饮子、大七气汤、苏子降气汤、化气四磨汤、大玄胡汤选用；脉沉滑，气兼痰饮者，二陈汤、四七汤、枳壳半夏汤、乌药、枳壳、紫苏、桑皮、大腹之类随症加减。《经》云：诸痛皆因于气。丹溪云：诸气须用木香，破滞气须用枳壳。枳壳能损至高之气，二三服即止，实者可用，如兼苍、白二术亦无碍。气刺痛皆属于火，气从左边起者，肝火也。妇人气郁为多，宜正气天香散。丹溪曰：郁有六，气血湿热痰食也。气郁多由忧思，胸胁痛，脉沉而涩，宜香附、苍术、抚芎；血郁多胁痛能食，血郁之久，脉多沉滞有力，或便血，久则脉芤，宜桃仁、红花、青黛、川芎、香附，有瘀血作痛加归尾；湿郁周身走痛，走多风湿，或关节痛，遇阴寒即发，其脉沉细，宜苍术、川芎、白芷、茯苓；热郁目瞀，小便赤，其脉沉数，亦有不数者，只沉而有力，宜山栀、青黛、香附、苍术、抚芎；痰郁动则喘，寸口脉沉滑，宜海石、南星、香附、瓜蒌、半夏；食郁嗳酸嘈杂，腹满不能食，右寸脉紧盛，宜香附、山楂、神曲、苍术。诸郁药春加防风，柴胡亦可，夏加苦参、厚朴、山楂为穗，秋冬加吴茱萸，香附亦可。苍术、川芎总解诸郁，越鞠丸治郁总方。【一翰林伤寒病愈，二十一日不大便，用大黄二十余剂不效，用养血药不应，用升麻三钱而愈。】凡郁皆在中焦，用苍术、抚芎开提其气，以升发之。假令食在气上，气升则食自下矣。气上感食，升麻三钱即便自下。丹溪云：气属阳，无寒之理，上升之气觉恶寒者，亢则害，承乃制也。河间亦论气为阳，诸所动乱劳伤乃阳火之化，故必以平心火为主。两肾之论固不可不知，然气受火伤而

耗散之余，多致痞闷壅滞，非辛香之味，郁何以开，而岂清凉可概得之乎。损庵云：气无补法。此新安两吴氏、汪石山、吴中薛立斋皆于一切气郁难施补者，不知正气虚者，不能运行，邪滞者不出，所以为病。《经》云：壮者气行则愈，怯者着而成病。或不用补法，气何由行。多以补中益气汤应手取验。至若脉弦软，或虚大滑微弱，饮食不强，精神倦怠，尤宜补法，又不待言。

诊法

郁脉多沉伏，或促或结，或涩沉，涩者多。滑伯仁曰：气血食痰积饮，一有留滞于其间，则脉因之而止涩矣。故紫虚云：欲知是气，下手脉沉，沉极则伏，涩弱久深。又云：六郁多沉，滑痰紧食、气涩血芤、数火细湿。

气郁之由

《经》云：百病皆生于气。怒则气上，喜则气缓，悲则气消，恐则气下，惊则气乱，劳则气耗，思则气结，寒则气收，热则气泄。子和云：气本一也，因所触而为九。王安道曰：凡病之起，多生于气，气之病多由于郁。郁者，滞而不通之意。或因所乘而为郁，或不因所乘而气自郁，皆郁也。《经》云：诸气愤郁，皆属于肺。肺属金，主气，其化燥，其变敛涩，不惟生气不得升而收气亦不得降。故《经》又云：逆秋气则太阴不收，肺气焦满，故郁者，燥淫为病之别称也。丹溪云：凡郁皆在中焦。中焦者，脾胃也，水谷之海。五脏六腑皆禀气于胃。肺心在上，肝肾在下，凡六淫、七情、劳役妄动上下之脏气，致虚实胜克之变，

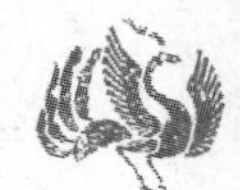

则中气不得其和而先郁矣。更有因饮食失节，停积痰饮，寒温不适，脾胃自受，所以中焦致郁之多也。王损庵曰：胃主行气于三阳，脾主行气于三阴。三阴三阳，各脏腑自受燥金之郁者，亦必因胃气可得而通也。

治法（二）

《经》云：木郁达之，火郁发之，土郁夺之，金郁泄之，水郁折之。然调其气，过者折之，以其畏也，所谓泄之。木郁达之，达者，通之谓也。如轻扬升发之属，不得单以吐训达。如肝逆胁胀火炎，治以苦寒辛散，不愈者则升发之。清气在下为飧泄，则轻扬举而散之，凡此皆达义也。火郁发之，发之，汗之也，升举之也。如腠理外闭，邪热怫郁，则散表取汗以散之。如火郁甚于内，非苦寒沉降之剂可治。东垣升阳散火，凡此皆发之之义也。土郁夺之，夺者，攻下也，劫而衰之也。如邪热入胃，用咸寒攻去之，如中满腹胀，湿热内甚，或湿热为痢，气实者攻下之，或势甚不能顿除者，则劫夺其气而使之衰，凡此皆夺之之义也。金郁泄之，泄者，渗泄而利小便也。如肺金为肾水上源，金受火燥，其令不行，源郁而渗道闭矣，宜肃清金令，滋以利之。如肺气膹满，胸凭仰息，非利肺气不足以疏通之，凡此皆泄之之义也。水郁折之，折者，制御也，伐而挫之也，渐杀其势也。如肿胀之病，水气淫溢而渗道以塞，由玉气衰弱，不能制之，故反受其侮，治当实脾滋化，但可制水而不敢犯则渗道，达而后愈。或病势既旺，非上法所能遽制，则用泄水之属，伐而挫之抑之，制其冲逆，凡此皆折之之义也。然调其气，过者折之，以其

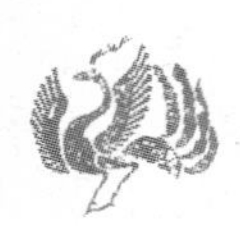

畏也，所谓泻之。

郁气虽平，正气未复，非调之则法犹未尽，调之而其气犹或过而未服，则当益其所不胜以制之。如木过者当益金，金能制木则木斯服矣。所不胜者，所畏者也。故曰：过者折之，以其畏也。夫制物者，物之所欲也。制于物者，物之所不欲也。顺其欲则喜，逆其欲则恶。故曰：所谓泻之。

刘河间曰：六气不必一气独为病气，有相兼，或风热，或燥，或湿热致痞，百病莫不犹是，皆气液不得宣通之所致。故治郁之法有中外四气之异，在表者汗之，在内者下之，兼风者散之，热微者汗以和之。热甚者泻阳救水，养液润燥，补其已衰之阴，兼湿者，审其湿之太过不及，犹土之旱涝也。寒湿之胜则以苦燥之，以辛温之，不及者，以辛润之，以寒调之。戴氏曰：七气致痞，虽本一气而所以为气者，随症而变，《三因方》论甚详。七情为病，多有痰在咽喉间，如绵絮相似，咯不出，咽不下，并宜四七汤，不效，进丁沉透膈汤。昔谓内多热，味非所宜，病痰沫自出，噫气咽闭，少用丁沉多获效。审知思虑所由，宜四七汤加人参、半夏；审知怒气所由，两胁胀满，宜调气散，或四七汤加木香、枳壳；脉滑者多血少气，涩者少血多气，大者气血俱多，小者气血俱少；脉结涩，或沉弦，急疾收敛，四肢、腹胁、腰胯间牵引疼痛，不能转侧，皆由七情郁滞，挫闪伤耗，宜随症疏导，《三因》七气汤、流气饮子、大七气汤、苏子降气汤、化气散、四磨汤、大玄胡汤选用。

脉沉滑，气兼痰饮者，二陈汤、四七汤、枳壳半夏汤、

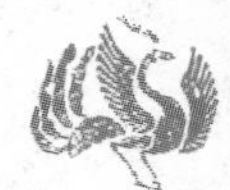

乌药、枳壳、紫苏、桑皮、大腹皮之类，随症加减。《经》曰：诸痛皆因于气。丹溪云：因事气郁不舒而痛者，木香调达之，调气须用木香。又云：气刺痛皆属火。降火药中加枳壳、乌药，破滞气须用枳壳。气从左边起者，肝火也，宜疏肝清火。忧而痰气，宜香附、瓜蒌、半夏、贝母、山楂。解五脏结气，益少阳经血，宜炒山栀。妇人性执，故气痰为多，宜正气天香散，论自河间。因死血而痛，桃仁、红花、归头，阴虚气滞，佐知柏，或四物汤。丹溪曰：郁有六，气血湿热痰食也。气郁，胸胁痛，脉沉而涩，宜香附、苍术、抚芎；血郁，四肢无力，能食便红，先亦多见胁痛，其脉芤，便红久，多见虚芤，血郁之久亦多沉滞有力，宜桃仁、红花、青黛、川芎、香附；湿郁，周身走痛，或关节痛，遇阴寒则发，其脉沉细，宜苍术、川芎、白芷、茯苓；热郁目瞀，小便赤，其脉沉数，亦有不数者，只沉而有力，宜山栀、青黛、香附、苍术、抚芎；痰郁，动则喘，寸口脉沉滑，宜海石、南星、香附、瓜蒌；食郁，嗳酸嘈杂，腹满不能食，右寸脉紧盛，宜香附、苍术、山楂、神曲。诸郁药柴胡亦可。春加防风，夏加苦参、厚朴、山栀为稳，秋冬加吴萸、香附亦妙。苍术、抚芎总解诸郁，越鞠丸治郁总方。凡郁在中焦，用苍术、抚芎开提其气以升之。假令食在气上，气升则食自下矣。

胀　满

《经》云：太阴所至为中满。五脏主脾。又云：诸湿肿满，皆属脾土。六气主湿。又云：清气在上则生飧泄，浊

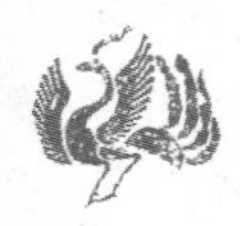

气在下则生胀满䐜。湿热壅逆。又云：脏寒生满病。《灵枢》云：胃中寒则胀满，胃寒则凝结。又云：因于气为肿。谓阳气所致。《灵枢》云：胃病则大腹水肿。凝郁者胀，浮溢者水。又云：病胀，按之不痛为虚，痛者为实，可下之。故《伤寒论》云：按之心下满痛者，此为实也，当下之。且云：腹满时减，复如故，此为寒，当与温药。然胀满皆由脾肾内伤，积渐而成，故虚者多，实者少，百惟一二，寒者多，热者少，暴胀，满头面皆浮，间有热症。盖以虚寒则壅滞，实热则流汗也。东垣曰：因饮食劳倦，损伤脾胃，始受热中，末传寒中，皆由脾胃之气虚弱，不能化运精微而制水谷，聚而不散而成肿满。《经》曰：腹满䐜胀，支膈胁胠，下厥上冒，过在太阴、阳明，乃寒湿郁遏也，《脉经》所谓胃中寒则胀满是也。胃中寒则前身皆寒。《灵枢经》云：腹胀大便不利，只走胸噫，喘息喝喝，取足少阴。取者泻也，宜以辛热散之。

治法

治胀宜分浅深。胀在皮肤经络之间者，饮食如常；胀在肠胃肓膜之间者，则饮食减少。其气壅塞于五脏，则气促急，不食而病危矣。故病在表易治，入腑难治，入脏不治。

次分虚实寒热。脏腑之气不虚，被邪填塞不行者，为实；气本不足，因邪所壅者为虚。实者祛之，虚者补之，寒者热之，热者寒之，结者散之，留者行之。《经》云：平治权衡，去宛陈莝（下），开鬼门（汗），洁净府（利小便），宣布五阳，巨气乃平，此之谓也。每见俗工专守下

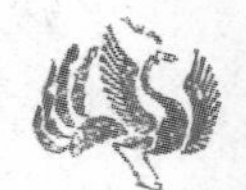

之，则胀已一法，虽少宽一二者，邪后复聚，遂至不救，可胜叹哉。

大抵治满以补脾为主，疏郁行气佐以平胃散、藿香正气散、二陈汤、木香流气饮，行水佐以五苓散，定喘平气无如五皮五子饮、泻白散、青龙汤加苍术、白术，温中散寒、行滞破坚无如木香、豆蔻、厚朴、槟榔，运动无如升柴、白蒺藜、独活。《经》云：浊气不降，以苦泄之。果如郁热，如便闭燥渴，黄连、滑石皆可用。然胀属危疾，汤如大剂芪术、木香、豆蔻，丸如《金匮》济生急救，亦有得愈者。然阴络伤后，多致吐血，不知者以为桂附之误，故须预言之于前也。此症十无一生，亦有坚牢胀大，服济生罕效者，亦有以大戟、芫花利之有下血水者，腹胀少宽，急进芪术、桂附大温补之。胀之始必先腹痞闷，或脐渐突，腹皮惨黄而纹色光白，有喘急不能卧，不及半月即毙者，饮食少，沉困着床。有腹大能食，延及一年二年方死者，总之难救之症。

诊法

脉盛而紧大坚以涩，皆胀也。关上脉虚则内胀，胀脉浮大洪实者尚可治，沉细微弱者多不治。紫虚所云：胀满脉弦，土制于木，湿热数洪，阴寒迟弱，浮为虚满，紧则中实，浮大可治，虚小危极。

论胀满之由

《经》云：太阴所至为中满。又云：太阴所至为蓄满。又云：诸湿肿满皆属脾土。《论》曰：脾乃阴中之太阴，

同湿土之化，脾湿有余，腹满食不化。天为阳为热，主运化也。地为阴为湿，主长养也。无阳则阴不能生化，故云脏寒生满。病色苍黄，腹筋起，此其候也。因饮食劳倦，损伤脾胃，始受热中，末受寒中，皆由脾胃之气虚弱，不能运化精微而制水谷，聚而不散而成肿满。《经》曰：腹满膜胀，支膈胠胁，下厥上冒，过在太阴、阳明，乃寒湿郁遏也，《脉经》所谓胃中寒则胀满是也。胃中寒则身以前皆寒。《灵枢·胀论》多言由厥气在下，寒气逆上而为胀也。

厥气在下，荣卫留止，寒气逆上，其邪相攻而气相抟，乃合为胀也。又云：病胀所谓上走心为噫者，阴盛而上走于阳明。阳明络属心，故上走心为噫。所谓食则呕者，物盛满而上溢故呕；所谓得后与气则快然衰者，阳气行也。《经》云：清气在下则生飧泄，浊气在上则生胀满。此阴阳反作，病之逆从也。

又云：下脘不通则胃气热，热气蒸胃，故内热下脘者，幽门也。人身上下，有七冲门，皆下冲上也。幽门上冲吸门。吸门者，会厌也。冲其吸入之气，不得下归于肾肝，为阴火，动而相拒，故咽膈不通，致浊阴之气不降，胃之湿与客阴之火皆在其中，则腹胀作矣。治在幽门。使幽门通利，泄其阴火，润其燥血，生新血，吸门不受邪，则浊阴浑归于地矣。故《经》云：中满者，泄之于内，此法是也。此治膈与胀少验。然不知东垣助胃中生发之气，薛新甫济生肾气丸大温其下，浊阴之散，多有重活者。

寒者痿黄羸瘦溏泄，热者面目浮肿。不痛为虚，久胀无痛，痛者为实，胀前有痛。大抵寒胀多而热胀少，胀之始必先腹痞闷，或腹旁一块硬，或脐渐实，腹皮燥黄而纹

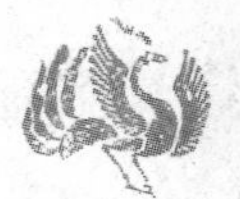

色光白，有肿不及半月、一月即毙者，必饮食少，沉困着床。有腹大能食，延及一年二年方死，总之难救之症。

治法

治胀宜分浅深。胀在皮肤经络之间者，饮食亦如常，其在肠胃盲膜之间者，则饮食减少，其气壅塞于五脏，则气促急，不食而病危矣。故病在表者易治，入腑者难治，入脏者不治。其次又分虚实寒热。脏腑之气不虚，被邪填塞不行者为实，实胀十无二一；气本不足，因邪所壅者为虚。实者祛之，虚者补之，寒者热之，热者寒之，结者散之，留者行之。《经》云：平治权衡，去菀陈莝（下），开鬼门（汗），洁净府（利小便），宣布五阳，巨气乃平，此之谓也。每见俗工专守下之，则胀已一法，虽少宽一二日，邪复后聚，遂至不救，可胜叹哉。

胀由风寒暑湿外因者，藿香正气散、平胃散；七情郁结者，五膈宽中汤、木香流气饮；忧思太过，苏子汤；失饥伤饱，痞则吞酸，早食暮不能食，名谷胀，大异香散；或饮食伤，水谷聚而不化，此寒阴郁遏而胀，香砂调中汤。

脾土受湿，不能制水，水溃于脾胃，溢于皮肤，漉漉有声，怔忡喘息，名水胀，大半夏汤。

湿热内甚，心腹胀满，小便不利，大便滑泄及肿大，橘皮汤。

瘀蓄死血，桃仁、木香；气实者，酒大黄；劳倦所伤，脾胃不能运化而胀者，补中益气汤、六君子汤；寒滞加木香、桂；大病或泄利后生胀者，化滞调中汤、参苓白术散加木香、桂。东垣治胀，以升柴引发清气，以苍术、厚朴、

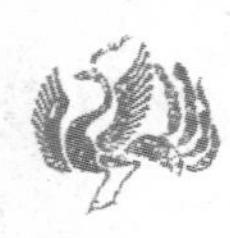

木香、豆蔻之辛苦大温通顺滞气，以人参、当归、陈皮调和荣卫，以半夏、生姜消散中寒。浊气不降，以苦泄之，吴茱萸之苦热，泄之者也。气之薄者为阳中之阴，引浊阴下降，茯苓、泽泻是也，散之泄之，上之下之，使清浊之气各安其位也。

《灵枢经》曰：腹满大便不利，上走胸臆，喘息喝喝，取足少阴者泻也。宜以辛热散之，良姜、肉桂、草豆仁、益智仁、升麻、厚朴、独活，又方白术、泽泻、吴茱萸。唇焦舌燥，便闭，觉有郁热者，茱炒黄连，滑石亦可间用。腹满，病在脾，土寒疏郁，运气补脾，莫如平胃散、藿香正气散、二陈汤；行水莫如五苓散；定喘平气，莫如五皮五子饮、泻白汤、青龙散加苍术、白术；行滞破坚，莫如木香、豆蔻、厚朴、槟榔，舟车丸、蓬术丸不可轻用。汤则大剂芪术、木香、豆蔻，丸则《金匮》济生，亦有得愈者。然阴络伤后，多致吐血，不知者以为姜附之误，故预先言之。

此症十无一生，亦有坚牢胀大，服济生罔效者，乘早以大戟、芫花利之，有下血水者，腹胀少宽，急进芪术桂附大补。

损庵治一人胀满，大发烦燥渴，面赤不得卧而足冷，此由酒后入内，精气溢下，邪因上逆，则阴气在上，故为䐜满，上焦之阳因下逆之邪所迫，壅塞于上，故发烦躁，用附子、吴茱萸、人参冷饮之，明日愈矣。

脉

脉盛而紧，大坚以涩，皆胀也。关上脉虚则内胀，胀脉浮大洪实者尚可治，沉细微弱者多不治。

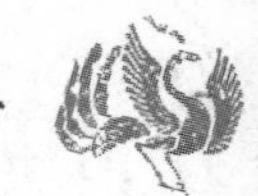

气喘之由

肺主气，主持诸气，呼随阳出，气于是升，吸随阴入，气于是降，一升一降，阴阳乃和。一或有伤则其气逆而上行，冲急呼吸之息，不得宣通，则喘喝之病生焉。《素问》有曰病音，有曰病鸣，故历代俱用调气之法。至河间谓：火热为阳，主乎数急。热则息数气粗而为喘也。《病机》云：诸逆冲上皆属于火，则河间诚得其旨矣。然诸邪皆能致喘，不特火也。故曰：胃络不和，喘出于阳明之气逆，真元耗损，喘生于肾气之上奔，故有外因风寒暑湿，有内因气血痰血，有虚，正气不足，有实，邪气有余。由痰火内郁，风寒外束者多，非此多属危笃，其症促促气喘，喝喝息数，张口抬肩，摇身撷肚是也。

辨症

丹溪云：喘因气虚，火入于肺，邪之所凑，其气必虚。有痰者，有火炎者，有水气乘肺者，有阴虚自小腹下起而上逆者，有气虚而致气短者，有大喘急疾痰涌者，亦气大虚。外感风寒暑湿，其脉人迎大于气口，必上气急，不得卧，喉中有声，或声不出。盖形寒饮冷则伤肺，喘烦，心胸满，短气，不能宣通也。

复庵曰：火炎者，乍进乍退，得食则减，食已则发。大概胃中有实火，膈上有稠痰也。心火刑肺，咳嗽喘呕，痰涎壅盛，胸腹痞满，咽嗌不利。

《经》云：不得卧，卧则喘者，是水气之逆也。东垣云：病人有不眠，瞑则喘者，水气逆行，上乘于肺，肺得水而

浮，使气不得流通，故作喘，多作肿。膈间支饮喘满者，心下痞坚，面色黧黑，其脉沉紧者，实也，不紧者，虚也。

复庵曰：痰喘，凡喘便有痰声。又有哮喘，亦皆主痰，遇冷即发，遇秋冬则甚。喘促，喉中如水鸡声者是也。

哮喘多由伤冷，痰积胸中，或由积而成热，痰黏如胶，气与痰相引，逆击为声，累愈累发，以胸中未尽之痰，复与新味相结，哮必更作，有积年经月而不愈者，久而虚，多作浮肿，不治。

气虚发喘者，必自汗。阴虚发喘者，疾行则喘，静坐则喘息。其症肺积则喘而不已。《难经》云：肺之积名息贲，在右胁下，如久不已，令人喘咳，发肺痈。

胃喘则身热而烦。盖阳受邪则入六腑，入腑则身热不得卧，上为喘呼。连经则生，连脏则死。

肾喘则呕咳上气。盖阴气在下，阳气在上，诸阳气浮，无所依从。故上气喘谓气不纳，其脉右寸气口沉重，此肺实也，必胸满仰息，咽塞欲呕，自汗；若气口浮软，此肺虚也，必咽干，无津少气；左尺大而虚，此肾虚也，必先觉呼吸气短，两胁胀满；右寸沉紧，此寒邪症也，必呼吸不利；脉虚浮者，暑也，必喘喝而烦。

《病机》云：诸病喘呕皆属于上。东垣辨云：伤寒之邪变热攻肺，故热属于上。如内伤积热，膏粱之家，爱养小儿，而为喘咳，乃冲脉之火行于胸中而作也。系在下焦，非属上也。余因谓风寒之邪虽属外因，变热攻肺即同内治，内外上下，唯圆机者得之。

华陀云：肺气盛则喘。《活人》云：气有余则喘，皆指邪入于肺而言也。故海藏云：使肺气果盛而有余，则清肃

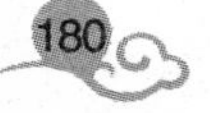

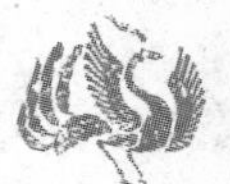

下行，岂复有喘乎。东垣补中益气汤治气高而喘，正治肺不足耳（以脉洪大而虚）。诸喘大是危症，或久病气脱，或劳瘵将尽，如伤寒汗下后喘，大吐血后喘，产后荣血暴竭为孤阳绝阴，小儿痘后大喘为里虚毒攻，皆不治。故《脉经》云：喘逆上气，脉数有热，不得卧者难治。又云：上气，面浮肿，肩息，脉浮大者，死；上喘下泄者，死。汗出如油，喘而不休者，肺绝也。

治法

外感多脉浮大，宜解表而喘自除（无汗而喘），宜羌活汤、神秘汤、二陈加表散。

审是湿者，渗湿汤、麻黄苍术汤；暑者，白虎汤，或配二陈；风痰上逆者，此风半属内，脉多浮滑，治先降气，气降则痰自清，二陈加痰药；大喘，白虎汤加瓜蒌、枳壳、黄芩，不可作胃虚，投以燥热药；火炎上急者，脉多洪数，二陈加参连、栀子，甚则石膏；水气作喘者，脉沉涩，宜小青龙汤、半夏汤；或不得卧，卧则喘，宜神秘汤。

支饮不得息，木防己汤；实者，葶苈泻肺汤；七情郁结，上气喘急，宜四磨汤、四七汤。

气上逆而喘者，苏子降气汤。

娄全善云：定喘大宜豁痰。【喘宜人参。】余用人参半夏丸累效。人参益肺，半夏降逆。

阴虚上炎火者，脉细数，丹溪用四物加知柏。损庵谓：地黄泥膈，不若天冬、麦冬、地骨皮、紫菀、桑皮、贝母、枇杷叶清润之品补阴降火。

仲景曰：火逆上气，咽喉不利，麦门冬汤。气虚及病

久者，脉软弱无力，所谓肺虚则少气而喘，宜补中益气、六君子、生脉散；【元气大虚用参芪大补，亦有生者。】真气暴脱，痰如涌泉，身汗如油者，大剂人参、麦冬、五味，倍黄芪，亦有生者。虚脱便宜姜附。

喘而自汗兼腹痛，脉沉实者，里实也，可微下之。娄全善云：凡下痰定喘诸方，施之形实，有痰者可也。若虚者，下之必剧而死。

哮主于痰，丹溪云宜吐，有用紫金丹劫寒痰者。然治哮必用薄滋味，不可纯用凉药，必带表散，一属寒包热火，仲景越婢加半夏汤；或先微下其积，以温补继之，一属中外皆寒，东垣调中益气加吴茱萸汤，甚则大温快气而效，久则必宜参芪温补兼降气。《活法》云：大抵新病是气实，泻白散，须知暴病多大虚证；久病是气虚，人参、五味、生脉饮类。喘未发时以养正为主，已发时以攻邪为先。外邪则祛散之，热火则清降之，气郁则调顺之，虚寒则温补之，然不治者什有九也。

诊法

上喘脉滑，手足温者生；脉涩，四肢寒者死。两寸脉下陷者死，脉浮大者危，数而有热皆难治。右寸沉实为肺实，左尺大为肾虚。

呕吐干呕、吐食、吞酸吐酸、呕苦、呕清水、吐涎沫、吐蛔、吐利

呕吐者，饮食入胃而复逆出也。有声无物谓之呕，有物无声谓之吐，呕吐谓有声有物，胃气有所伤也。然呕吐

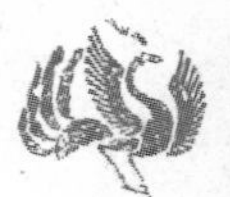

皆属于胃。胃者，总司也。其源多由中气虚冷，或寒气客胃，或气郁所格，或停饮积食。又有胃热上冲者，有因蛔动者。大抵寒多热少，虚多实少，宜分上中下三脘之别。上焦食入即吐，法天之阳；下焦食晬时乃吐，法地之阴；中焦食已乃吐，法气交之分。洁古云：上焦吐皆从于气，中焦吐皆从于积，下焦吐皆从于寒。然三者皆病机所互有，不可太拘。

治法

呕有声无物，宜生姜橘皮汤。《金匮》云：干呕哕厥者，橘皮汤；吐有物无声，宜生姜橘皮半夏汤或小半夏汤。《金匮》云：诸呕吐谷不得下者，小半夏汤；卒呕吐，心中有水，眩悸者，小半夏加茯苓汤（《金匮》）或茯苓泽泻汤。呕为气逆，吐多胃寒，皆宜温散，故孙思邈云：生姜，呕家之圣药也。理气温中，如二陈汤、理中汤、平胃散、胃苓汤、香砂橘半、藿香正气之类，吐泻或藿乱尤宜藿香正气散；久吐胃虚，宜理中、六君子加丁香、豆蔻；虚寒则益以干姜、吴萸，甚则附子。

食积多与寒气相格，或作痛，或先痛后吐，或先吐后痛，或作痞，宜行气消积，二陈、平胃、六君加木香、槟榔下保和丸，或曲柏枳术丸；气郁多胸膈痞满，不食常饱，食则常气逆而吐，宜二陈、香砂、豆蔻或越鞠丸顺气开郁。

挟痰饮者，多属胃虚痰症，如粥药入口即吐，痰气阻在咽膈，或遇冷即吐，宜二陈、六君、保和之类。

风痰，几几欲吐，多兼眩晕麻木，宜半夏白术天麻汤加南星、木香，治风安胃。

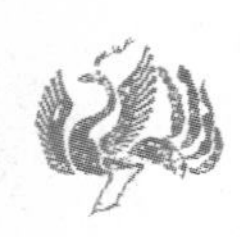

饮症如或悸或眩，渴欲饮水，水入即吐，或常吐清水，又须知虚寒多有此样，不独饮也，《金匮》五苓散加生姜，《千金》亦本之。胃虚不克饮食所致，治以温热。故知呕吐多由胃寒，脉弱小而滑，或弦而迟，必喜热。恶寒或由中寒，或由食冷所致，宜治以甘热，紫沉丸、理中丸之类；在伤寒，则由汗下里寒，不可误作少阳半表半里，急宜大温之，过五天多变阴。《金匮》云：呕而胸满者，吴茱萸汤。又干呕，吐涎沫，头痛者，吴茱萸汤。又呕而脉弱小便利，身有微热见厥者，四逆汤。然亦有胃热气冲，食已暴吐，或喜冷恶热，烦躁饮水，或口苦舌干，脉洪滑而数，小儿胃热食积多病此，有经年者，宜橘皮竹茹汤、枇杷叶饮清胃利气之属。在伤寒为半表里，胸中有热，或生姜半夏泻心汤。《金匮》云：呕而发热，小柴胡汤。亦有呕吐不止，或腹满痛，或燥结不通，亦有微下之而愈者，亦必木香、槟榔之属，与和中利气，加大黄也。仲景用甘草大黄汤治食已即吐是也。然仲景又云：病人欲吐者不可下。又云：呕多，虽有阳明经症不可下。终以病在上，下之为逆。

按：呕吐一症，旬日之间自宜辛散，顺气和中，久则必宜温补，壮胃消积。初宜开散者，参术似滞气，久则辛散，又病耗气矣。津液亡者多作渴，又不可因渴为热下；虚者多气冲，不可因冲为火。且如胸中虚热，得五谷之阴以和之，则呕哕自止，即或有痞窒，多属虚气所致。所谓老衰久病，补虚为先，温补中消，佐推扬，谷气自舒，故多有用大温补而痞塞须消者。温补不愈，多成反胃，老人多成噎膈。妇人死呕吐者尤多，所谓男子怕泻，女子怕吐是也。

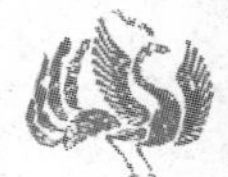

附吞酸吐酸呕苦论

夫酸者，肝木之味也。由火盛制金，不能平木，则肝木自甚，故为酸也。

东垣曰：《病机》云：诸呕吐酸皆属于热。此上焦受外来客邪也。若杂病吐酸，盛则酸水侵其心，不任其苦，此西方肺金收气之味，以大辛热疗之必减，病挽作热攻之误矣。盖杂病醋心，浊气不降，欲作中满，寒药岂能治之乎。丹溪曰：吐酸由平时津液随上升之气郁而成积，成积既久，湿中生热，故从木化，非热而何。宜生料平胃散，有热则俱酸丸。内郁既久，或得香热汤丸，津液宣行而渐解。《素问》言其本，东垣言其末也。愚意上古论病多是治邪，故言热，后世虚人致病者多，故非温中壮气则湿热亦无由去，故东垣言寒者，反经语而深经意也。如昔云中脘有饮则嘈，有宿食则酸，亦未常无郁热，而治必辛热乃效，故言热者其机也，用热者其治也。

有常嗳宿腐，气逆，咽酸水者；亦有每晨吐清酸水数口，日间无事者；亦有膈间常如酸折者。多由饮食伤，或气郁，或酒癖停饮，宜平胃、二陈、越鞠之类加吴茱萸，人虚胃冷加吴茱萸、丁香。然吞与吐虽稍异，治法亦同。大抵吞多郁，而吐多痰也。胃虚人口吐酸水不止，以六君、理中补之，吞酸多成噎膈之症。其症自愈，老弱人久患。《经》云：善呕，呕有苦，长太息，邪在胆，逆在胃。胆液泄则口苦，胃气逆则呕苦。又云：阳明之胜呕苦，治以苦温、辛温。

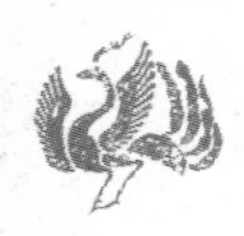

吐　　蛔

仲景以吐蛔为胃冷，名蛔厥，宜理中，去甘草，加蜀椒，吞乌梅丸，皆温法也。间有热者，因饮食过伤，热郁而致之，又宜清下，然百中二三。

辨九虫形状

一曰伏虫，长四寸，为群虫之长；二曰蛔虫，又曰长虫，动则吐清水，出则心痛，贯心则杀人；三曰白虫，长一寸，白虫相生，子孙转大，长至四五寸，或因脏腑虚弱而动，或因食甘肥而动，其发动则腹痛，发作肿聚，去来上下，痛有休息，亦攻心痛，口喜吐涎及吐清水，贯伤心者死；四曰肉虫，状如烂杏，令人烦满；五曰肺虫，状如蚕，令人咳而声嘶；六曰胃虫，状如虾蟆，令人呕逆，吐，喜哕；七曰弱虫，状如瓜瓣，又名隔虫，令人多唾；八曰赤虫，状如生肉，令人肠鸣；九曰蛲虫，形至细微，状如菜虫，居洞肠之间，因脏腑虚弱而致，发动则为痔，为疥癣，因人疮处以生，诸痈疽癣瘺疥，龋虫无所不为。谷道虫者，由胃弱阳虚而蛲虫下乘也。谷道，肛门大肠之候。蛲虫者，九虫之内一虫也，在于肠间。若脏腑气爽则不妄动，胃弱肠虚则蛲虫乘之。轻者或痒，或虫从谷道中溢出，重者侵食肛门疮烂矣。

诊法

阳紧阴数，其人食已即吐，阳浮而数，亦为吐。寸口

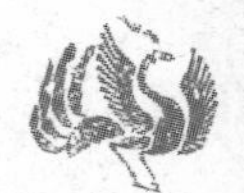

脉细而数，阳微膈气虚也，为呕吐。脉紧而滑者，吐逆；浮而洪为吐逆。沉而实为积，沉而迟为寒。关上脉浮大，为风在胃中，食欲呕；脉小弱而涩，胃反。脉洪大者，微涩欲脱者，皆难治。呕吐大痛，色如青菜叶者死。《外台》云：虫脉当沉弱而弦，今反洪大，即知蛔虫甚也。

反胃　噎膈此亦呕吐之别名也

反胃之由，《金匮》云：发汗令阳微，膈气虚。今胃中多由七情，不独在汗。脉乃数，数为客热，今反胃膈病脉多缓弱。不能消谷，胃中虚冷，其气无余，朝食暮吐，变为反胃。巢氏云：荣卫俱虚，停水积饮在胃脘，即脏冷。脏冷则脾不磨而宿食不化，其气逆而成反胃，则朝食暮吐，甚则食已即吐，可见不独是热。若噎膈一症，从来引《内经》“三阳结谓之膈”一语。三阳者，大肠、小肠、膀胱也。以血液俱耗，胃脘枯槁，前后热结而闭塞。今膈家结塞多由虚冷，下既不通，必又而上行，故王太仆云：食不得入是有火也，食入反出是无火也。此膈噎反胃所由辨也。今则朝食暮吐，暮食朝吐，谓之反胃；食不能入，气噎不下谓之膈。东垣云：堵塞咽喉，阳气不得出者曰塞，阴气不得下降者曰噎。夫噎塞逆于咽喉之间，令诸经不行则口开目瞪，气欲绝，治以吴茱萸汤，他药不能代也。分上中下三焦。或咽喉窒塞，水饮可下，食不能下，其病在吸门，或食稍下则胃脘痛，须臾吐出，其病在贲门，此上焦之膈也，名之曰噎；或食物可下，良久复出，其病在幽门，此中焦之膈也，名之曰膈；或朝食暮吐，暮食朝吐，其病在

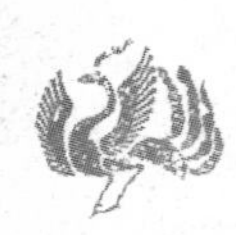

阑门，大、小肠之间，此下焦之膈也，名之曰反胃。膈既有三焦之别，又有十膈五噎之名，辨愈晰而反滋惑矣。大抵噎多老人患之，所谓少无噎膈，老无劳。昔人五十病噎膈，今之人四十病者多矣。有粥饮可下而不能饭者，久之粥亦不能；有肉食可下，而唯米谷不可下者；有吐者，有不吐，而但呕清水者；有食入膈中微痛，有不痛者；有呕痰者，或见瘀血数口者；有闭结者，有不闭结者，虽不闭结，粪必细小；有变泄脱者，或痰与饮，或食与血阻碍升降之气者，脉必沉而滑，或沉而涩，二陈、香附、贝母、莱菔子、山楂、木香之属，或佐以滋血生津，当归、麦冬、红花、桃仁，此世所谓平和无忌者也。东垣则先用辛甘气味俱阳之药引胃气，以治其本，加开堵塞之药，以泻其标也。以补中益气汤加减，寒月加辛热，夏月加酒黄柏皮，以泻阴火之上逆也。若《局方》多用辛香大热之剂，加丁沉透膈散、五膈宽中散，温气而复其阳，与东垣补中而使自运皆为确论，而后人病其壮火[①]食气，必谓噎由于膈中血槁，连于四物滋阴，与丹溪人乳、牛乳、童便、枇杷叶、薤汁、竹沥，近用芦根汁，概治诸膈奚可哉。如河间以三一承气利之，子和以酸苦涌痰，尤宏之远。

然胃反少壮人多有之，或经年不愈，或每年屡发，则动经旬月，此则胃冷积气，与痰郁为病，皆不死。惟噎膈中年后人方病之，其始也或由食下即膈微痛，或时呕清水，或食入呕吐，每日数发，或五七日一发，渐成噎塞，或方食时一口梗噎便成不治。始或尚能粥饮，久之或则酒数杯，

---

① 火：原作大，据《素问》当作火。

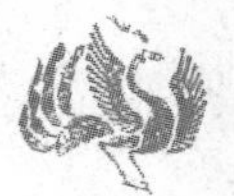

清清延有数月者，或数日而一进粥饮者，有延半年、经年者，手足遂冷，粪如羊屎，沫大出，皆不治。人多服药不起者，皆归咎辛香诸药，不知即用润养，亦百无一生者也。

不食喜食

东垣云：胃中元气盛则能食而不伤，过时而不饥，脾胃虚则不能食而瘦，故治宜纯用补剂，异攻散，兼痰者，六君子；若脾胃虚寒，理中加附子；坎中不温，不能上蒸脾土，中和失布，中州不运，胸膈痞塞，食不消而溏泄，四神、木香八味丸。至于伤食恶食，此为暂病，必有吞酸噎腐之症，非与久病虚人比也。

不能食　不喜食

不能卧者虚也，不能食者亦虚也。东垣云：胃中元气盛则能食而不伤，过时而不饥，脾胃虚则不能食而瘦。故不能食、不喜食皆作虚论。

罗谦甫云：脾胃弱而饮食难任者，不可概用克伐，宜异功散补之，自然能食。

若脾虚寒而不进食者，附子理中汤；有痰者，佐二陈汤；心肾虚致脾气不足以运者，鹿茸滋肾丸之类。此严用和所谓：坎水不温，不能蒸脾土，冲和失布，中州不运，是故胸膈痞塞，或不食而胀满，或食而不消，大便溏泄，又宜滋肾为急也。夫脾为五脏之母，土为万物之根，安谷则昌，绝谷则亡。

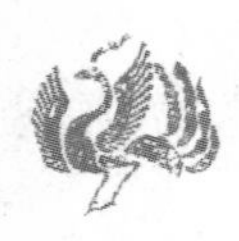

痰　饮

饮与痰同因脾湿而为病稍异，饮多清水而痰多稠黏，饮多吐，痰多咳也。《金匮》论饮有四：有痰饮，其人素盛，人瘦，水走肠间，沥沥有声者；有悬饮，饮后水流胁下，咳唾引痛；有溢饮，饮水流水归于四肢，当汗出而不汗出，身体疼痛者；有支饮，咳逆倚息，短气不得卧，其形如肿。而总谓之留饮，在胸则咳喘短气，胸满吐涎而渴，在心下则悸呕，痞坚而满，在胁则支满而痛，在头目则眩冒，在四肢则疼重，历节作痛，发则背疼腰疼，目泣出，振振身润，或背寒如掌大，皆饮家之症也。《金匮》云：水在心，心下坚筑，短气；在肺，吐涎沫，欲饮水；在脾，少气身重；在肝，胁下支满，嚏而痛；在肾，心下悸。其因原于胃寒，阳之运布不周，水得停积而成诸症。《经》云：饮入于胃，游溢精气，上输于脾，脾气散精；上归于肺，通调水道；下输膀胱，水精四布，五经并行。安得有所谓成痰饮者也哉。故仲景云：当以温药和之也。至于痰亦有动于脾湿，多由脾气不足，不能致精于肺而瘀结以成，故治痰先补脾，脾复健运之常而痰自化。然亦挟诸因以起，有因风而生者，如中风卒仆，眩晕，瘫痪，语涩舌强之类；有因热而生者，如癫狂躁扰，懊侬怔忡，头风烂眼，燥结惊眩之类，其痰必稠黄，经年喜吐，畏热喜凉，膏粱积热，肥盛人多患之，患后多中风；有因惊而生者，如癫疾惊痫之类；有因寒而生者，如呕吐不食，痞闷之类；有因气而生者，如胸膈闷满，胸脊刺痛，走注不定之类；有食积多

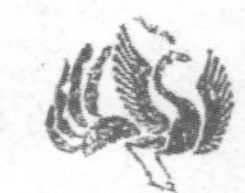

饮而生者，如噎气吞酸之类，多成疟痢；有阴虚而生者，阴火上炎，肺受火侮，不得清肃下行，由是津液凝浊而生痰，不生血；有肾虚而不能纳气归原者，出而不纳则积，积而不散则痰生焉。总是脾家水谷之液健运而分布肃清，则为气，为血，实四肢，行经络而归脏腑。【须细分虚实，不可概用攻痰之药。】一为邪壅，则神机闭塞，津液凝浊，瘀痰留结，此为实痰，脏腑气虚不能运磨生化水谷，所入皆成痰浊，此为虚病，治之者宜详辨之也。

治法

痰饮胸胁满，目眩短气，参桂术甘汤。

悬饮内痛，脉沉弦，十枣汤。

溢饮当发汗，大小青龙汤。

支饮苦冒眩，泽泻汤。

呕渴，小半夏汤。

卒呕吐，心下痞，眩悸，半夏茯苓汤。

脐下悸，吐涎沫而癫眩，五苓散。

喘满痞坚，其人欲利，利反快，脉伏，甘遂半夏汤。

脾虚生痰，脉细软，痰清，体倦酸软，或沫多，此气虚不能摄涎，六君子汤，或补中益气加半夏、茯苓、益智。

湿痰，体重嗜卧，腹胀，食不化，脉细，白术丸、二陈汤。

风痰，脉弦面青，股满便秘，川芎防风丸、水煮金花丸。

热痰，脉洪面赤，烦热，唇口干燥，黄芩利膈丸、指迷茯苓丸，甚则滚痰丸。

惊痰治见痫癫。

气痰，苏子降气汤、导痰汤。善治痰者，不治痰而治气，气顺则一身之津液亦随气而顺，故不问何痰，皆当顺气为先也。

寒痰，理中丸、化痰汤。

食积痰，清气化痰丸。阴虚水化为痰，六味丸，门冬、贝母、枸杞之属。

肾虚不能纳气，八味丸。

愚按：治痰湿者燥之，星半、二术之属；燥者润之，瓜杏、贝粉之属。枳实泻痰能冲墙倒壁，黄芩治痰假其降火，花粉治膈上痰，海石软坚治顽痰，胁痰非白芥子不去，四肢痰非竹沥不行，顺气非苏子、木香、卜子、杏仁不达，瓜蒂控涎痰，滚泻之于内，此皆古人治痰大要。然如气虚中冷，肾虚诸痰，不宜治痰，大宜温补，否则多致肿胀、反胃、脾泄诸不救之症，而风热诸症又贵宜治风清热。若痰一闭而不行，则风燥内闭，辄发中风背疽矣。又痰饮变见诸症，治其变症自愈矣。散见各门，不复烦引。

脉

滑主多痰，弦主留饮，热则滑数，寒则弦紧，浮滑兼风，沉滑兼气，食伤短疾，湿留濡细。

痰饮之由[①]

损庵云：《经》曰：饮入于胃，游溢精气，上输于脾，

① 底本无，据文意补。

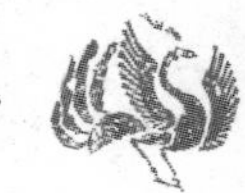

脾气散精；上归于肺，通调水道；下输膀胱，水精四布，五经并行，安有所谓痰哉。痰之生由于脾气不足，不能致精于肺而瘀以成焉者也。故治痰先补脾，脾复健运之常而痰自化矣。愚因谓：今人云百病多生于痰者，谬也。病笃则痰起，可见之矣。故庞安常曰：人身无倒上之痰，天下无逆流之水。故善治痰者，不治痰而治气，气顺则一身之津液亦随气而顺矣，并宜苏子降气汤。盖病则气壅而不能施化，或气弱而不能流行，痰由所生。故治痰少分虚实可也，理气治脾其本矣。昔贤云：痰皆动于脾湿，寒少而热多。此似指痰火痰嗽者而言，俗所谓津液所结，火炼成痰也。如痰饮，或痰呕，或痰沫，或久吐痰，寒者多而热者少也，故《金匮》、《千金方》多用温药，损庵、立斋治案尤多参术大补取效。

辨症

丹溪云：痰之源不一，有因风与寒而生者，有因暑与热而生者，此外因也；有因气与惊而生者，有积饮或多食而生者，有伤冷物而成者，此内因也。有脾虚而成者，有阴不足，火上逆而成者，以上虚损。风痰多眩，暗风；暑痰头疼晕眩，黄疸；热痰，烦躁懊侬；冷痰，骨痹，四肢不举；气痰，攻注走刺不定；酒痰，饮酒不消，但得酒次日又吐。脾虚生痰，食不美，反胃呕吐；血虚，阴火生痰，痰稠而夹嗽，宜清润之剂。按：风寒自属外感，暑热宜用清火，惊气，安神理气，饮食，消导治积，脾虚归内伤，阴火归劳瘵，痰嗽治嗽，痰血治血，似不必另立此门。惟不甚挟他症而久痰饮为苦者，拈出二陈、导痰数方可耳。

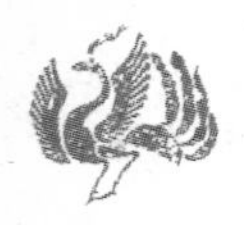

又云：风痰，脉弦面青，四肢满闷，便溺秘涩，心多躁怒，川芎防风丸；热痰，脉洪面赤，烦热心痛，唇口干燥，小柴胡加半夏。按：风热之痰，当治风清热。痰不足为病也，一无痰而风燥内闭，辄发中风背疽矣。

湿痰，脉缓面黄，肢体沉重，嗜卧痞闷，白术丸；气痰，脉涩面白，气上喘促，洒淅寒热，悲愁不乐，桔梗汤；寒痰脉沉，面色黧黑，足寒而逆，姜桂丸。又按：寒湿气之痰皆由脾肺久弱，肾气虚寒，此不独治痰，大宜温补，啓则多致肿满、反胃、脾泄诸症，故所重又不在审辨其痰矣。

治法

《金匮》云：其人素盛今瘦，水走肠间，辘辘有声，谓之痰饮，当以温药和之。又云：心下有痰饮者，桂苓甘术汤；饮后水流在胁下，咳唾引痛，谓之悬饮，十枣汤。丹溪云：药太峻，以小胃丹代之，虚人不可；饮水流行归于四肢，当汗出而不汗出，身体疼重，谓之溢饮，大小青龙汤，然亦宜加减；咳逆倚息，短气不得卧，其形如肿，谓之支饮。又云：呕家本渴，今反不渴，心下有支饮故也，小半夏汤。又云：心下有支饮，其人苦冒眩，泽泻汤。此便是仲景发表攻里和解之法。痰饮流入四肢，令人肩背酸疼，两手软痹，以风治不效，宜导痰汤加木香。如头风眉棱角痛，亦有治痰而愈者。肥人中年后，多有两臂痰块百十壅结皮肤者，此亦气火所滞，与前两项虽曰宜治痰，亦宜兼理气清热耳，此亦皆系有余之症。平居皆无他事，只有痰数口或清或坚，宜二陈汤、小半夏茯苓汤，此脾湿也；

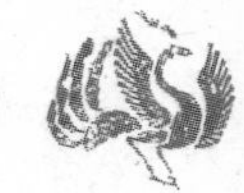

亦有坐处卒吐痰涎满地，其痰不甚稠黏，只是沫多，此气虚不能摄涎，宜六君子加益智；居常身体倦怠，手足酸软，痰涎清薄，此脾虚挟痰，六君子汤，或补中益气汤加半夏、茯苓；肾虚不能纳气归原，出而不纳，则积滞而痰多成焉，宜八味丸，此皆不足之症。用药如湿者燥之，南星、半夏、苍术之属；燥者润之，瓜蒌、杏仁、贝母、花粉之属。又云：枳实泻痰，有冲墙倒壁之功，黄芩治痰，假其下火，花粉降膈上热痰，海粉、海石燥痰治顽。又丹溪云：痰在胁下，非白芥子不能达；痰在四肢，非竹沥不能行。二陈汤管一身之痰，治痰先顺气，苏子、卜子、杏仁，方如瓜蒌散吐，滚痰丸攻，皆所谓实者泻之也。如云，痰在胃不可尽攻，攻则愈虚而剧。又云，治痰不可过用利药，亏损中气，反致增困，此所谓虚而当补也。近吴中缙绅尚多以滚痰丸为养生主赖，云间秦景云、吴江张文庵以温补嗣之，立斋之后稍远方土矣。

脉

痰脉多浮滑，弦数为风热，沉涩多挟气郁，细滑或缓，脾虚挟湿，沉涩，冷痰。①

虚　损

脾虚不运，以至停饮，肾虚不能纳气归原，六脉沉涩无力并宜温补，忌用寒凉，夭人天年，不可不辨。

① 前后脉象描述不一致，互参。

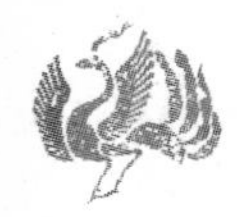

积聚癥瘕痃癖

积者，脏病也，坚而不移。《难经》曰：积者，阴气也。五脏所生，其始发有常处，其痛不离其部，高下有所终始，左右有所穷处，故阴沉而伏也。聚者，腑病也，转辗痛移。《难经》曰：聚者，阳气也。其始发无根本，上下无所留止，其痛无常处，故阳浮而动。癥者，真也，按之应手坚硬。瘕者，假也，忽聚忽散，无定形。近脐左右，忽痛如臂如指，曰痃。僻在左肋之间，时痛曰癖。癥瘕痃癖皆积聚之别号，非积聚之外，复有诸种也。《灵枢》言：积皆生于风雨寒暑，清湿喜怒，故有外因风雨之邪，自上而得者。《经》曰：风雨袭虚，则病起于上。是故虚邪中人，始于皮肤，深则毛发立，淅然痛起于皮肤；留而不去，传舍于络脉，在络之时，痛于肌肉；留而不去，传舍于经，洒淅喜惊；留而不去，传舍于输，六经不通四肢，则四肢节痛，腰脊强；留而不去，传舍于伏冲之脉，体重身痛；留而不去，传舍于肠胃，贲响，腹胀，多寒则肠鸣飧泄，食不化，多热则溏出糜；留而不去，传舍于肠胃之外，募原之间，稽留不去，息而成聚，此邪气从外入内，从上下也。有外因寒湿之邪自下而得者。《经》曰：清湿袭虚则病起于下，积之始生，得寒乃生，厥乃成积也。厥气生足悗，悗生胫寒，寒则血脉凝涩，凝涩则寒气上入于肠胃，入于肠胃则䐜胀，䐜胀则肠外之汁迫聚不得散，曰以成积。卒然多食饮则肠满，起居不节，用力过度则络脉伤。阳络伤则血外溢，衄血；阴络伤则血内溢，则后血；肠胃之络伤

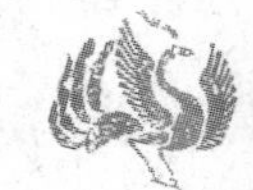

则血溢于肠外，肠外有寒，汁沫与血抟，则并合凝聚，不得散而积成矣。卒然外中于寒，若内伤于忧怒则气上逆，气上逆则六输不通，湿气不行，凝血蕴里而不散，津液涩渗，着而不去而积皆成矣。此寒湿自下逆上，又挟食饮忧怒而成也。有内因喜怒七情，房劳伤阴而得者。《经》曰：喜怒不节则伤脏，脏伤则病起于阴也。忧思伤心，重寒伤肺，忿怒伤肝，醉以入房，汗出当风伤脾，用力过度，入房汗出伤肾。盖脏气既伤则运布不周，亦令输闭气逆而留结为积也。其邪气之淫泆抟结于五脏也。积于肝则为肥气，在左胁下，如覆杯，久不愈，令人咳逆痎疟，连哕不已。《经》曰：肝脉微急为肥气。又云：色青脉长，左右弹，有积气在心下支胠，名肝痹。得之寒湿，与疝同。腰痛，足清，头痛。积于心则为伏梁，起脐上，大如臂，上至心，久不愈，令人烦心。《经》曰：心脉微为伏梁，在心上下，行时吐血。又云：色赤脉喘而坚，有积气在中，时害于食，名曰心痹。得之思虑过度而心虚，故邪从之。积于脾则为痞气，在胃脘，覆大如盘，久不愈，令人四肢不收，发黄疸，饮食不为肌肤。《经》云：色黄脉大而虚，有积气在腹中，有厥气，名厥疝。积于肺则为息贲，在右胁下，覆大如杯，久不已，令人洒淅寒热，喘咳，发肺痈。《经》云：色白喘而浮，上虚下实，惊，有积气在胸中，喘不虚，名曰肺痹，寒热得之，醉而使内也。又云：肺脉滑甚为息贲上气。积于肾则为奔豚，发于少腹，上至于心，下若豚状，或上或下无时，久不已，令人喘逆，骨痿少气。《经》云：肾脉急甚为沉厥，奔豚，足不收。又云：色黑脉坚而大，有积气在少腹与阴，名肾痹，得之沐浴清水而卧，此则五

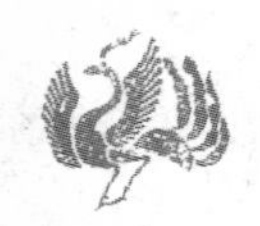

脏之积状也。至于聚以病发无根，痛无常处，偶然邪正相干，气血相抟则痛。如肠腹攻冲，疝痃瘕热，胸腹胀满，切痛雷鸣等症皆是。故不名一脏，治法亦易。故《金匮》谓之易治，不若积之因元气素虚，脏真大乏。《经》曰：无虚则邪不能独伤人。又曰：壮者气行则已，怯者着而成病。邪入留结之深且坚也，故治积必分初中末三法。初起入客，积块未坚，治其邪与留结之客者除之，散之行之，虚者补之；及乎积块已坚，气郁已久，变而为热，热则生湿，湿热相生，血气抟聚，块日益大，当却湿热之邪，块之坚者削之，咸以软之；及乎邪已久凑，正气尤虚，必以补泻，迭相为用。若块消及半便住攻击之剂，补益气血，导达经脉，荣卫流通则块自消矣。《经》曰：大积大聚，消其大半而止，谷肉果菜食养尽之，无使过之，伤其正。又当视人虚实，实者先攻后补，如能食，形壮脉实者是；虚者先补其虚，后泻其邪，或补泻消息，迭相为用。若羸困已极，即住攻击之剂。且以益胃通经补之，扶其胃，益使能饮食，亦可渐延天年，无夭枉之患。故洁古云：壮人无积，虚人则有之。脾胃虚弱，气血两衰，四时有感，皆能成积。干漆、硇砂、三棱、牵牛、大黄之类，得药则暂快，药过则依然气愈消，积愈大，竟无益也。故善治者当先补虚，使气血壮，积自消，如满座君子，小人自无容身之地。故不问何脏，先调其中，使能饮食，为治本也。

治法

通用大七气汤，各加引经药。肝积，东垣肥气丸，心积，伏梁丸，脾积，痞气丸，肺积，息贲丸，肾积，奔豚

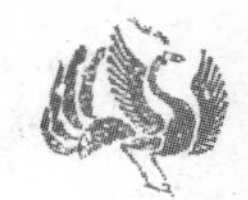

丸，杂积，通治万症紫菀丸；热积寒取之，有元得热病，热留不散成癥瘕，千金硝石丸、醋煮三棱丸；寒积热取之，蒜红丸，寒热兼用鳖甲丸；寻常饮食肉积，保和丸、阿魏丸；妇人血壮，牡丹散、加减四物汤。诸聚，若积症随气上下，未有定处，散聚汤；外贴诸积三圣膏、阿魏膏。

诊法

脉沉细散而附骨者，积也，上中下左右，各随所部见之。沉而有力为积，寸口脉沉而横，胁下有积，腹中有横积痛；脉沉小而实者，胃中有积聚；沉而紧，心下有寒，时痛，有积聚；迟而滑，中寒有癥结；脉弦而伏者，腹中有癥，不可转也，死不治；脉弦，腹中急痛为癥瘕，推而外之，内而不外，心腹积也。积聚脉当结或沉伏。若脉结伏，内无积聚，脉不结伏而有积聚，为脉病不应，死。虚弱者死，坚急强者生。

少气短气

少气者，气少不足以言也。《素问》云：怯然少气者，是水道不行，形气消索也。东垣云：胸满少气，短气者，肺主诸气，五脏之气皆不足而阳道不行也。

戴氏云：短乏者，下气不上接，呼吸不来，语言无力，宜补虚，黄芪汤。凡短气皆宜食滋味汤饮，令胃气调和。仲景云：短气皆属饮。《金匮》云：短气有微饮，当利小便去之。又云：膈上有微留饮，其人气短而渴，肢节痛；又胸痹，气寒短气，茯苓杏仁甘草汤；又胸痹，喘息咳唾，

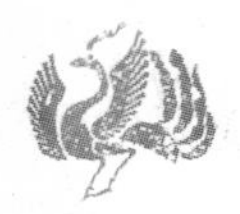

胸背短气，栝蒌薤白半夏汤。此数种则《金匮》所云：平人无寒热。短气不足以息者，实也。实谓痰饮之类，然今人属虚者亦十之七八耳。

论痞之由

痞与胀分者，痞无形，胀有形；痞在心下，胀在腹中；满而不痛为痞，满而痛为胸痹。《内经》：心痛痞满多由湿甚于内，热郁于中。

受病之脏者，心与脾也。因而怫郁壅塞不通为痞者，火与湿也。盖心，阳火也，主血；脾，阴土也，主湿。凡伤其阳则火怫郁而血凝，伤其阴则土壅塞而湿聚。

《经》云：太阴所致为积饮。痞膈症由阴伏阳蓄，气血不运而成，位于心下，填满闭塞，皆土郁为之也。故王海藏曰：治痞独益中州脾土。以血药佐之，其治无以加矣。戴复庵曰：诸痞塞及噎膈乃是痰为气所激而上，气又为痰所膈而滞，痰与气抟，不能疏通，或因七气所伤，结滞成痰，此皆宜二陈、调气治之也。

多由有脾胃弱而转运不调所致者，此又宜补中之类也。胃虚下陷者，宜升胃气。《金匮要略》治水寒之邪闭结，气海之阳不布为痞者，气分则桂枝去芍药汤，又中焦荣卫不行，枳实汤。

伤寒心下痞满，由下早而成，别为一类，此自是泻心汤法治之耳。

治法

痞由中焦脾土，黄芪补中汤主之，加升麻、柴胡从下

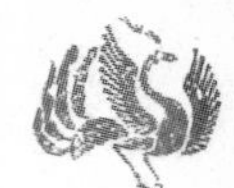

而升，猪苓、泽泻从上而降，转否为泰之道也。中满者勿食甘，不满者复当食也。中满者，腹胀也。如自觉满而外无腹胀之形，即非中满，乃不满也。不满者，病也，以甘治之可也。无形气痞以苦泄之，有形血痞以甘辛散之。热则烦渴溺赤，以苦寒池之，大消痞丸，便结微利之；寒则中清，以甘辛散之，枳术理中汤、丁沉透膈汤。

湿者，四肢困重，小便短，平胃、五苓以渗之。

郁者，越鞠丸。

挟痰气，二陈汤、木香流气饮；肝木克脾，郁结涎闭于脏腑，气不舒则痞，脉右关必多弦，木香顺气散。

挟死血者，多用丹皮、红曲、香附、桔梗、红花、山楂，甚者略加酒大黄。

饮食所伤痞闷者，当消导之。

诸治法痞宜散宜升，必须血药兼之，若全用气药，则其痞益甚，补中益脾，所以即有当归和血。甚则复下之，气愈下降，必变为中满臌胀，皆非其治也。

许学士曰：邪之所凑，其气必虚。留而不宏，其病则实，故宜一补一清。实痞能食，大便闭者，厚朴枳实汤，甚者酒大黄利之。

虚痞，精神弱，食饮少，大便利者，白术芍药陈皮汤，或木香理中汤、补中益气汤、黄芪汤，甚者丁香与桂附。《金匮》云：胸中气塞短气，茯苓杏仁甘草汤、橘枳姜汤。

胸痹不得卧，心痛彻背，栝蒌薤白半夏汤，胸满，胁下逆抢心，前方加桂枝。

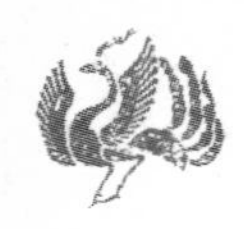

霍　乱

霍乱者，心腹卒痛，呕吐下利，壮热憎寒。太阴土郁其本。《经》云：太阴所至为中满霍乱，又土郁之发，民病霍乱。又足太阴之别厥逆则霍乱。而风寒暑其标也。《经》曰：岁土不及，风乃大行，民病霍乱。又云：热至则身热，霍乱吐下。又仲景有伤寒霍乱。盖脾为至阴，土平曰静顺，或饮食生冷，酒脍过度，遇久雨湿郁，或当风冷卧，风寒内入，或冒热经营，暑气内归，以致中外合邪，阴阳痞膈，上下不通，清浊相乱（《经》曰：清气在阳，浊气在阴，清浊相干。）于肠胃为霍乱。海藏云：风寒湿热外至，油腻生冷内伤，阳气欲升而不得，阴气欲降而不能，则卒然绞痛，挥霍变乱而吐利作矣。若绞痛而不得吐利者多死，以郁遏过极不通，正气闭绝故也；吐泻过盛，手足厥冷，汗出，脉迟微亦死，以阳气暴脱，阴寒气甚故也。其有转筋者，以阳明主养宗筋，今暴吐下，津液顿亡，饮食甜腻，攻闭诸脉，宗筋失养，又冷热不调，阴阳反戾，或风寒过甚而挛缩，或火热卒暴而燥涩，皆致急痛。若入腹则毙矣。治此症者，以温宣开利为主。往有暑邪，用凉必兼温发。盖郁暴之症，纯寒则愈郁，且风冷与内伤生冷为多，而暑热为少故也。

治法

夏月外受风寒暑湿，内伤生冷，胸痞腹痛，或吐而不泻，或泻而不吐，或吐泻并作，通宜藿香正气散、胃苓汤，

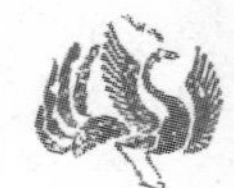

间进苏合香丸，此开通湿土痞郁之剂。若兼风寒头痛身热，寒多不用水者，先以理中汤救里，后以桂枝解表；热多欲饮水者，五苓散；厥冷脉微，附子理中汤；吐利不止，元气耗极，口渴喜冷，恶寒战栗，逆冷发躁，欲宏衣被，此盖内虚阴盛，不可以喜冷为热，用附子理中汤、姜附汤冷服，吐利止；胸膈高起，痞塞欲绝，枳实理中汤；中暑者，身热大渴，烦躁气粗，口燥，汗自出，手足微冷，脉洪大，香薷饮冷服，或桂苓甘露饮；虚者，六味汤、墙饮地浆皆可用，后以参术调之；吐泻后烦渴不止，此因津液内亡，七味白术散、缩脾饮；转筋欲绝，肢冷昏眩，吴茱萸汤、附子理中汤；热者，木瓜香薷煮汁饮；【干霍乱。】干藿乱欲吐不吐，欲泻不泻，胀满绞痛，愦愦躁乱，俗名搅肠砂，淡盐汤或樟木汤探吐，继进苏合香丸，刺委中并十指出血，霍乱不可进分毫粥饮，谷气入胃即死。

诊法

转筋肚痛厥冷，脉大易治，脉微，囊缩舌卷不治；阳气已脱，遗尿少气，膏汗如珠，大躁入，四肢不收难治。

水　肿

《经》云：诸气膹郁，皆属于肺；诸湿肿满，皆属于脾；诸腹胀大，皆属于热，是三者相因而为病。盖湿者土之气，土者火之子，故湿每生于热，热气亦能自湿。湿气盛，肺气不行而膹郁矣。故水肿病由于脾失运化之职，荣卫不布，因郁而为水。故凡治水肿，皆宜治湿为主、补脾

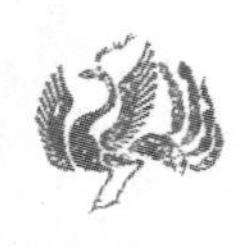

为要。损庵云：卢氏必欲导肾水以决水，岂理也哉。夫肺者，肾之母。果由肺盛生水则将奉行降令，通调水道，下输膀胱，水精四布，五经并行而何病肿之有。又《经》云：肾者，胃之关也。关门不利则聚水而生病，下为胕肿大腹，上为喘呼不得卧。盖谓肾气化则二阴通，二阴闭则胃填满，关闭水积者，以肾气不化也。肾气不化者，由气窒不泻也。故《经》云：三焦病者，腹气满，小腹尤坚，不得小便，窘急溢而为水，留则为胀。盖以下焦少阳之经气，当相火之化，六气中惟相火有其经，无其脏腑，游行于五者之间。故曰：少阳为游部，其经脉之在上者，布膻中，散络心包，在下者，出于委阳，上络膀胱，岂非上佐天道之施化，下佐地道之发生者欤。故火气郁则水精不得四布而水聚矣。水从火溢，上积于肺，为喘呼不得卧，聚散于阴络而为胕肿。

愚按：前责之脾胃而后责之肾者，非二也。盖胃和，气则升降，出纳之气行，胃气不和则出纳之关皆不利，而相火之郁亦因土湿先壅也。故《经》又云：胃所生病，大腹水肿，膝膑肿痛。夫土司化者也。《白虎通》曰：火之为言火也，故化物者，脾土。所以能化者，火也，非脾胃所能也。故何柏斋谓：水肿由水盛而火衰不能化，宜导其水，复补其火，二气平则病宏矣。此济生肾气丸治水为圣药也。

辨证

许学士曰：脐腹四肢悉肿者为水，但腹胀者为蛊，蛊即胀也。然亦有头面手足尽肿者，大抵先头足肿，后腹大者水也；先腹大，后四肢肿者，胀也。

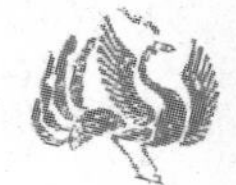

《经》曰：水始起也，目窠上微肿，如新睡起之状，其颈脉动，时咳，阴股间冷，足胫肿，腹乃大，其水已成矣。以手按其腹，随手而起者，如里水之状，此其候也。

肿病不一，或遍身肿，或四肢肿，或只面肿，或只脚肿，皆谓之水气。然有阳水，有阴水。遍身肿，烦渴，小便赤涩，大便多闭，此属阳水；遍身肿，不烦渴，大便自调或溏泄，小便虽少，不赤涩，谓不涩可也，如不黄赤者少，此属阴水。阴水温药实脾，阳水疏药行气。四肢肿谓之肢肿，补脾疏气，五苓散。有一身之间惟面与双脚浮肿，早则面甚，晚则脚甚。《经》曰：面肿为水，乃风湿所致。审其大小便通闭，别其阴阳，或苏子降气汤、防已黄芪汤。因气而肿者，其脉沉伏或喘急，宜分气香苏饮。感湿而肿，自腰下至脚尤重，腿胀满尤甚于身，气或急，或不急，大便或溏，或不溏，但宜利小便为佳，五苓散、木瓜、腹皮、莱菔子。仲景云：风水，脉浮身重，汗出恶风者。又云：骨节疼痛恶风者，防已黄芪汤。又云：风水恶风，一身悉肿，脉浮不渴，续自汗出，无大热，越婢汤主之，恶风者加附子一枚，炮。皮水，其脉亦浮，外症胕肿，按之没指。又云：水气在皮肤间，不恶风，其腹如臌，不渴，当发其汗，又云防已茯苓汤。正水，其脉沉迟，外症自喘。石水，其脉自沉。沉为石水，浮为风水。外症腹满不喘，槟榔散。里水者，一身面目黄肿，其脉沉紧，小便不利，故令病水。假如小便自利，此亡津液，故令渴，越婢加术丸。【黄汗】胸满，四肢头面肿，身发热，其脉沉迟，久不愈，必致壅肿，名黄汗，此湿热壅滞也。水之为病，其脉沉小，属少阴，浮者为风，无水虚胀者为气水，发其汗即愈。脉沉者

宜麻黄附子汤，浮者杏子汤。又云：腰以下肿当利小便，腰以上肿当发汗，此亦言病邪为实者耳。诸论皆指风湿热阻塞坠道而成，所谓邪气有余者也。如脾肺虚弱，升降失令，不能通调水道，肾气久虚，或相火衰弱，不能滋化，或大病后浮肿，皆宜补中益气、金匮肾气，此又所谓正气不足而致病也。损庵云：治不足之法，治有余则，可治有余之法治不足则不可。故昔贤谆谆以不可急求一时之效，以破气宏水为功，多至死而不救为痛情也。然胀满多属危候，即速治尚无二三生者。

脉

阳水脉必沉数，阴水脉必沉迟。沉而滑为风水，浮而迟，弦而紧皆为肿。水病，脉洪大者可治，微细者难治。实者生，虚者死。唇黑缺盆平、足心平、背平脐出，皆不治之症矣。

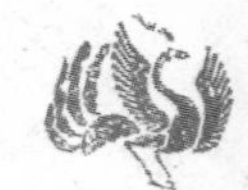

锦囊药性赋

锦囊药性赋卷一

行气之剂

陈皮

味甘辛酸苦，性温无毒，味薄气厚，降多升少，阳中阴也。入手、足太阴二经，足阳明经。

能理气温寒，宽中行滞，健运肠胃，畅利脏腑，为脾胃之圣药也。若霍乱呕吐，气之逆也，陈皮可以顺之；泄泻下利，气之寒也，陈皮可以温之；关格中满，气之闭也，陈皮可以开之；食积痰涎，气之滞也，陈皮可以行之；风寒暑湿，气之抟也，陈皮可以散之；七情六郁，气之结也，陈皮可以舒之。其为用也，去白开痰，留白和脾。味辛若故能开气行痰，气温亦可以和脾健胃。夫人以脾胃为主，而治病以调气为先，故欲调气健脾者，陈皮之功居多焉。然以佐理诸药，则又随用而异效者。君白术则益脾，单用则损脾；佐甘草则和气，否则泻气。同竹茹、芩连治呃逆，因热也；同干姜、桂附治呃逆，因寒也。补中用之以益气，

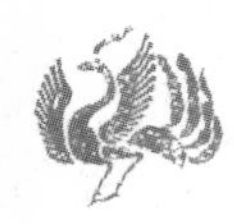

二陈用之以消痰。同干葛用之以清胃解酲[①]，平胃用之以消食去湿。陈皮之功，大率如此。而又有他症不宜用者，在亡液之症不可用，因其辛以散之也；自汗之症不可用，因其辛不能敛也；元虚之人不可用，因其辛不能守也；吐血之症不可用，因其辛散微燥，恐其错经妄行也。审此数者，用不谬矣。

青皮

味苦辛酸，气温，性微寒无毒，气味俱厚，沉而降，阴也。入手、足厥阴，伐肝气，入足太阴，清脾胃，平敦阜[②]，又入手、足少阳经。

乃消坚积、破滞气之药也。凡怒恚气逆而胁肋刺痛，或疝气冲筑而小腹牵弦，或目痛赤肿而眵结昏涩，三者皆肝气之病，青皮之酸可以入肝而疏之也；或温疟邪气而寒热不清，或痢下痛甚而小腹胀满，或小儿食疳积聚而肚大肢瘦，三者乃脾之积病，青皮之苦可以入脾而导之也。大抵此剂，其性沉而不浮，其味苦而善下，所以破滞气，愈低而愈效，削坚积，愈下而愈良。

枳壳

味苦酸辛，性微温，气寒无毒，气厚味薄，阴中之阳，降也。入手太阴，行肺气，手阳明、足阳明经。

乃行滞气、开胸结之药也。且如中膈不清，隧道否塞，枳壳所能清其气也。痰涎壅盛，结滞胸中，枳壳可以利其痰

---

① 酲（chéng）：酒醉神志不清。

② 敦阜：土的别称。《素问·五常政大论》："土曰敦阜。"这里代指脾胃。

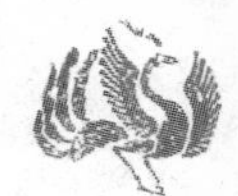

也。至于癥痞有形之物，风痰有形之气，用二陈以清之可也，无枳壳则不获效；六郁结而不散，五气中满胀而不行，用二陈以理之可也，无枳壳则不能通。盖枳壳之性，专于下气，二陈之功，善于行气，所以古方尝配二陈，以治气分之病，正此意也。《本草》云：枳壳不可多服，有损胸中至高之气。今则安胎之剂有用之者，何也？如胎盛气实，上援胸膈不安，为喘为呕，为满不食，苟非枳壳，何能下气以安胎。第非气盛有余，亦不可概云安胎之剂，以取损气动胎之患也。

枳实

味苦酸，性微温，气寒无毒，气味俱厚，沉也。入足太阴，行脾气，入足阳明，行胃气。

乃下气消食、攻坚削积之剂也。凡腹满胸痞，结气积滞，枳实可以消之；痰涎稠固，宿食不化，枳实可以去之，脾胃一切有余之症，皆能治之。至若伤寒热实，宿垢不行，腹胀硬痛，用大黄之剂，必兼枳实而后可；畜血瘀血，用归尾、桃仁之剂，必加枳实而后行。又佐白术，则能清脾健胃；佐苍朴，则能燥湿和中；佐芩连，则能清湿中之热；佐橘半，则能导壅滞之痰。虽云治气之药，而与青陈、枳壳有不同也。且如陈皮清膈间之痰，青皮治腹下之痛，枳壳泻在上之气，其治在胸膈。枳实泻在下之气，其治在心腹，是虽体质相近，而功效实相远也。

厚朴

味苦辛，性温，气味俱厚，可升可降，阳中之阴，降

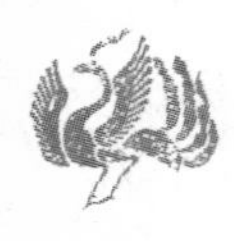

也。入足太阴，行脾理气，入手、足阳明，通肠行胃。

乃宽中化滞，平胃气，为中州之药也。是以气滞于中，郁而不散，食积于胃，羁而不行，非厚朴之辛温，不能条达以舒畅也；或湿郁积而不去，湿痰聚而不清，必用厚朴辛可以燥湿，苦可以清痰也。气之不能上者，辛则益气而上；气之不能下者，苦则泄气而下，此其所谓中州之药乎。术朴同用，以之健脾宽中；夏朴同用，以之燥湿清痰；草朴同用，以之和中健胃；枳朴同用，以之下气宽肠；苏朴同用，以之发散邪气；桂朴同用，以之疏气驱寒；萸朴同用，以之温中行湿。此非猛厉之剂，有伤于气者也。故每用每效，实有行气理气之功。但气之盛者，用无不验，气之弱者，宜少与之。

桔梗

味苦辛，性温，有小毒，味厚气薄，可升阳中阴也。入手太阴为引经之药，及足少阴经。

主利肺气，通咽膈，宽中理气，开郁行痰之要药也。凡咳嗽痰喘，非此不除，以其有顺气豁痰之功；头目之病，非此不疗，以其有载药上行之妙。中膈不清，胁肋刺痛，或痰或气之所郁，剂用二陈，佐以桔梗治之，无有不愈；咽喉口齿，胀满肿结，或火或热之所使，剂用芩连，佐以甘桔治之，无有不痊。所以桔配于枳，有宽中下气之效；桔配于草，有缓中上行之功。大抵甘草之性缓，枳壳之性下，若欲其下气，必当配枳壳而去甘草，欲其上行，又必去枳壳而加甘草。所以古方立甘桔汤、枳桔汤，以治咽痛郁结之症，良有义哉。

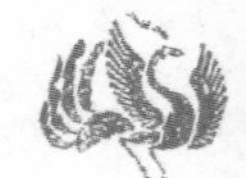

杏仁

味甘苦，气温性利，有小毒，气薄味厚，沉而降，阴也。入手太阴清肺气，入手、足阳明，通肠胃。

乃理气化痰、清肺润燥之药也。盖肺主气，若肺气不利而咳逆喘急，肺受风寒而咳嗽有痰，肺气郁闭而大肠燥结，是皆气滞于肺之症也。用此非惟理气润肺之功，抑且有开结润肠治燥之效。何也？夫脏通则腑通，腑润则脏润也。观此杏仁之剂，善能解肌，开达腠理，故麻黄汤用之通皮毛，有发散之验也。其能治燥润结，功莫尚矣。但施治之法，又与桃仁不同。杏仁下喘治气，桃仁疗狂治血；杏仁治大肠气分之燥，桃仁治大肠血分之燥；杏仁入太阴，桃仁入厥阴故也。

谷芽

味甘，性温无毒，入脾胃二经。

山楂

味甘酸，性微温，味厚气薄，阴中阳也。

神曲

味甘辛，性温无毒。

麦芽

味甘咸，性温无毒，可升可降，入足太阴、阳明，手阳明经。三种其理虽一，治各不同。

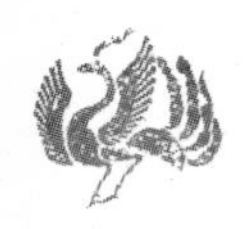

谷芽均消宿食、化滞气之药也。能散时行湿热寒三气为瘴，如心腹胀满，发痰发热，饮食不进者，并皆治之。且如山楂一剂，世尝以为腐肉，故牝猪牝鹅，肉老而难食者，用楂同煮，则易腐烂，此消肉食之验也。神曲一剂，能健脾消食，世尝以曲而作酒，能腐米谷而为浆，今被五谷之所伤者，用曲入煎，能化糟粕伸舒，善消善运，此消谷食之验也。麦芽一剂，消宿食，和中气，能消面食。麦之萌芽已出，发生之机已萌，故伤于面食，阻而不行，用已发之物而治未萌之物，则未发随已发消矣。谓其可解面食之伤，良有意耳。又谓山楂能健脾行气而消积，凡诸积聚用之可治。其子又能消阴子之作肿，盖以核而消核也。又谓神曲能健脾清热而入大肠，乃小儿食疳泄泻之药也。又谓麦芽能消而又能补，如腹之满胀，膈之郁结，或饮食之不纳，痰涎之不利，以此发生之物而开关格之气，则效非常比也。至若生冷伤脾，用此三种皆不能疗，须以吴茱萸配二陈汤，温中可也；油腻伤脾，用此三种亦不能治，须用半夏、干姜配平胃散，燥湿可也。

槟榔

味苦辛涩，性温，气薄味厚，沉而降，阴中阳也。入手太阴、阳明，足阳明经。

主治诸气，逐水气，破滞气，祛瘴气，除恶气，解毒气，开郁气，坠痰气，去积气，消谷气，散蛊气，治脚气，杀虫气，通上气，宽中气，泄下气之药也。所以巅顶至高之气不清，而为头痛寒热，下焦后重之气不利，而为积痢肠癖，槟榔并皆治之。然此药宣行通达，使气可散，血可

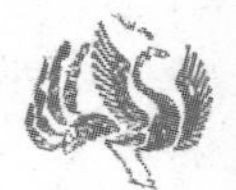

行，食可消，痰可流，水可化，积可解矣。又谓槟榔能散膜膈无形之气，能下肠胃有形之物，亦尽其用也。治气甚效而多用亦伤元气。是以有余之气可用，不足之气禁之，否则无益而反害也，可不慎乎！

大腹皮

味苦辛，性温无毒，可升可降，入足阳明、太阴经。

乃宽中利气之捷药也。主一切冷热之气，上攻心呕，消上下水肿之气，四体虚浮，或大肠壅滞之气，大便不利，或关格痰饮之气，阻塞不通。盖此药能疏通下泄，为畅达肠胃之剂也。又有安胎之说。然腹皮既为利气之药，又何安其胎乎。殊不知气盛则胎有不安者，使之气下则胎自宽矣。腹皮有下气之功，所以能安胎也。又谓腹皮有健脾之理，夫腹皮既为下气之药，又何有益于脾胃。抑不知有余之气，壅塞不通，使之气下则中气自宽，饮食可进，所以虽为下气之药，而实有健脾开胃之功。若损气为腹皮之常道也，元虚者禁用之。

乌药

味苦辛，性温无毒，可升可降，气厚于味，阳也。入足阳明、少阴经。

为调气和血之药也。主风气，周身顽麻瘙痒；或风寒湿热各气所侵，身重体疼，寒热交作；或癥瘕积聚，血闭不行，风湿流注，肿毒未溃；或郁结胀满，表里壅塞；或胎前产后，血气不和，用此温和之剂，自能行气中之血也。盖尝以之治风，使顺气驱风，则风自除；以之治寒，使温

中清寒，则寒自解；以之治湿，使驱风燥湿，则湿自清；以之治气，使开郁散气，则气自和；以之治血，使气顺血行，则血自平，此为风寒湿气血之药也。治一切气，除一切寒，攻一切冷，调一切血。妇人温经非此不行，小儿诸虫非此不去，大人诸痛非此不除。

香附

味苦辛甘，性温涩无毒，气厚于味，阳中阴也。入足厥阴，亦入手太阴经，能行十二经、八脉、气分，血中气药也。

开气郁、调血滞之药也。主心腹攻痛，积聚郁结，痞满癥瘕，安胎顺气，为妇人之仙珍也。其制法有四，盐醋酒便各因其所用也。且如盐炒，使咸寒之气润下，或胀或满，或积聚否塞，坚实而不行者，得盐之咸，咸能润下，咸能软坚故也；醋炒则使酸辛之气收敛，若胎前产后，崩漏淋带，用醋之酸，酸可以敛新血，辛可以推陈物也；至如酒制之法，酒通血脉，若癥瘕积聚，跌扑损伤，及肿毒未溃，死血瘀血积滞于中，非香附不能行其气，非酒不能行其血也；又如便制之法，盖便，阳之精也，若血虚之症，或兼气之所郁，非香附不能行其气，非便不能养其血也。大抵此剂乃血中气药，气无血不行，血无气不和。又有配用之法，得参术则补气，得归苄[①]则补血，得木香则流滞和中，得檀香则理气醒脾，得沉香则升降诸气，得川芎、苍术则总解诸郁，得山栀、黄连则能降火热，得茯神则交感

① 苄（hù）：地黄。

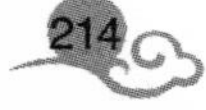

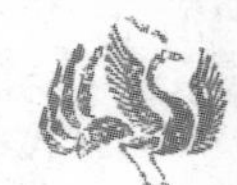

心肾，得茴香、破故纸则引气归元，得厚朴、半夏则决壅消胀，得紫苏、葱白则解散邪气，得三棱、莪术则消磨积块，得艾叶则治气血而暖子宫。故古方以艾醋煮为丸，疗妇人百病，欲其气调血和之意。若不制而单用，则又能开郁行气，通畅百脉，治有余之神药也。又阴虚血燥，火盛血热之症不可误用。

白豆蔻

味辛香，性温无毒，气厚味薄，轻清而升阳也。入手太阴经，能行肺气，入足阳明经，能温胃寒。

乃散郁温冷、宽中理脾、消食下气之药也。凡冷气哮喘，痰嗽不清，肺气滞也，非豆仁之辛香不能散其滞；宿食不消，呕吐腹胀，胃气寒也，非豆仁之辛温不能逐其寒。以其畅达脏腑，和调脾肺者也。然同白术姜枣能温脾胃之虚寒，同甘草参芪能实上焦之元气，是虽辛香之剂，兼补药用之，而又有益气之妙也。苟非寒症不可例施。

草果

味辛苦涩，性热无毒，浮也。入足太阴、阳明经。

治脾之要药也。盖脾喜燥而恶湿，草果气味辛温，能胜湿也。凡湿郁于中，胸满腹胀，湿积于脾，吞酸吐酸，湿聚于胃，呕吐恶心，湿蒸于内，黄胆黄汗，是皆湿邪为病，惟草果并能治之；又有避暑受凉而为疟痢，脾寒或中寒、感寒而为腹痛吐利，或食瓜桃生冷而痰涎壅盛，是皆寒与湿之症，惟草果悉能疗之。此剂治湿之功大，治脾之效速，元虚者禁用。

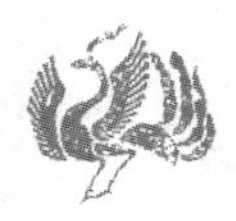

常山

味苦辛，性寒，气悍有毒，治疟必佐姜枣，不致腹满之变。

逐痰涎、治疟之神剂也。夫疟者，痰症也。古人谓无痰不成疟，常山能开胸中固结痰涎之气，故凡温疟，寒热往来，蛊毒瘴气，洒淅恶寒，是皆风寒不清，痰结脾家之症，用此治之，无不效者。但体虚久病之人，慎不可服。盖其开痰甚速，而逐痰甚捷，若使之失当，令人大吐，岂可轻试。

吴茱萸

味辛苦，性温有小毒，气味俱厚，气浮而味降，阳中阴也。入足太阴，温中快气，入足少阴，逐冷散寒，入足厥阴，除下焦之湿，攻至阴之寒邪也。

乃开郁化滞，降气逐冷之药也。凡患大腹、小腹、少腹阴寒之痛，或呕逆恶心而吞吐酸水，或心脾郁结而胀满逆食，或脾胃停寒而泄泻自利，或关格痰聚而膈食膈气，或疝瘕弦气而攻引小腹，或脚气冲心而呕哕酸苦，是皆肝脾肾三经之症也，吴茱萸皆可治之。大抵此剂为阴中之阳，治寒痛甚捷，但痛久而火动于中者，必少加黄连为妙。先贤用法，中脘痛者非生姜不治，脐腹痛者非干姜不除，小腹、少腹痛者非吴茱萸莫疗。可见吴茱萸为阴中至阴之药，如寒在肝脾肾三经，取其散寒温中，燥湿解郁，治之不可缺也。

茴香

味甘辛平，性温，臭香无毒，气味俱厚，可升可降，

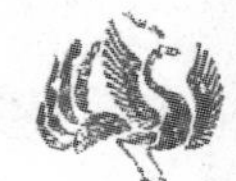

阳也，入手、足少阴、太阴四经。

乃温中快气之药也。主心腹冷气，暴疼心气，呕逆胃气，寒湿脚气，小肠弦气，膀胱水气，阴癞疝气，腰肾虚气，肿满恶气，阴汗湿气，阴中冷气，阴肿水气，阴胀滞气。其温中散寒，善行一切诸气，乃小腹、少腹至阴之分之要品也。倘胃肾多火，得热即呕，痛胀诸症，宜斟酌用之。

藿香

味辛，性温无毒，气厚味薄，可升可降，阳也，入手、足太阴二经。

健脾开胃，温中快气，为中州之药也。故呕逆恶心，自利泄泻，或饮食不纳而食入返出，或挥霍变乱而欲吐欲泻，或心腹郁结而积聚疼痛，或山岚瘴气而似疟非疟，或湿热不清而吞酸吐酸，或胀满蛊毒而水气风肿，是皆脾肺之症，非藿香莫能治也。大抵藿香之剂，专治脾肺，古之用法入乌药顺气散，则能理肺，入黄芪四君子汤，则能理脾也。

香薷

味辛甘，性温无毒，气厚于味，可升可降，阳中阳也，入足阳明、太阴，手少阴经。

和脾治水之圣药也。主山岚瘴气，寒热蛊毒，脚气疝气，水肿湿热等症，总能治之。又伤水者用之，即消蓄水，霍乱者用之，即利水道，水肿者用之，即行小便。其辛温利水，有彻上彻下之功；甘温和脾，有利浊回清之妙。是以肺得之则清气化行而蕴热自下，脾得之则浊气不干而水道流行也。

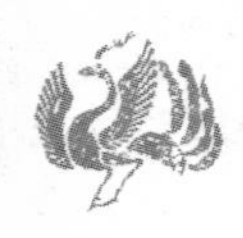

白扁豆

味甘，性温无毒，可升可降，可敛可散，入手足太阴经。

健脾清暑、和中益气之剂也。主通利三焦，和调五脏，能化清降浊，奠安中宫之疾。若霍乱而吐利并作，病过之后邪虽未尽而中气得伤矣。斯时也，用补中则未尽之邪，必使壅滞而不散，用发散则已伤之中气，殆有损之而甚亏，二者施治尤为难矣。必须和解药，加扁豆，以和脾清气可也。大抵扁豆为利水实脾之药，故止吐利，夏月香薷饮、六和汤用之，意为此也。秋后煮茶，由夏月饮水过多，扁豆能实脾利水故也。

木香

味苦辛，性温燥，气味俱厚，可升可降，阴中阳也，入手太阴、阳明，足太阴、厥阴四经。

乃和胃气，通心气，快脾气，暖肾气，达表气，通里气，行肝气，降肺气，调诸气，消积气，温寒气，为阳中之阳，性走而不守者也。是以气闭不利而两胁作痛，或寒冷积滞而胃脘作疼，或痢疾腹痛而后重赤白，或阴疝弦气而攻引小腹，亦皆太阴、厥阴之症也，用木香治之最效。尝以木萸同用，止腹痛最佳；香藿同用，去呕为美；香砂同用，开郁结寒邪；香连同用，治下痢郁积，为脾、胃、肝、肺清寒理气，其效最速。木香其性香燥，非寒湿症不可妄施。

丁香

味甘辛苦，性温无毒，可升可降，纯阳，气厚味薄，

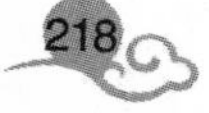

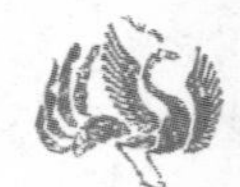

入手太阴、足阳明、足少阴经之药也。

暖胃温脾，回阳逐冷之药也。主温脾胃，止霍乱，除呕逆，攻冷气，止泄泻，理腹痛，散风寒，疗诸肿，去呃忒，截疟痢，治奔豚，逐疝气，辟鬼疰，壮元阳，暖腰膝，乃温中建阳之圣药也。

麝香

味辛甘，性温，气散无毒，气味俱厚，可升可降，阳也。入足太阴脾经，手少阴心经之药。

主开经络，利九窍，避恶气，化虫积，解蛊毒，杀鬼精，除邪物，去痞块，治血瘕，活痰结，清酒积，吐风痰，定惊痫，点目疾，退翳障，散瘀血，下难产，落胎孕，疗痈疽，彻脓血，消死肌，乃透骨开关之圣药也。吾尝考麝香之妙，虽为清气散邪之药，殊不知通利关窍之速。如小儿惊药之内为必用。然痘疮将出及疽毒脓血已泄，新肉将长之时，亦不得导泄其气。又妇人难产用以催生。然产后多用，亦损真一之气而迫血妄行。又牛黄丸用麝香，可治风痰诸症，一时暂以开通，苟用无法，过多则引风入骨髓矣。慎之！

冰片

又名龙脑膏香，味辛甘苦，性凉，气热无毒，阳中之阳，升也，散也。

乃轻清之剂，开窍辟邪之药也。凡关格壅塞，热闭不通，痰涎壅盛，惊痫风热，目赤肿胀，翳膜昏涩，乳蛾喉闭，舌肿破烂，水浆不通，脑风头痛，鼻息鼻渊，疟毒内闭，烦闷不出，或沿肛痔疾下坠，此皆积热之症，唯冰片

可以散之。但诸香之剂，皆属于热，而冰片独属于寒，以为治疳疮目疾等症，殊不知气闭生热而有此症，今用辛香流散之剂治之颇效者，因其从治之法也。否则人生阳易动，阴易亏，乌可骤用哉。

沉香

味辛性温，臭香无毒，气厚味薄，可升可降，纯阳。入足阳明、少阴、太阴经，入手少阴、厥阴。味香甜者性温平，辛辣者性热。

乃降气温中、益命门之药也。善治诸气上而至天，下而及泉。故上气实者，可以降之；下气虚者，可以补之。与药为使，最相宜也。《本草》云：沉香主清气不升，浊气不降，逆气喘急，大肠虚闭，小便不通，男子精寒，妇人血冷，能调中气，利五脏，壮元阳，补肾命，暖腰膝，去恶风邪气。大抵此剂，辛温体重，清气如神。

草豆蔻

味辛甘苦，无毒，浮也，阳也，入足太阴、阳明脾胃二经。

和气暖胃，消宿滞之药也。主中膈不和，吞酸吐水，心疼腹痛，泄泻积冷。凡一切阴寒壅滞之症，皆可治也，其功与白豆蔻相同。白者入脾胃，复入肺经，理气之中，有补气之妙。草者仅入脾胃二经，长于破滞利气而已。故患者虚人用白，实人用草，不可不察也。

高良姜

味辛苦，性大热，纯阳，浮也，入足太阴、阳明二经。

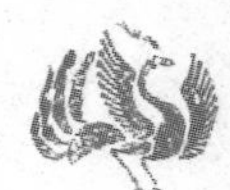

乃祛风邪、温脾胃之药也。主冬月卒中寒冷，霍乱泻利，腹痛逆冷，良姜可以温之；宿食不化，翻胃呕逆，良姜可以疗之。若老人腹肾虚寒，泄泻自利，以温补脾胃之剂，必加良姜而乃效；风湿冷痹，腰背酸痛，以祛风温血之剂，必加良姜而乃行。大抵此剂辛热纯阳之药，苟非沉寒痼冷之症，不可轻用。

苏合香

味甘苦，性温无毒，通十二经络之药也。

通五脏六腑，一切气窍，去风行痰，除痫定悸，镇惊安邪之药也。主辟恶气，祛邪魅，解蛊毒，杀三虫，利风痰，疗痫疾，通气血，开关窍之圣剂也。凡用之上下表里，脏腑骨肉筋脉之分，无所不往者也。故中风中气，痰经气塞昏迷之症用之人事立清，阴阳和顺，痰自消而气自开也。如元虚气弱之症，亦当斟酌用之。

橘叶

味苦辛，气温，入厥阴肝经。

疏肝血，散逆气，定胁痛之药也。凡病血结、痰逆、火逆，为胁痛、乳痈，为脚气肿毒，或为胸膈逆气等症，捣汁饮之，取渣敷贴，无不应手获效。

橘红

味苦辛，气温无毒，入手足太阳、太阴、阳明十二经。乃下气化痰之药也。

橘核

味苦辛，气温无毒，入足厥阴肝经之药也。

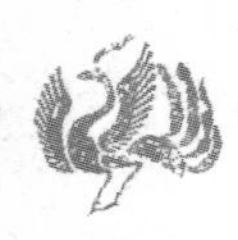

疏肝散逆气，下寒疝，治腰痛之药也。主膀胱浮气，阴疝肿疼冰硬，取核而治核之意也。

砂仁

味苦辛甘涩，性温无毒，阳也。入手足太阴行脾气，入手足阳明和胃气，又入太阳、少阴八经。

乃温中和气安胎之剂也。若脾气寒而腹痛吐泻，脾气滞而宿食不消，用砂仁其效最捷。但气有虚实，砂仁治实而不治虚。然而安胎之剂，又佐砂仁何也？此药能调冷气，散结气，行滞气，和胃气，清脾气，温中气，舒肝气，治气莫可尚矣，所以同木香用，治气尤速。

补气之剂

人参

味甘苦，性温，气味俱厚，浮而升阳也。入手太阴补肺气，入足太阴补脾气，入足少阴补肾气。

乃补气生血、助津养神之药也。是故肺气衰弱，短气虚喘，用此以补之；如荣卫空虚，精神散乱，魂魄飞扬，用此以敛之；阳亡阴脱，惊悸怔忡，健忘恍惚，用此以宁之；心志懒怯，元阳不足，虚羸乏力，用此以实之。如中气衰陷，汗下过多，津液失守，用之可以生津而止渴；脾胃衰弱，饮食减常，久吐久利，用之可以和中而健胃；小儿痘疮，倒陷灰白用之，可以起痘而行浆；妇人产里失顺，用力过度，用之可以益气而达产；若夫久病元虚，而六脉空大，失血过多，面色痿白，皆可加也。大抵人参大补气

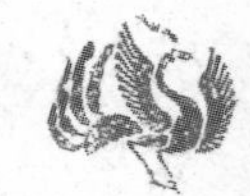

之药，入太阴肺经，肺火动而痰嗽中满者忌之，又不可徒谓肺热有痰而禁用也。其法参芪并用，以之而固实元气；参术并用，以之而和中健脾；参苓并用，以之而安魂安魄；参麦并用，以之而止渴生津。合二陈，可以补气而消痰；和四物，可以助气而生血。量其病而佐之，是有明验者也。

按：人参能益气补元，而黄芪实卫以助表者也。如内伤脾胃虚弱，饮食少进，怠惰嗜卧，发热恶寒，呕吐泄泻，气虚胀满，力乏形瘦，脉微神短等症，宜用补中益气，人参为君，黄芪为臣。若表虚腠理不密，自汗盗汗，渐至亡阳，并诸溃疮疡，多耗脓血，小儿痘症未灌全浆，一切阴毒不起，其肿而不溃，溃而不敛之症，须以实卫固表，以黄芪为君，人参少入为辅可也。

黄芪

味甘，性温无毒，气薄味厚，可升可降，阴中阳也。入手、足太阴二经，又手少阳、足少阴，并命门经。

乃补肺健脾、实卫敛汗、驱风运毒之药也。能益元气，补三焦之虚损，实腠理，温肉分之虚寒。是故体弱之人而自汗频来，乃表虚而腠理不密也，黄芪可以实卫而敛汗；伤寒之症，用发散而邪汗不出，乃里虚而正气内乏也，黄芪可以固内而助汗；又有溃疡脓血过多，气血虚而不愈者，黄芪可以敛肌肉；阴疮不能起发，阳气虚而不溃者，黄芪可以排脓毒。若夫虚冷沉寒乃元阳之不足，用姜桂之属而无参芪之剂，则不能温经以回阳。阴虚不足，阳邪下陷于阴经，虽用升提之类而无实腠之药，则自上而复下也。是故补中益气汤用参芪为君，升柴为佐，痈托疽里散以黄芪独用，使腠理固

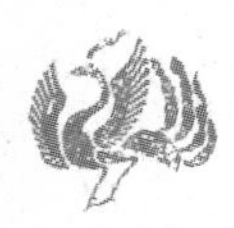

密，而余毒不能妄攻于内。若痘疮用此以保元，胎前以全育，产后以辅正，伤寒以补中逐邪，久病以和荣卫、生津液、调血气也。治者果察其气有不足而与之，使正气复、邪气散，他症何由而生焉。苟不揣其有气余而概与补气之药，则不助其正而反助其邪，必变症为喘咳气急之患矣。凡用之法，平补而用参芪，必兼苦寒，使气不能以自盛，致生胸闷之症也；大补而用参芪，必兼消导，使补不能以太速，致生气急之患也；如邪盛而用参芪，必先治其邪而少加补剂，使邪不能以胜正；气虚而用参芪，必当调其气而大加补剂，使气得受补也。如是推之，他症治例皆可详矣。

白术

味苦甘辛，气温无毒，味厚气薄，可升可降，阳中阴也，入手太阳、少阴，足太阴、阳明、少阴、厥阴六经。

乃扶植脾胃、散湿除痹、消食去痞之要药也。脾虚不健，术能补之；胃虚不纳，术能助之。是故劳力内伤，四肢困倦，饮食不纳，此中气不足之症也，非术不能补；痼冷虚寒，泄泻下利，滑脱不禁，此脾虚衰羸之症也，非术不能温；或久疟经年不愈，痢久累月不除，此胃虚失治，脾虚下脱之症也，非术不能止；涎痰壅盛，短气虚喘，或腹满肢肿，面色痿黄，此胃虚不和，脾虚蕴湿之症也，非术不能理。又如血虚而漏下不止，白术可以统血而收阴；阳虚而汗液不收，白术可以回阳而敛汗。大抵此剂，能健运脾胃，实气补虚，入气主气，入血主血，乃扶正驱邪而健中宫之剂也。抑又论之，兼参芪而补肺，兼杞地而补肾，兼归芍而补肝，兼龙眼枣仁而补心，兼橘半而醒脾，兼黄

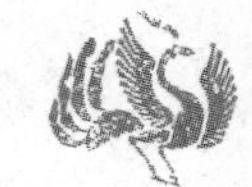

连而泻胃火，与山药而实脾土，并苍朴可以燥湿和脾，同猪苓亦能利水下行。黄芩佐之，能安胎益气；枳实君之，能消痞除膨。温中之剂无白术，痛而复发；溃疡之症用白术，可以托脓。其性本清而质浊，若用陈土炒之，其妙如神矣。又能养血止漏，去湿痰。

甘草

味甘，气平无毒，生寒炙温，入手足十二经。

乃温中益气、补虚解毒之药也。健脾胃，固中气之虚羸，协阴阳，和不调之荣卫。是故劳损内伤，脾虚气弱，此以实之；元阳不足，肺气衰虚，此以补之；甘温平补，扶虚益损，效与参芪并也。又如咽喉肿痛，佐桔梗、鼠粘，可以清肺开咽；痰涎咳嗽，共苏子、二陈，可以消痰顺气；佐黄芪、防风，能运毒走表，为痘疹气血两虚者，首尾必资之剂，此又平补中而兼清化之妙也。凡用纯寒纯热之药，必用甘草以缓其势。如附子理中汤用甘草，恐其僭上；调胃承气用甘草，恐其速下，此是缓之之法也；如寒热相杂之药，必用甘草以和其性。如小柴胡有柴胡、黄芩之寒，人参、半夏之温，内有甘草，此亦和之之意也。又建中汤用甘草，以缓脾急而补中州也；凤髓丹用甘草，以缓肾急而生元气也。是甘草乃甘温平补，不论阴阳虚实，上下表里，随他药而行之，无所不往者也。但生用则气平，补脾胃不足而泻心火；炙之则气温，补三焦元气而散表寒。若心火乘脾者，宜倍用之。如中满之症，气之聚也，如呕家、酒家、诸湿肿满及黄疸臌[①]胀，郁结之症，气之闭也，如斯

① 臌胀：原作“膨胀”，据文意改。

诸症不喜其甘，宜禁用之。

茯苓

味甘淡，气平无毒，气味俱薄，浮而升阳也，入手少阴、太阴、太阳、阳明，足太阳、阳明、太阴、少阴八经。

利水邪，健实脾气，益肝脏，定胆镇惊，分利阴阳，清化血气之药也。凡肢肿腹胀，湿胜泄泻，乃土虚而水邪胜也，茯苓之淡可以利水渗湿，宏水则脾不健而土自实矣；梦寐惊恐，神魂不宁，乃肝虚而邪自生也，以茯苓得松术之余气而成，假木气以治肝，则惊不镇而邪自宁矣；又如膀胱湿热，水道不清，用茯苓以分理之，则小便自利矣；如痿痈脓血，咳嗽痰火，吐血衄血，用茯苓以调养之，则血气自清矣。故《局方》佐四君以补气，佐二陈以化痰，佐五苓而利水除湿，佐养营而宁心镇肝，乃明验也。《本草》云：气虚之人不可用，因其渗泄而泻下也；自汗之症不可用，因其汗后不可利小便也。又云：茯苓能生津液。殊不知津为济渡之处，液之往来，乃曰津液。茯苓生津，因其利谷利水，可活动津液，但不若人参能生真津也，故产后亦禁用之。

大枣

味甘，性温无毒，气味俱厚，可升可降，阳中阴也，入手太阴、手少阴二经。

乃助脾健胃，养肝保肺，壮心定志，调荣卫，生津液，益中补气之药也。凡惊悸恐怖，健忘恍惚，精神不守，志意昏迷，此心虚不足之症，非大枣不能养其心；中气不和，津液衰少，饮食无味，四肢懒惰，肌肉羸瘦，此脾虚亏损

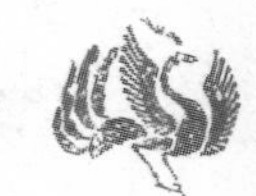

之症也，非大枣不能健其脾。又如温补之剂，佐宜辛甘，厚肠之药，必用生姜，并须大枣佐之可也。此盖安中养脾，助十二经之药力，善补阴阳气血，津液脉络，筋俞骨髓，一切虚损。但中满之症，气之缓不可用，惊悸之症，气之虚者，多用之。

山药

味甘，性微寒，气平，入足太阳、阳明，手足少阴、太阴。《经》言只入手、足太阴经。

乃健脾胃、益心肺、养肾阴之药也。凡有脾弱泄泻，痢久肠虚，用山药能实脾胃也；怔忡惊悸，恍惚健忘，用山药能益心虚也；若肺气不足，而皮肤憔悴，干咳无痰，用山药能润肺而补虚；肾阴不足，阳虚羸弱，或梦泄遗精，腰膝痿弱，用山药能滋阴益肾，而伏火龙之功。大抵甘凉而补，为中正和平之药。然而施治之法，随所引用而成功焉。治脾之症，同参术用之；治心之症，同参归用之；治肺之症，同参麦用之；治肝之症，同参地用之；治肾之症，同参杞治之。此当用于平补之际，无毒可以常服，乳制尤妙。

莲子

味甘气平，性涩无毒，生寒熟温，入手少阴、足太阴二经。

养脾胃，清心肾，滋五脏，清君相火邪之药也。若久病胃虚，中气不足，元本衰弱，莲子可以和中而补气；泄泻自利，肠胃虚陷，莲子可以实胃而健脾；又若劳心过多，心志不开而作事多忘，莲子可以开心孔而清心气；遗精梦

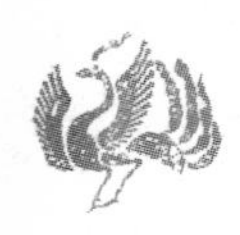

泄，白浊淋沥而小便癃闭，必用莲子济坎离而通调水窦者也。是故坎离既济，则邪火不能妄动于中，而精自固，淋自止矣；水窦通调，则火郁不得固结于内，而浑浊自清，癃闭自利矣。故《本草》言其“聪耳目而开心志，安君火而靖龙雷，养精神而益元气”，信然矣。

龙眼肉

味甘，性温平无毒，入手少阴经、足太阴经。

益心志，养精神，滋补血脉，润泽肌肉之药也。治思虑伤心脾为惊悸怔忡，健忘恍惚，失心丧志，虚烦自汗，不眠者，故入归脾汤，屡用获效，取其能安益心智之义耳。

芡实

味甘性平，气涩无毒，入足太阴、少阴二经。

补心肾，涩精气，实脾胃之药也。养真元，安五脏之气，益精髓，蠲遗精之疴。强心志而保神明，补中宫而益肾气。所以古方以芡实作粉，配参苓蒸糕，为老人虚人所当常服，有延年祛病之妙。大抵莲子清心肾为专而健脾次之，芡实补脾胃甚捷，益心肾少不及也。

薏苡仁

味甘，性温无毒，沉也，降也，入手太阴经，入足阳明经。

乃健脾养胃、清肺利气之药也。凡风湿之症，或麻或肿而肢体拘挛，或胀或痛而脚气难履，或痿或痹而腰膝酸疼，或浮或满而皮肤水肿，或嗽或咳而痰涎壅盛，或泄或

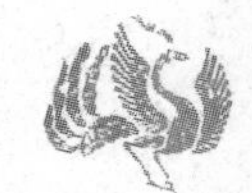

泻而大便不实，或痈或痿而咳吐脓血，或癃或闭而淋沥浊带，是皆脾肺肾三经蕴湿郁火之症也，惟薏苡仁可以治之。其味甘实脾，气平通肺，微寒入肾，为去湿之神药也。又同天麦门冬而治肺，同苓术而治脾，同牛膝而治肾，同木瓜而治足，同二陈而治痰，同平胃而治湿，同槟榔而治脚气，同五苓而治水湿留畜之不利也。

百合

味甘苦，性平无毒，入手足太阳经，厥阴、阳明经。

乃益肺清痰、健脾消肿之药也。主肺热劳嗽，咳咯血痰，骨蒸寒热，或脾胃虚羸，大肠燥结，或腹胀浮肿，面目虚浮，或心气虚烦，躁乱不寐，或胆气不足，惊悸振惕，或心下急疾，脚气痈肿，此药并能治之。清心益肺，养脾胃为专功也。

饴糖

即芽糖，味甘，气温无毒，入足阳明、太阴经气分。

养胃温中，益气止泄之药也。如眩晕，消渴，消中，怔忡烦乱；如忍饥，五内颠倒，四体欲倾；如产妇失血过多，卒时烦晕；如劳人呕血盈盆，上逆不止；如老人泄泻频仍，中气陷下；如暴受惊怖，失神丧志；如读书作文，劳心瘁思，神气无主。以上诸症，皆系中焦营气暴伤之故，急以饴糖之甘，滚水调和饮之，诸症主定，神气清明，即以甘缓之验也。

蜂蜜

味甘气寒，性润无毒，沉也，降也，入手足太阴、阳

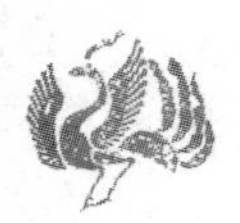

明脾胃经。

润脏腑、和营卫、通三焦燥火之药也。主心腹邪结及惊痫烦闷，赤白痢疾，涩滞不通，肾阴虚燥，二便不通等症，凡和百药，用之甚佳。

蛤蚧

味咸气平，有小毒，可升可降，入手太阴、厥阴经。试法：口含少许，奔走百步，不喘方真。

清肺热，补肺虚，定咳嗽，止传尸之药也。疗肺痿肺痈，咯血吐血，咳逆息急而喘者，投此立定。补可去弱，人参、羊肉之属。蛤蚧补肺定喘，生津退热，功并人参；益阴血，扶羸弱，止传尸，功同羊肉。凡气液衰，阴血竭者，宜加用之。

羊肉

味甘，气热有毒，入手、足阳明经。自死者有大毒，误食发恶疾，立死。

补中益气，疗中风虚汗，治产后阴阳两亏之药也。凡一切诸病，形气痿弱，肝胃虚羸不足者，宜之。

黄牛肉

味甘，气温无毒，入手足阳明经。

养脾胃，益中气，健筋骨之药也。能止渴泄，消肿胀。

九香虫

味咸，气温无毒。

补脾肾，壮元阳，通膈脘滞气之药也。按《摄生方》乌龙丸治上件诸症，久服益人，妙在此虫力也。

利痰之剂

半夏

味辛苦，性平，有小毒，气味俱薄，沉而降，阴中阳也。生则性寒，熟则性温，入手阳明、太阴、少阴三经，入足太阴和脾理气，入足阳明燥湿健胃。

散风寒，利痰涎，开气结，燥脾湿，温内寒之药也。或泄泻肿满，肠鸣喘嗽，霍乱吐呕，疟痢瘴气，寒湿之症可以治之；或风气痰迷，痿痓惊狂，闷乱眩运，郁痰之症可以除之。盖辛能理气开郁，温能攻表和中。与生姜用，其性散而不守，可以攻表；与干姜用，其性温而且守，可以温中。同苍朴，可以燥湿；同陈皮、甘草，可以和中；同香附、紫苏，可以开郁解表；同芩连、山栀，可以清热导湿，行痰降火，故二陈汤以半夏为君，意谓此也。

南星

味苦辛，性温有毒，阴中之阳也。可升可降，乃肺经之本药。

乃散风痰结气之药也。中风口眼㖞斜，风痰不语，麻痹不仁，跌损血凝，头脑破伤风肿，痈疽痰核，红肿坚结，惟此苦辛为必用之药。此剂与半夏略同。半夏之性燥而缓，南星之性燥而急，元虚者禁用。古方以牛胆制之，名曰胆

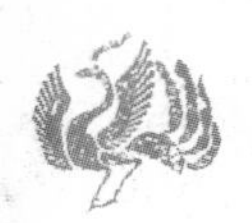

星。盖星为胆所制，则苦寒之性制星而不燥，且胆又有益肝镇惊之功。若小儿惊风惊痰，四肢搐搦，胆星可以用之；若风痰湿痰，急闭涎痰，非南星不能散。南星治痰之有余，胆星治痰之不足，如非元气怯弱之人而遇惊风火痰之症，非胆星所能治，二者宜审用之。

贝母

味甘苦而淡，性寒无毒，可升可降，阴也，入手太阴经、少阴经之药也。

能下气开郁化痰之药也。退伤寒烦热，定心邪火躁之不眠，是故肺气不清，痿痈血痰，喉痹咽肿，入气分清而不浊，能润乎心肺者也。或气挟痰而上升，痰随火而上容，兹能清降。配知母清气滋阴，配芩连清痰降火，配参芪行补而不聚，配归芍调气而和荣，配连翘解郁毒、项下瘿核，配二陈代半夏用，开结降火，平气清痰。以上施治，必用川者。若痈毒症结实痰，土者为良。但川者，性优味淡，土者性劣味苦，用有虚实之不同。

前胡

味苦微甘，性温散无毒，阳中之阴，降也。入手足太阴、阳明经及太阳膀胱，与柴胡清阳上升，入手足少阳、厥阴者之不同也。

乃散风、祛寒、净表邪、温肺气、消痰嗽之剂也。盖伤风之症，咳嗽痰喘，上气盛而不息者，肺经之邪也，用前胡之苦辛有以通畅乎肺气，使风可解；伤寒头痛，恶寒身热，骨疼，此膀胱之邪也，用前胡之辛温有以驱逐其风

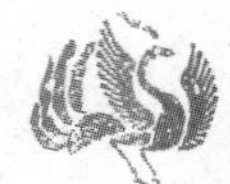

寒，使寒可清。又若小儿疳热，妊娠寒热，疮肿发热，皆由邪闭腠理，舍此则不能清。但前胡与柴胡不同，柴胡治半表半里，以清往来之热；前胡攻初起风邪，以清肌表之热。若使用柴胡于初表，则苦寒之性必引邪入少阳；又使用前胡于半表，则汗多表虚，亡阳立至，可不审欤。

桑白皮

味甘辛，性温寒，无毒，升少降多，阳中阴也，入手太阴肺经。

平肺气、消痰嗽之药也。泄肺气上逆，喘咳火灼，痰嗽有红，风热声哑，水饮停肺，胀满蓄结，是皆肺气不清，为痰为火之症，惟桑皮可以治之。又蜜炙能杀虫者，人以为虫见蜜之甘而食之，殊不知泻肺之药而损其虫也；可以治金疮，以皮作线而缝之，是线甚有益于疮也。大抵近世谓其能治劳嗽，能治风嗽，观其获血之药，治疮有功，阴血亏损必成劳，则治劳之意明矣；观其辛温之剂，泻肺有效，风淫于皮，肺先受之，则治风之理见矣。吾尝考桑之一物有八用焉，桑虫攻痘毒甚效，桑叶明目止汗尤奇，桑耳能破症结积聚，桑椹能染须发转黑，桑枝去风气痛痒，桑汁治鹅口舌疮。桑为流通气血之药，所以桑上寄生又能利筋脉、调血气，亦为治风寒湿痹之圣剂也。桑根白皮泻肺降气，清火下痰，是其专功。凡用桑白皮蜜炙，土者勿用，恐杀人。

芥菜

味辛，性温，无毒，入手太阴经。

宽中理气，通肠胃之药也。上行而速开鼻窍，下行而直除肾邪，利九窍，通肺气，豁痰涎，宽胸膈，开胃脘。盖芥性辛热而散，故能通肺开胃，利气豁痰，不宜久食；久则积温成热，辛散太盛，耗人真元，肝木受病，昏人眼目，发人疮疥，气病人不宜多食。若白芥之子，主胃中冷气，反胃，吐食，胸膈成痰，上气喘逆，胸胁痞满，肺寒咳嗽，风冷气疼，唇紧口噤，久疟延绵，实痰气促等症。丹溪云：痰在皮里膜外，四肢两胁，非此不能通达。大抵芥能利气，子能开痰消痞，痰气药中不可缺者也。

天花粉

味甘微苦，性寒无毒，降也，阴也，入手少阴心、太阳小肠、足太阴脾、阳明胃四经。

乃降火清痰、生津止渴、解疸消痈之药也。退五脏郁热，凡心火盛而舌干口燥，肺火盛而咽肿喉痹，脾火盛而舌口齿肿，痰火盛而咽膈不济，肝火胁胀走注，肾火骨蒸烦热，或痈疽已溃、未溃而热毒不散，小便涩淋，五疸身目俱黄，是皆火热郁结之所致，此剂能开郁破结，降火清痰。又花粉苦寒治渴，从补药而治虚渴，从凉药而治火渴，从气药而治郁渴，从血药而治烦渴。又花粉治里渴，干葛治表渴。如汗下之后，亡阳而作渴者，花粉不可妄投，必用人参之甘温以生津止渴，可也；阴虚炎动，津液不能上乘而作渴者，花粉不可概施，必用知母之甘辛以滋阴治渴，可也。又有五味子酸敛生津，其渴自止；麦门冬润燥生津，其渴不生。茯苓有利水活津之妙，乌梅有济水夺精之功。是皆生津止渴之药，宜斟酌用之。使当用人参之甘温而反用花粉之沉寒，必

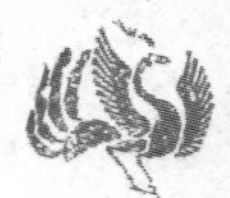

至损胃而伐阳矣；当用干葛之甘寒而反用花粉之沉寒，必至引邪而入里矣。二者之间，可不谨乎。

款冬花

味甘辛，性温无毒，阴中有阳，降也，入手太阴肺经。

乃定喘消痰、益肺经之药也。治肺痈脓血腥秽，咳嗽痰唾稠黏之症。

枇杷叶

味苦，微辛，气温无毒，气薄味厚，阳中之阴，入手太阴定喘嗽，入足阳明平呕逆。

安胃气、润心肺、养肝肾，为消痰下气之药也。凡劳伤之症，肺受火迫，咳嗽喘急而痰滞，能润肺气也；或咳伤胃气，呕哕，吐食而不止，能安胃气也；或阴虚内热烦灼，舌干而口燥，能养肾气也；或温疫暑渴热渴，躁乱而不解，能凉心气也，皆能治之。能使五脏调和，六腑清畅。若用治之法，又有配焉。暴发之嗽，有痰有火，必配芩桔以清之；久病之嗽，元气虚耗，必加五味、百合以敛之；肺燥之症，必和天、麦门冬以润之；阴虚之嗽，必佐知母、当归以滋之；若肺虚气短而嗽者，非共参苓不能补；肺痈脓血，痰涎浑浊，非协贝母、薏苡不能清。于劳嗽方中可称专剂。如胃寒呕哕及肺感风寒而咳嗽者，两皆忌用，必须究其所因而辅佐之也。

莱菔子

味甘辛，性温平无毒，可升可降，阴中阳也，入手、

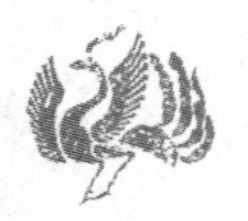

足太阴二经药。

定喘下气，止痰嗽，消谷食，除臌胀之药也。主利五脏，能通大小便，止气痛，下痢后重，又能发疮疹，宜炒用之；若取汁服则能吐风痰，同醋研又能消肿毒。

旋覆花

味咸，性温无毒，一云有小毒，可升可降。入手太阴、阳明大肠经，又名金沸草。

乃消痰逐水、流利下行之药也。主痰胶痞坚，心满噫气，或心脾伏饮，膀胱留饮，宿水等症，并能治之。大抵此剂味咸，软坚其功如此。

紫菀

味苦辛，性温无毒，入手太阴、足阳明经之药也。

乃顺肺气，利痰喘，散郁结，止劳嗽，润燥结之药也。主咳逆上气，胸中结气，肺经虚气，喘急痰气，小儿惊痫或痰涎带血，肺痿肺痈，脓血腥膻之症，非此不能治也。此药能行血养血，治痰之中有益于血痰之症，利肺之中兼可以润肠之燥，善用者于血药之内而兼佐之，或便结之剂而辅佐之，惟随其症而已。

百部

味甘苦，微温无毒，入手太阴肺经药。

清痰利气，治骨蒸劳嗽之圣药也。主肺热上气之咳嗽，治虚劳内灼之骨蒸。此剂与天冬皆治肺病之药，百部气温而不寒，寒嗽者宜之；天冬性寒而不热，热嗽者宜之。

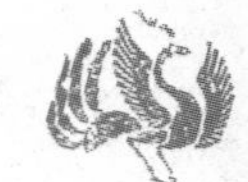

阿胶[①]

味甘，微苦性温，气平无毒，气味俱薄，浮而升阳中之阴也。【阿胶入手太阴，能益肺止嗽；入足少阴肾，能安胎止漏；复入足厥阴肝，疗咳嗽脓血。】

乃清金定喘、养血益阴之剂也。凡崩中经漏，带下淋沥，血虚胎动，五劳七伤，嗽咳咯血，衄血吐血，溺血便血，肠风粪血或两目昏眩，血虚头旋，虚火喘促，咳唾血痰而成肺痿肺痈，热伤营络，下痢纯红而腹痛不止，血虚血热之症，惟此剂能补血益阴，调荣养液，皆能疗之。惟此药能清金养肺，滋木养肝，济水养肾，平火养心，润土养脾，培养五脏阴分不足之神品也。如胃弱脾寒，呕吐，痰饮食不消运者又当忌之。

竹沥

味苦甘，性寒无毒，可升可降，通行十二经之药。

乃利窍滑痰，通经走络，为痰家之圣药也。如伤寒大热，津液干枯，烦渴闷乱，或产后阴虚发热，口噤失音，并小儿天吊搐搦，并皆治之。痰在膈间巅顶，非此不能降；痰在四肢皮膜，非此不能通。及风痰火痰，痰厥失音，昏迷人事，非此不能省，乃通行周身经络之邪剂。又有荆沥味甘，气平无毒，可升可降，入手少阴、太阴，足阳明、厥阴经，活痰利气之药也。善治中风昏危，痰迷气闭，语言不出，目睛不活或痰厥头痛，头风旋晕，小儿风痫痰搐，

① 阿胶归入利痰之剂，较为少见，今多入补血药。

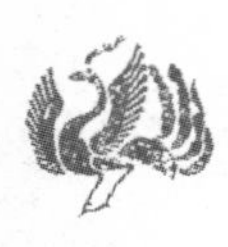

急慢惊风。盖此药除风热，导痰涎，开经络，行血气，称为仙剂也。古人以虚者用竹，实者用荆，俱用姜汁传送。

海石粉

味咸性寒，气燥无毒，沉也，降也，入手足太阴、阳明经，又名海蛤粉。

化痰饮，下逆气，定喘肿，消胸胁、胀满之药也。凡热痰能降，湿痰能燥，结痰能软，顽痰能消。凡一切热结老痰，滞于胸膈、肠胃之间致成胀满呕吐，心腹疼痛之疾，甚则大小便不通，坐卧不宁等症，必用治之。

天竺黄

味甘辛，性寒无毒，沉也，降也，入手少阴心经。

镇惊安邪、消痰利窍之药也。治小儿惊风，天吊客忤，癫痫夜啼等症，能通窍安神，退诸风热。疗男子中风失音，痰涎壅盛，惊悸之疴，虚烦不眠者，诚为要药。

沙参

味甘微苦，气微寒，无毒，入手太阴肺经，又为肝、脾二经气分之药也。

大清肺热，疏肝逆，解脾火之药也。补五脏之阴而治热劳咳嗽吐脓，宣五脏之气而除皮肤风热身痒。养肝气而治疝热下坠，益心肺而止惊悸虚烦。又能疗心胸痹痛，结热头痛及一切恶疮疥癣能排脓而消肿毒。古人以沙参代人参者，为肺热也。盖人参性温，补五脏之阳，沙参性寒，补五脏之阴。人参甘苦而温，其体重实，专补脾胃元气，

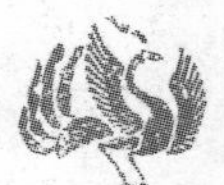

因而益肺与肾，故内伤元气者宜之；沙参甘淡而寒，其体轻虚，专补肺气，因而益脾与肾，故金能受火克者宜之。一补阳而生阴，一补阴而制阳，不可不辨之也。若脏腑无实热而肺虚寒作嗽者，慎勿服也。

青礞石

味甘咸，气平无毒，其性下往，阴也，沉也，入足厥阴肝经。

消食积，化结痰，镇惊痫风搐之药也。风木太过则脾土受制，气不运化，积滞生痰，壅塞上中二焦，变生风热等症，宜此药使风平气顺而痰积通利，诸症自除矣。然只可用之救急，如脾胃虚而气弱者，不宜久服也。

文蛤

味咸，性平无毒，入足少阴经。

止咳逆，消胸痹，化痰软坚之药也。凡水湿痰饮胶结不化，到成中宫痞隔，升降失调，滞于气而为咳逆，滞于血而为胸痹者，如气之逆而不下，痹而不通者，可迎刃而解矣。

瓜蒌仁

味甘微苦，性寒无毒，气味俱厚，阴也，入手少阴、太阴二经。

乃润肺消痰、清火止渴、滑肠利结之药也。主肺热痰嗽，宿垢不行。盖苦可以下气降痰，润可以通便利结，故仲景治胸痹痛引，咳唾喘急，伤寒烦热，结胸满痛，大便

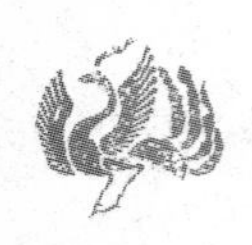

不通皆用。若内虚而大便不实者，禁之。

清凉之剂

黄连

味苦，性寒无毒，气味俱厚，可升可降，阴中阳也。入手少阴，善治心火；入足厥阴，善治肝火；入胃与大肠，能厚肠胃。

乃阴寒、沉静、清肃之药也。是故惊悸怔忡，闷乱恍惚而心火不宁，痛痒疮疡，诸家失血而邪热有余，又目痛赤肿，睛散荣热，呕逆恶心，吞吐酸苦，胁痛弦气，心下痞满，舌烂口臭，唇齿燥裂，均属火盛内热之症，非此不能治之。大便不通可以润肠而通利，小便热秘可以清热而行便。又能退伏热而消蓄暑，清湿热而治疳热。痰火之症，剂用二陈，少加黄连；伤寒之症，剂用理中，亦加姜连；治火之症，剂用黄连，加以芩栀；治郁之症，剂用炒栀，可加萸连。若元虚之人，苦寒有不能投，姜制可也；阴分之病，苦寒或不能纳，微炒可也。

黄柏

味苦，性寒无毒，气味俱厚，沉而降，阴也。入足少阴肾，泻阴中之火；入足太阴脾，清下焦之湿，为太阳引经药也。

济水降火之药也。凡阴火攻冲，骨蒸劳热不清，腿足疼痛，黄柏有长肌止痛之验。因其泻阴中之火，即能调血

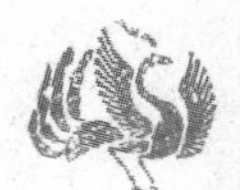

中之气也。是以阴虚不足，龙雷火动，舌破齿浮，咽喉肿痛，是皆虚火上升，用黄柏可以降之；下焦之火，攻冲胃脘，哕出蛔虫，小便黄赤，癃闭不通，亦皆内热之蕴蓄也，用黄柏可以除之。设或阴分之疼，酒炒尤妙；骨间之痛，盐制如神；湿热不清，微炒可也；内火燔灼，生用可也；血弱阴虚，童便炒之，以褐色为度。

知母

味甘苦辛，性寒无毒，气味俱厚，沉而降，阴也。入足少阴经，又入足阳明、手太阴经药。

乃滋阴济水之药也。主阴虚不足，发热自汗，百节酸疼，咳嗽无痰，腿足乏力，津液干少，头眩昏倦，小便黄赤，耳闭眼花，腰酸背折，是皆阴虚火动之症，惟此可以治之；又如伤寒邪热有余，烦渴引饮，目赤唇焦，若暑疟热烦闷乱，口燥咽干，是皆内热火盛之症，惟此可以清之。盖知母能养肾水，有滋阴之效，泻肾火有生津之功，此为肾家之药也。假使阴火攻冲，咽痒而咳嗽，游火遍行，骨蒸而有汗，胃火燔灼，消渴而热中，非知母莫能治。由是滋阴清热，泻火补水，非此不能为也。所以知柏并用，非为降火之功大，抑且助水之功多，知贝并用，不但清痰止嗽，亦且退热滋阴。

黄芩

味苦，性寒无毒，气味俱薄，浮而降，阴中阳也。入手太阴上治肺火，入足太阳下清化源，入足少阳能凉表里邪热，入手阳明能润大肠之燥结。

乃降火清痰、理三焦之圣药也。凡痰火咳嗽，气急喘盛，舍黄芩莫能清；小便赤浊，急痛不清，非黄芩莫能疗；大便秘结，壅塞不行，非黄芩莫能通；黄疸湿热，骨节烦疼，热毒骨蒸，寒热虚劳，痢疾赤白，大便后重，天行疫热，目肿赤痛，非黄芩不能治。清肌退热，柴胡最佳，无黄芩不能清肌达表；上焦之火，山栀可降，舍黄芩不能上清头目。气清而亲上，味浊而降下。此剂味虽苦寒，而有泄下之功，体质枯飘而有升上之用。盖善能治三焦之火，清肌退热，解毒生肌，退翳明目，清热安胎止经，此乃诸家半表半里之药也。

山栀子

味苦，性寒无毒，气薄味厚，轻浮上行，气浮而味降，阳中阴也。入手太阴能泻肺火，入手阳明泻大肠火，入足太阳通利膀胱，能屈曲下行，泻火从小便而出也。

乃清郁降火之药也。盖栀之为性，可升可降，气味苦寒而性本清轻者也，所以三焦浮游之火，六郁气结之火皆可清也。若头皮疼而眉骨痛，白珠赤而腮颊肿，或牙疼喉闭，口舌肿烂，或衄血鼻红，或头皮肉内及耳后跳动不时，或心烦郁闷而欲吐不吐，或五疸湿热而蕴蓄发黄，或气郁壅塞而关格不清，或呕哕恶心而吞吐酸苦，或小腹急疾而小便不利，或大便干燥而热结不通，或小便淋浊而癃闭胀满，此皆湿热之所致也。惟山栀利湿清热，能屈曲下行者矣。凡气郁以动火，用之可以开郁以降火；火郁以闭气，用之降火以清气；湿郁以生热，用之清热以利湿；痰郁以生喘，用之定喘以消痰；热郁以作烦，用之清热以除烦；

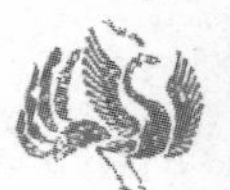

血郁以作痛，用之清血以止疼。大抵山栀之剂，治火之功最速，须炒黑用之；郁烦之症，呕逆不安者，须姜汁炒用可也。

连翘

味苦，性平无毒，气味俱薄，清轻而浮，升也，阳也。入手少阴、手足阳明、手足少阳五经。

乃散风清热、解疮毒之药也。主瘰疬结核，诸疮痈肿，热毒炽甚，未溃可散，已溃解毒，眼症驱风明目，散肿止痛，喉症胀闭不通，开结热，去风火，清痰气，或腮颊肿赤，或齿牙暴痛，或舌肿生疮，或耳塞暴聋，或头风头痛，或头目昏眩，或瘫疹疙瘩，是皆风热之症也。连翘气味轻扬，能清诸经之热，清上下之火，然用之法亦有辅相之宜。从荆防而治风热，从芩连而治火热，从大黄而治燥热，从苍柏而治湿热，从归地而治血热，从枳桔而治痰热，从山栀而治郁热，从黄连而治烦热。其轻扬之性上行最多，若耳目口鼻、咽喉齿舌等症随所从而用之，无不验者，于十二经疮药中不可缺也。

玄参

味苦咸，性寒无毒，入手、足少阴二经，又为肾家主药。

乃清风热、滋阴济水之剂也。故《本草》主清上焦之气，肃清而不浊，治咽痛喉哑，或腮肿喉痹，或舌强乳蛾，咽膈不利，或皮肤风疹，瘫毒疙瘩，或阴火盛而咳嗽无痰，或肾虚骨蒸而劳热潮热，是皆有余不足之症，均可

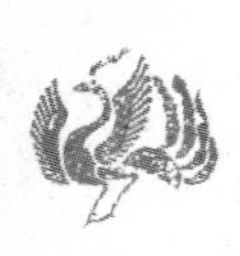

治也。有余之症以芩连配之，不足之症以参术配之，上焦之火栀薄配之，下焦之火知柏配之。大抵性虽轻清而体质甚浊，清则上升而浊则下降，所以治火有清上降下之神效也。

地骨皮

味苦甘淡，性寒纯阴，无毒，入手、足少阴经，足厥阴经。

乃凉血益阴之剂也。主虚劳有汗骨蒸，去在表无定风邪，或肠风便血痔漏，或肺热吐衄淋血。大抵此剂，苦寒纯阴，能泻肾火，降肺中伏火，宏胞中之火，退热补正。所以能治吐衄淋血，清骨中蒸热，去肝肾虚热。四物汤加地骨皮、牡丹皮，治妇人骨蒸最效；若同枸杞，能使精气充而退邪火；佐青蒿，最能退热而有殊功。

石膏

味辛甘，性大寒无毒，气味俱薄，体重，可升可降，阴中阳也。入手太阴、少阳经气分，能清金制火；入足阳明经，能清胃解热之药。

乃清内热，解燥渴，静暑邪，散阳明伏火，退三焦火热，降火之神剂也。凡火邪上攻，头痛不已，火热内结，齿痛壅肿，或腮颊肿痛，或耳项抽痛，是皆肺胃蕴热，火邪上攻之症，惟石膏可以治之。又有中热发热，恶热燥热，天行疫热，三焦火热，伤寒阳明热甚，上气喘急，自汗口渴及暑热闷乱，面垢齿燥，大汗烦渴引饮无厌，小便短赤等症，亦可治之。大抵此剂气寒性坠，去有余大热之症，

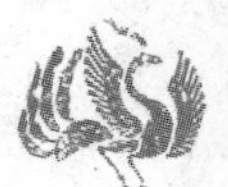

甚有神效。但金石之类，有伤正气，不可轻用，当量其虚实而与之。虚则为人参使，实则为大黄使。古之用法，三黄石膏、人参白虎，其意亦可见矣。

玄明粉

味辛咸，性寒无毒，沉而降，阴也。入足阳明、厥阴经，能清胃热，入手少阴能润肠。

乃散结润燥，通利下行之剂也。治心热烦躁，谵语狂言，肠热燥结，宿垢积滞，痰热壅塞，关格不清，目热昏涩，赤肿疼痛，胃热牙疼，齿根肿胀，或喉痹乳蛾，胀闭不通等症，无不治之。此乃咸寒之剂，润燥软坚，开结滑滞，治一切热毒之圣药也。若脾胃虚冷，阴虚火动者不可用。

芒硝

味苦咸，性大寒，无毒，气薄味厚，沉而降，阴也。通行肠胃十二经之猛药也，用宜酌之。

乃攻结热，推积聚，破留滞，通利大小便之猛剂也。主五脏积聚，肠胃蕴热，关格结闭；又通经行血，去痰积，软坚结，堕胎破孕，推陈致新，莫可加也。《本草》云：辛能润燥，咸能软坚。《内经》曰：热淫于内，治以酸寒，佐以苦寒。苟非里实燥热，秘结不通之症，宜斟酌行之。

硝石

味苦辛，微咸，性温，有小毒，阴中阳也。

治阴伏阳格，寒热两逆，开结闭，破积聚之药也。主

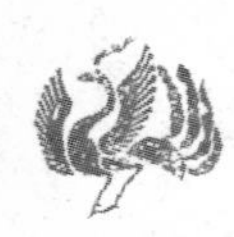

五脏积热，胃脘胀闭，蓄结饮食，留滞邪气；或伏暑伤冷，霍乱吐利，五种淋疾，女劳黑疸，心腹疗痛，头痛牙痛，目赤肿痛并皆治之。但此剂有推陈致新之功，故能散积破坚，治诸热病，升散三焦火郁，调和脏腑虚寒。与硫黄同用，则配类二气，均调阴阳，有升降水火之功。治冷热缓急之病，煅制礞石则除积滞痰饮。盖硫黄之性缓而利，其性下行；硝石之性缓而散，其性上行。礞石之性寒而下，硝石之性缓而上，一升一降，一阴一阳，此制方之妙也。

发明　硝石感海卤之气所产，乃天地至神之物。能寒能热，能滑能涩，能辛能苦，能酸能咸。入石千年，其色不变。七十二石化而为水，制服草木，柔润五金，制炼入石，虽大丹亦不舍此也。又土俗所说，硝石乃神化之妙，《别录》列于朴硝之下，误矣。朴属水味，咸而气寒，其性下走，不能上升，阴中之阴也。故惟荡涤肠胃积滞，折治三焦邪火。硝石属火，味辛带苦，微咸而气大温，其性上升，水中之火也。今兵家造烽火锐机等物，用硝石者，直入云汉，其性升可知矣。《雷公炮炙论》序云：脑痛欲死，鼻投硝末，是亦取其上行辛散，乃从治之义也。《本经》言其寒，《别录》言其大寒，正与龙脑性寒之说相似。凡辛苦物，未有太寒者。况此物得火则焰生，与樟脑火酒之性同，安有性寒、大寒之理乎？

竹叶

味苦寒平，气薄味厚，阴中微阳，降也，入手少阴、足阳明经。

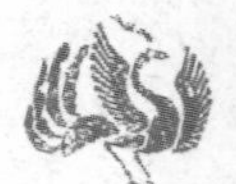

乃凉心胃邪火、肃清气分之药也，主胸中痰热，咳逆上气，热狂烦闷，瘟疫迷惚，壮热头痛，妊妇头旋倒地，小儿惊痫天吊，喉痹鬼疰，恶气烦毒等症。故仲景入白虎汤中，解伤寒内热，津液干枯，或虚热凌心，不眠烦躁，或膀胱火郁，小便赤色淋沥。是皆内热之症，总能治之。

苦参

味苦，性寒无毒，纯阴，沉而降，入足少阴肾经之药也。

乃祛风泻火、燥湿、去蛊解毒之药也。主治大风有功，凡一切风癞、风癣、风疮，或厉风而眉发尽落，或疮疡而肿块破烂，是皆风热之症，惟苦参可以治之；又有肠风下血，肠癖泻血，黄疸脚气，淋沥尿血，是皆湿热之症也，苦参可以疗之。大抵此剂苦可除热，寒可凉血，虽治风有功，殊不知热胜则生风也；治热有效，殊不知湿胜则生热也。然东南之人皆是湿生热，热生风，风胜则下血，热胜则生疮，此理之所必然也。苟非此药，其何能治乎。

竹茹

味甘，性寒无毒，入足阳明胃经。

乃清胃火，下热痰，止呃之药也。清肺胃热甚痰饮之呃逆，止虚烦呕哕之不眠；主消渴而益火最佳，下热痰而清气甚验。

山豆根

味苦，性寒无毒，入足阳明、手太阴经。

乃散结热、清咽喉、解蛊毒之药也。善除肺胃郁热，如咽喉肿痹不通，小儿丹毒热肿，妇人血气腹胀，痢疾赤白，热厥心痛，天行热疹，五疳五痔，黄疸黄汗。凡一切暴感热疾，凉而解毒，表里上下，无不宜之。

青黛

味苦辛，性寒，入手少阴能凉心热，入足厥阴能清肝热，入足阳明能清胃热。

能解热毒，散肿结，杀虫积之药也。主清五脏郁火，化膈间痰热，定惊痫，治口疮，宏大热，疗吐血咯血、斑疮阴疮、小儿诸热、疳蚀下痢、消瘦发热，屡有奇功。

胡黄连

味苦，性平无毒，厥阴肝胆经药。

乃清热消疳之药也。主骨蒸劳热，五心烦热，妇人胎蒸，小儿疳热，惊痫烦热，久利成疳。去果子积，止阴中汗，能除五痔，又疗三消。泄利之症用之。可厚肠胃；眼目之疾用之，可以除热。肝胆二经之病，用此悉能除之。

芦荟

味苦，性寒无毒，入厥阴。

清热去积，消疳杀虫之药也。主小儿诸疳积热，肚大筋青，胸膈有热，肚腹有积，脾胃虚弱，肌肉黄瘦，烦闷不宁，癫痫惊悸，五疳三虫，痔疾疮疡等症。又吹鼻杀脑疳，除鼻痒，研末传齿䘌，治湿癣。但此剂其功专于杀虫清热，以上诸病皆热与虫所生也。

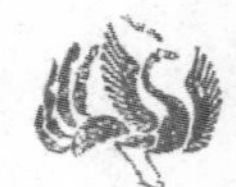

温热之剂

附子

味辛咸，性热，有大毒，气厚味薄，可升可降，阳中之阳也，浮中沉。其性走而不守，通行十二经络之药。

乃散阴回阳，逐冷通关窍之猛药也。主伤寒直中三阴，沉寒痼冷，阳气衰陷，四肢厥逆不温，六脉沉细欲绝，阴毒寒疝，中寒中风，痰厥气厥，柔痓癫痫，小儿慢惊，风湿麻痹，肿满脚气，肾厥头痛，暴泻脱阳，久痢脾泄，寒疟瘴气，久病呕哕，反胃噎膈，心腹冷痛，霍乱转筋，胃寒蛔动，堕胎通经。此剂大温中气，散寒湿，坠冷痰，暖腰膝，壮元阳，益肾气，其效最捷。附子禀雄壮之质，有斩关夺将之功。又能引补气药，通行十二经，以追复散失之元气；引补血药入血分，以滋养不足之真阴；引发散药开腠理，以驱逐在表之风寒；引温暖药达下焦，以祛除在里之冷湿。

桂

味辛甘，性热，臭香有毒，入足太阳、太阴，入手太阳、太阴、少阴，能补肾温中，阳中之阳也，浮。

《本草》云：治小腹腰痛，四肢厥逆，助阳益阴，行瘀血，敛虚汗，破积堕胎，逐冷回阳之神药也。然此剂有四用焉。体薄者，谓之官桂；体厚者，谓之肉桂；枝干而体微薄者，谓之桂枝；去粗皮而体重最精者，谓之桂心。四者固有别也，若以官桂言之，治痈疽，排溃疡，化脓血，止疼痛，

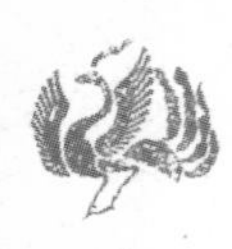

利筋骨，血脉之药也。旁达四肢，横行直往，如手膊冷痛，肩背顽麻，足膝酸疼，肢节弛懈，非此不能行气以通血也；又或恶露不行，上攻心呕，或痈疽已溃未溃，护心托里，或跌扑损伤，破血去积，非此不能行血以调气也。至如肉桂一剂，乃大温中之剂，若元虚不足而亡阳厥逆，若心腹腰痛而吐利泄泻，若心肾久虚而痼冷沉寒，或奔豚寒疝而攻冲欲死，或胃寒蛔出而心膈满胀，或气血冷凝而经脉阻遏，无此亦不能温中以回阳也。至如桂心一剂，可以暖肾，可以壮阴，入二三分于补阴药中，则能行地黄之滞而补肾，由其辛温行气通脉故也。又如桂枝之用，散风寒，逐表邪，发邪汗，止咳嗽，去肢节间风痛之药也。可以实表，可以助汗。若伤风之症，未表而自汗，此表虚也。须用甘辛之药，实表之虚而托邪之出，使寒去而汗敛也。非谓此剂可以实表而敛汗也。他如自汗盗汗之症，概而与之，则取祸匪浅。大抵桂乃猛厉之药，其性最劣，不可多服。古方配二陈则行气之功大，配四物则行血之功速也。

酒

味有甘，有苦，有辛，有淡，气大热，有毒，通入周身脏腑、经络、血脉诸处。

乃通调血脉，升发阳气，驱风雪之寒威，御暑湿之瘴气，遍行一身之表至极高之分之药也。盖甘主缓，苦主下，辛主散，酸主收，淡主利小便。入肝经而消愁发怒，入心经而壮志益神，入脾经而和脾健胃，入肺经而发嗽生痰动火，少饮则利血而壮神，痛饮则耗血而亡精，有损有益之药也。又敌风雪之寒威，御霜雾之瘴气，通行血脉，遍达肌肤，助

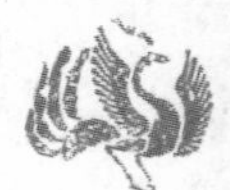

行药势。故酒制之剂借力而遍行诸经，酒煎之剂借力而通调血脉，好饮之人多酒而得病者，用药宜寒，酒生湿热故也；不饮之人因酒而伤脾者，用药宜温，温则行脾湿也。

川乌

味辛，性热有毒。

乃行诸经、逐寒湿、散风痰之剂也。故主风湿冷气，麻痹顽木，或半身不遂，或背脊作痛不能俯仰，或腰膝隐隐酸疼，心下坚痞，破积聚，化滞气，行经络之神品也。苟非寒冷之症，不可轻用。

蜀椒

味辛，气热有毒，入手足太阴，及右命门气分，又入足厥阴肝经血分之药。

暖五脏，通三焦，散瘀血，攻冷积，逐留饮，化癥癖，解蛔结，消宿食，杀鱼腥、水毒之药也。禀南方之阳精，受西方之阴气，故入肺散寒而治咳嗽，入肾暖水而治阳衰足冷，入肝通滞而治疝瘕奔豚，癥痞蛊毒，入脾温中而治泻利水肿，呕吐痞胀，入心壮气而通神明，发阳郁，开腠理，达九窍也。凡肾气上逆，用椒引之，归经自安，芳草之中皆不及椒。

干姜

味辛性热，气味俱厚，半浮半沉，可升可降，阳中阴也。入足阳明能温胃气，入足太阴能快脾气。

乃温中散寒之剂也。主脾寒胃冷，呕吐泄泻，或冷气

结聚，肚腹疼痛，或阳气衰微，厥逆无脉，或寒湿内攻，霍乱吐利。又与附子为引，治痼冷沉寒。脉气欲绝；与白术并用，温中气虚寒，四肢逆冷。但与生者不同，生则散寒走表，干则温里和中。

火酒

味辛甘，性大热，有大毒。

消冷积、攻寒湿之药也。其味甘辛，升阳发散；其性燥热，胜湿祛寒，故能开怫郁而消沉积，通噎膈而散痰饮，治泄疟而止冷痛也。辛先入肺，和水饮之则抑使下行，通调水道而小便长白。热能燥金耗血，大肠受刑，故令大便燥结，与姜蒜同饮，令人生痔也。若夫暑月饮之，汗出而膈快身凉，赤目洗之，泪出而肿消赤散，此乃从治之法也。若过饮不节，则败胃伤胆，丧心损寿，甚则黑肠腐胃而死，可不慎哉！

滋阴之剂

麦门冬

味甘微苦，性寒平，无毒，阳中之阴。入足阳明，入手太阴，能养肺气；入手少阴，能宁心志。

乃润肺清心之药也。主心气不足，惊悸怔忡，健忘恍惚，精神失守；或肺热肺燥，咳嗽连发；或肺痿叶焦，短气虚羸；或火伏肺中，咯血咳血；或虚劳客热，津液干少；或脾胃燥痼，虚秘便结。此是心肺脾胃虚气火郁之症，非

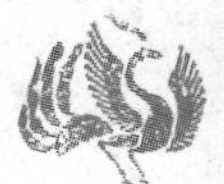

麦冬不能治之。然味甘气平，能益肺金，味苦气寒，能降心火，如他佐用，又有异焉？得人参则能补心肺，得芩连则能泻心肺，得百合则能敛心肺，得天冬则能保心肺。但与天门冬不同，天门冬补中有泻，麦门冬泻中有补。苟于二者而并用之，则补泻之兼全，使心肺之交剂矣。

天门冬

味苦，微甘，性气寒平，无毒，味厚气薄，阳中之阴，沉也，降也，入足少阴能滋阴益肾，入手太阴能保肺降火。

乃润燥滋阴、凉肺降火之药也。《本草》主清肺气，去咳逆，疗肺痈，定喘嗽，止渴润燥，清吐衄，泻肝火，滋阴血，补劳伤，通肾气，利小便之圣药也。抑又论之，苦以去滞血，甘以助元气，寒以去肺热叶焦，此三者，天冬之全功也。此剂治热之功居多，若元虚热胜者宜之，倘虚而无热则又禁矣。

五味子

味酸辛苦咸，性温无毒，味厚气薄，可升可降，阴中微阳也，入手太阴能益肺生津，入足少阴能补肾益精之药。

乃敛气生津之药也。盖此剂酸涩，性能收敛虚气，故《本草》主久嗽而敛肺中耗散之气。凡咳逆虚劳而精神失守，上气喘急而脉势空虚，此津液不能上乘也；又有劳伤不足而肢体羸瘦，虚气上乘而自汗频来，此津液之不能自守也；又有阴虚火动而精元耗散，亡阴亡阳而厥逆脉脱，此津液之不能内固也。三者以五味治之，咸取其酸敛生津，保固元气，以致无遗泄也。故与参芪用将以敛汗生津，与

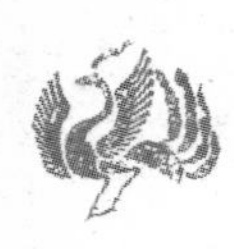

参麦用将以止渴生津，与参苓用将以养气生津，与参术用将以健脾生津，与参贝用将以利痰生津，与参归用将以养血生津。然在上入肺，在下入肾，入肺有生津之理，入肾有固精之功。故孙真人用生脉散夏月调理元气不足之人，意亦在其中矣。

地黄

味甘，性微寒，有生有熟，无毒，气薄味厚，沉而降阴也，入手足少阴、厥阴及手太阳经。

乃凉血补血之药也。《本草》云：生则入手少阴，凉血而生血；熟则入足少阴，补血而滋阴。所以呕吐、咯衄、唾血之症非此不除，惊悸怔忡烦热之症非此不效，盖心肾之要药也。复入厥阴肝经，生则凉血而明目，熟则补肝而益胆。但入少阴心与太阳小肠经，为阳分之药，宜生而不宜熟。是以崩漏淋带，吐血，衄血，溺血，便血，或疮疥热血，胎动下血，或小便赤涩，大便闭结若此者，当以凉血解热，降火润燥之剂，生地足以治之。入少阴肾为阴分之药，宜熟而不宜生，是以阴虚不足，血气有亏，情欲断丧，精髓耗竭，肾水干涸；或血虚劳热；或妇人产后，血分亏损；或夫病之后，足膝乏力，若此者，当以补血滋阴，益肾填精之剂，熟地足以补之。按生、熟地黄与当归同用，则能补血；与芍药同用，则能敛血；与芩连同用，则能凉血；与芪术同用，则能补气而生血；与姜桂同用，则能温经而行血；与地榆同用，则能止血而固血；与童便同用，则能养血而和血，此血家之要药也。又脾虚者不可用，恐动脾泄也；胃寒者不可用，恐滞气而不食也；气结者不可

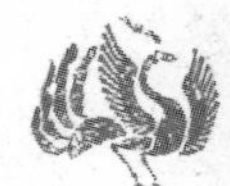

用，恐闭气而不行也；痰膈中满者不可用，恐泥膈而增痰也。若夫气症当用而不可无者，则以桂心少佐可也；痰症当用而不缺者，则以姜汁拌微炒可也。

败龟板

味甘咸，性平，微寒无毒，气味俱阴，入足少阴经。

乃滋阴助水之药也。主阴虚不足，发热口干，骨蒸劳热；或虚劳嗽逆，咳咯痰血；或腰膝痿弱，筋骨酸疼；或寒热久发，阴疟不已；或脾肾不足，久泄久痢；或妇人阴气衰乏，崩带淋沥，赤白频来，漏下不止。是皆一切阴虚血弱而邪热为病之症，并皆治之。

鳖甲

味酸，又云咸，性平无毒，阴中之阳，沉也，降也，入足厥阴、少阴、太阴经。

乃滋阴虚热疟、清劳热骨蒸之药也。主劳疫骨蒸，内热劳伤，虚损不足，邪结寒热；或疟久截不止，或心腹癥瘕癖积。治妇人血闭淋沥，或经脉不通，痞胀，或五色漏下不止，或胎产沥浆难生。是虽滋阴之剂，又兼有破血平气之功，乃养正逐邪之神剂也。

秋石

味咸，性温，无毒，入足少阴。

乃滋肾水，养丹田，润心肺，消痰渴，固元真之药也。治男子真元失守，情欲妄泄，致病耳聋目盲，精神衰弱，咳逆痰涎，骨蒸劳热等症，或呕吐咯血而溺血便血，或虚热虚

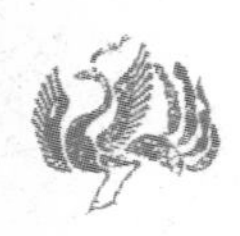

火而午后乍发，或小便作疼而精滑淋沥，或大便不通而肠胃积热，或眼目生花而朦昧不明，或舌干口燥而津液短少，或腰背无力而肢体酸疼。是皆肾虚不足之症，惟此秋石可以治之。大抵秋石由童便炼成，阳之精也，用治精亏之症宜矣。

梨（一）

味甘，微酸，气寒无毒，阴也，沉也，降也。

润肺凉心、清痰降火之药也。治积热，中风不语，解伤寒里热枯燥，烦喘不宁诸症，热结二便不利，捣汁饮之，立验。又治烫火伤，切片贴之，止痛不烂。生之可清六腑之热，熟之可滋五脏之阴。

柿子

味甘涩，气寒无毒，沉也，降也，入手太阴、阳明经。

润心肺、养血脏之药也。和胃健脾，治火炎土燥，血涩便难，产妇无乳，蒸熟和饭嚼喂儿，能充乳食，且善长养。又润肺补心，治吐血、咯血、嗽血、咳血及小便淋血，肠风泻血，痔热流血等症，大能益气凉血，化痰宁嗽，止渴生津。大人虚劳宜煎膏食之，入儿方中可化乳木，入虚劳方可代天麦二冬、生熟二地黄也。

柿霜[①]

味甘气平，性涩无毒，入脾、肺二经，乃太阴血分之药。

---

① 自柿霜至芦荟为补入内容，字迹潦草，分类较为混乱，是否作者补入待考。

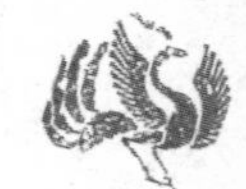

乃清上焦心肺热之药也。主生津止渴，化痰宁嗽，治咽喉口舌疮痛，补五脏虚劳不足，消腹中宿血，清心热咳嗽，止脏毒下血，涩中厚肠，解热杀虫，清心润肺，健脾开胃，治吐血，疗肺痿。夫柿属金而有土，属阴而有收意。其味甘，气平性涩，故有健脾涩肠、止血治嗽之功。盖大肠者，肺之合而胃之子也。真正柿霜乃其精液入肺，病上焦药尤良。

柿蒂

味涩，气平，无毒。

治咳逆、哕气之药也。咳逆者，气自脐下冲脉，直上至咽膈，作呃忒蹇逆之声也。古方单用柿蒂煮汁饮之，取其降逆气也。济生柿蒂散加丁香、生姜之辛热，以开痰散郁，盖温治之法。若病后虚人又当益以人参。

酸收之剂

百药煎

气味酸咸，微甘，无毒。

乃清肺化痰、宁嗽解热、生津止渴之药也。其性酸咸，故能敛肺却嗽，清气化痰，收温消酒，止肠风下血，久痢脱肛，牙齿宣䘌，面鼻疳蚀，口舌糜烂，风温诸疮，消暑而又乌须发，考其功与五倍子不异，但经酿造其体轻虚，其性浮收，且味带余甘，故治上焦心肺咳嗽，痰饮热渴诸病，噙化尤为相宜。

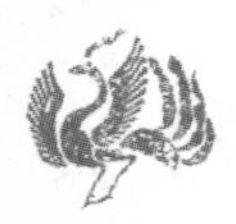

白菜

味甘，性温，无毒，又云性凉。

通利肠胃、除胸中烦热之药也。主解酒毒，消食下气，除瘴止热气嗽，和中，利大小便。其菜作虀食尤良，不宜蒸晒，若气虚胃冷人不宜多食。仲景云：药中有甘草，食白菜令病不除。

梨（二）

味甘，微酸，性凉，无毒。

能治风热，润肺凉心，清痰降火，解酒毒之药也。去胸中痞塞热结，解丹石热气，惊邪，清热嗽，止烦渴，吐风痰，治热狂，止心烦气喘，利大小便难。又治客热，中风不语，伤寒表热，枯燥，捣汁饮之。大抵今人痰病十居六七，梨之有益亦不为少，而《别录》只言其害，不着其功。盖古人论病，多主风寒，用药皆是桂附，故不知梨有治痰火之功也。若生之可清六腑之热，熟之可滋五脏之阴。生者多食令人寒中、萎困，金疮、乳妇、血虚者尤不可食。

西瓜

味甘，性寒，无毒。

乃消烦止渴、解暑热之药也。主疗喉痹，宽中下气，利小水，治血痢，解酒毒，含汁治口疮。西瓜性寒解热，有天生白虎汤之号，然亦不宜多食。时珍曰：西瓜、甜瓜皆属生冷，世俗以为醍醐灌顶，甘露洒心，取其一时之快，不知其伤脾助湿之害也。

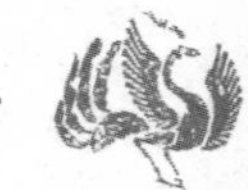

胡黄连

味苦，性平，无毒。

治骨蒸劳热之药也。主小儿久痢成疳，惊痫寒热，妇人胎蒸，五心烦热，霍乱下痢，温疟咳嗽，三消五痔。益颜明目，补肝胆，厚肠胃，理腰肾，止阴汗，消果子积，浸人乳点目甚良。

五谷虫

气味寒，无毒。

治五疳积热之要药也。夫小儿肚大筋青，面黄肢瘦，发穗肤干，身困神疲，饮食少进，小便色泔，时发潮热，积聚痞块，吐痢疳疮，皆由脾胃受伤，血气虚弱，不能运化消磨，又兼热积脏腑，血脉枯燥，不能荣养灌溉，以致诸病生焉。盖五谷虫寒能去热，又能消积，专治诸疳，用之积消则脾胃自健，热去则血脉自润，脾胃健则肌肉充实，血脉润则皮肤光泽，何患疳积之不愈哉！

鸡内金

气味甘平，无毒。

乃除热去烦，止泄精尿血之药也。主小儿食疟疳积，疗大人淋沥反胃，止女子崩中带下，肠风泻血，小便频遗，消酒积，止泄痢，又治喉闭乳蛾，走马牙疳，一切口疮研末敷之。

【滋补】核桃

味甘气热，皮涩肉润，无毒。

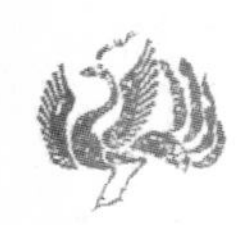

乃利三焦、通命门之药也。主补气养血，润燥化痰，治虚寒喘嗽，温肺润肠，腰脚重痛，心腹疝痛，血痢肠风。泽肌肤，黑须发，散毒发痘疮，制铜毒。若配补骨脂同为补下焦肾命之药，而补骨脂①属火，能使心包与命门之火相通；胡桃属水，主润血养血，血属阴，阴恶燥，故用此以润之，命门气既与肾通，精血又不燥，则精血自然内充，饮食自健，肌肤光泽，肠腑润而血脉通。此胡桃佐补药，有令人肌健能食，润肌黑发，固精治燥，调血之功也。命门既通，则三焦利，上通于肺而虚寒喘嗽者宜之，下通肾而腰脚虚痛者宜之，内而心腹诸痛可止，外而疮肿诸毒可散。故古有云："黄柏无知母，补脂无胡桃，犹水母之无虾也。"所以二物并用，有水火相生之妙。又油桃有毒，能伤人咽肺，而外科取之是用其毒也。

【气门】橘核

气味苦辛，无毒。

疏肝散逆气，治诸疝肿痛之药也。主肾疰腰痛，膀胱气痛，阴核肿痛，水硬等症。盖橘核入厥阴，与青皮同功，故治腰痛溃疝在下之病，不独取象于核也。《和剂局方》治诸疝痛及内溃卵肿偏坠，或硬如石，或肿或溃，有橘核丸用之有效。其叶气味苦辛，气温无毒，亦入厥阴肝经，故能导胸膈逆气，止脚气攻冲，消肿散毒，乳痈胁痛用以行肝经之气也。

以上诸症皆因血结痰逆，火逆为患，捣汁饮之，取渣

---

① 补骨脂：原文为"补脂"，据文意改。

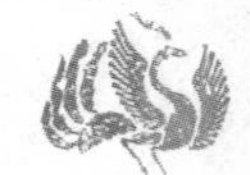

敷贴之□□[①]，应手获效。

【血门】骨碎补

味苦，性温，无毒。

能破血止血，为补折伤之要药也。主治闪折筋骨伤损，骨中毒气，风血疼痛，五劳六极，足手不收，上热下冷，恶疾蚀烂。若研末用猪肾夹煨空心食之，又能治耳鸣及肾虚久泄，牙疼，再妇人血气等症总能治之。

【血门】茜草根

味苦，性寒，无毒。元素曰：微酸咸，温阴中之阳，入手足厥阴，血分药也，又名过山龙。

乃能活血，行血，止血之药也。主治六极伤心肺，吐血泻血，内崩下血、衄血、尿血，扑损瘀血，产后血晕，月经不止，带下泄精；又治骨节风痛，寒湿风痹，膀胱不足，踒跌蛊毒，黄疸诸症，取其能活血行血而通经脉也。震亨曰：俗人治痛风，用草药取速效，如石丝为君，过山龙等佐之。皆性热而燥，不能养阴，却能燥湿。病之浅者，湿痰得燥而开，瘀血得热而行，故亦暂效。若病深而血少者，则愈劫愈虚而病愈深矣。

蟾蜍

气味辛凉，微毒，又名癞虾蟇，有风干黄泥固济，煅存性用，又有酒浸取肉者，又干者，酒煮成膏丸药者。

治小儿疳疾劳瘦之要药也。凡面黄腹大，癥癖结聚，

---

① □□：原文字迹不清。

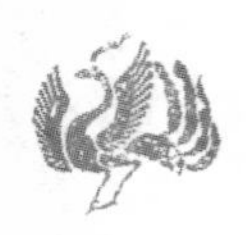

冷热疳泻，鼠瘘恶疮，痈疽诸毒，一切五疳八痢，肿毒脱肛，破伤风病；又能退虚热，行湿气，杀疳虫，利水道，消肿胀。盖蟾，土之精也。上应月魄而性灵异，穴土食虫，又伏山精，制蜈蚣，故能入阳明经，退虚热，行湿气，杀虫䘌，而为疳病痈疽诸疮要药也。

益智仁

味辛，气温，无毒。

乃行阳退阴，补命门三焦气分之药也。主遗精虚漏，小便余沥，冷气腹痛，夜多小水；又能益气安神，补不足，利三焦，调诸气，益脾胃，理元气，补肾虚及心气不足，梦泄赤浊，热伤心系，吐血血崩。又古人进食药中多用。益智盖土中益火也。

芦荟

味苦，性凉，无毒，入厥阴肝经。

乃专于清热杀虫之药也。主小儿诸疳积热，癫痫惊风，热风烦闷，胸膈间热气；明目镇心，疗五疳，杀三虫，及痔瘘疮疡。研末吹鼻，杀脑疳，除鼻痒，敷䘌齿，治湿癣，出黄汁。以上诸症皆热与虫所生，故芦荟悉能疗之。

风湿之剂

羌活

味苦甘辛，性温，气味俱厚，浮而升阳也，入足太阳、

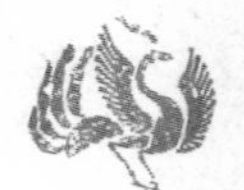

少阴、厥阴三经、。

乃祛风逐湿、升阳发散之剂也。如头痛目疼，发热恶寒，腰膝强痛，四肢拘急，乃风寒之症也；或头重目眩，四肢怠惰，不能屈伸，腰膝拘挛，难以俯仰，乃风湿之症也。以辛苦之剂，自能条达肢体，通畅血脉，攻御邪气。是故疮症用之，发散驱风，排脓托毒；目痛用之，治羞明隐涩，肿痛难开；风症用之，治痿痓癫痫，麻痹不仁，厥逆僵仆。又闻羌活之剂，其体轻而不重，其气清而不浊，其味辛而能散，其性行而不止，故能上行于头，下行于足，遍达肢体，以清气分之邪，散风寒湿气之神药也，用者察之。又有血虚头疼，遍身骨疼，因兼寒热者，属内虚者，误用增剧。

独活

味苦辛甘，性温无毒，气味俱薄，浮而升阳也，入足少阴、太阴经。

乃善行血分，祛风行湿，散寒之药也。凡病风之症，如颈项不能屈伸，腰膝不能俯仰，或痹痛难行，麻木不仁，皆风与寒之所致，暑与湿之所伤也。必用独活之苦辛温散，以活动气血，祛散邪气。故《本草》言能散脚气，化奔豚，疗疝瘕，消痈肿，清寒热，止贼风，百节攻痛，意在此矣。丹溪云：羌活、独活均能祛风燥湿者也。然而表里上下气血之分，各有所长。羌活气雄，入太阳，外行皮表而内连筋骨，气分之药也；独活气微，入太阴，内行经络而下达足膝，血分之药也。所以羌活有发散之功而解太阳，独活仅可风湿寒痹之用而治少阴，其不同者如此。

防风

味甘辛，性温无毒，气味俱薄，浮而升，阴而阳也，入手足太阳，本经药；又行足阳明、太阴经，为肝经气分之药也。

主诸风，周身不遂，骨节酸痛，四肢挛急，痿痹痫痓等症。又散寒邪，治伤寒头痛，发热无汗，利肺气，除湿热，消肿毒，祛疮痍，治风之通用药也。与芎芷上行治头目之风，与羌独下行治腰膝之风，与当归治血风，与白术治脾风，与苏麻治寒风，与芩连治热风，与荆柏治肠风，与乳桂治痛风。又大人中风、小儿惊风，大凡风症，防风尽能去之，然无引经之药，亦不能独行者也。

薄荷

味辛甘苦，性温燥，气香凉无毒，气味俱薄，浮而升阳也，入手太阴肺经、少阴心经。

乃辛凉发散，清上焦风热之神药也。主伤风咳嗽，热壅痰盛，目风珠赤，隐涩肿痛，贼风关节不利，头风头皮作疼，惊风壮热搐搦，喉风咽痛等症并皆治之。

荆芥

味辛苦，性温无毒，气味俱薄，浮而升阳也，入足厥阴、足少阳、阳明三经之药也。

乃轻清之剂，散风清血之药也。主伤风，肺气不清，头风掉摇眩晕，血风产后昏迷，痰风卒时仆厥，惊风手足搐搦，目风眼瘴流泪，湿风黄疸闷满，热风疮疡痛痒，疥

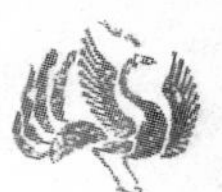

癣疙瘩，麻痹不仁之类。凡一切风毒之症，惟荆芥之轻扬可以祛也。若夫肠风便血，崩中淋血，吐衄暴血，小肠溺血，一切失血之症，惟荆芥之炒黑亦可以清之也。大抵此剂，辛温可以散风，苦温可以清血，为血中风药，与防风共剂治风最善。

藁本

味苦辛，性温无毒，气厚味薄，浮而升阳也，太阳本经药。

乃升阳而发散风湿、上通巅顶、下达肠胃之药也。凡头风头痛，大寒犯脑及连齿痛，惟此剂能清上焦之邪，辟雾露之气；又治妇人阴中肿痛，腹中急疾，疝瘕淋沥等症，惟此药能利下焦之湿，消阴瘴之气。大抵此剂辛温发散，升阳上行，祛风寒湿气于太阳之经为专功。若利下焦寒湿，必兼下行之药。

细辛

味甘辛，性温，气厚于味，轻清上浮而升阳中阴也，入足厥阴、少阴血分，手少阴为引经之剂。

乃散风寒、开关窍之药也。主头风脑痛，目风流泪，湿风痹痛，百节拘挛，开肺气，通鼻塞，治口臭，疗牙疼，消死肌，破结气，温中气，利九窍也。但驱风逐冷，破气除寒，虽为至捷，然而开脏腑之寒非佐姜桂不能开，破诸积之冷非佐姜附不能破，除少阴头痛非佐独活不能除，疗诸经之风非佐荆防不能疗。又曰：佐以芩、连、荆、防，治风热齿痛。或曰：细辛乃升阳辛热之剂，用之以治风热齿痛，宁不

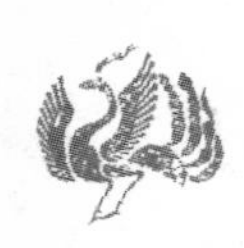

招风而助火乎？但风热齿痛散之则愈，细辛之热，长于发散开窍，佐以芩连之类，夫何助火之有而齿痛不愈哉？

白芷

味辛苦，性温，气味俱薄，阳也，入手太阴、手足阳明之经，阳明引经药。

上行头目，下抵肠胃，中达肢体，遍通肌肤，以至毛窍而利泄邪气，寒以之发散，风以之驱风，湿以之燥湿。是故头痛目眩，四肢麻痹，肌肤不润，或痛或痒，或疮溃脓湿不干，浸淫糜烂，或两目作瘴，昏涩，痛痒无常，血闭阴肿漏带，痘疮行浆作痒，白芷皆可治之。得紫苏、麻黄可以解表而外泄风寒，得防风、荆芥可以驱风而散达皮肤，得藁本、川芎可以上行头目，得天麻、僵蚕可以追逐面风，得山栀、黄芩可以清风热于肌表，得独活、苍术可以散风湿于四肢，得黄芩、黄连可以清湿热于肠胃，得羌活、独活可以除痛痒于一身。至若阳明引经，无升麻、甘葛不能行，肠风泄泻无防风、白芷不能止，是皆白芷之功也，可不察欤！

苍术

味甘辛，性温，可升可降，阳也，入足太阴燥脾湿，入足阳明和胃气。

乃健脾燥湿之药也。盖脾喜燥而恶湿，喜利而恶滞，喜温而恶寒，苍术大辛温之剂，能行气而燥湿者也。故《本草》主健脾胃，疗泄泻，消宿食，行滞气，清寒湿，辟瘴气，散寒温中之圣药也。若风雨山蒸，瘴露湿气，或头

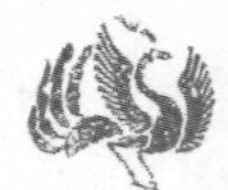

重目眩，肚腹胀满，或四肢困倦，腰疼重坠，或阴疝虚浮胀痛，或脚膝痹肿不仁，是皆湿气之所为也，惟苍术可以治之；又如瓜果鱼腥，有伤脾胃，或腹痛泄泻，胀满痞塞，或霍乱吐利，积聚不清，是皆积湿停寒之症也，惟苍术可以理之。如欲补脾必用白术，如欲清湿必用苍术。

白附子

味甘辛，性热，有毒，纯阳，阳明经药也。

乃祛风化痰、解风毒之药也。主头面风邪，口眼㖞斜，中风痰壅，口噤失音，小儿惊风搐搦，善治面上风行百病，如血虚生风，当禁用之。

汉防己

味苦辛，性平寒，阴也，降也。

善治下焦，自腰以下至足之湿热，为必用之药也。主腿足肿痛，腰膝重坠，脚气寒热，痛痒疮疥，皆火与湿之所致，并皆治之。又木防己主中风，口眼㖞斜，四肢挛急，为风家之剂。

龙胆草

味苦涩，性大寒，无毒，气味俱厚，沉而降，阴也，入足厥阴、少阳经，气分之药也。

主清肝胆，除目胀，去胬肉，利湿热，退黄疸，疗痔痰，消湿肿，利小便，化赤浊之药也。尝治上焦之症，以酒洗之；下焦之症，惟生用之。又佐柴胡而治目，佐黄柏而治脚，佐茵陈而治疸，佐苦参、荆芥而治痛痒诸疮。能清湿

热，泻肝火，有彻上彻下之妙也。但空腹勿饵，令人溺之不禁。

甘菊花

味甘苦辛，性温微寒，可升可降，阴中微阳也，入手足十二经，能凉肝、益肾、明目。

乃祛风清热、养血明目之药也。主头风头痛，或眩或晕，清目睛涩障，畏风羞明，或痒或疼，或肿胀难开，或泪流不止。又同龙胆、柴胡治肝热有余而目赤胀痛，同牛膝、地黄、枸杞补肾阴不足而昏暗不明。风症目疾，解疔肿，去湿痹，散游风丹毒为必用之剂。

天麻

味辛甘，性温平，无毒，阴中之阳，乃厥阴气分之药也。

乃祛风化痰，利周身，舒筋脉，止眩晕之药也。主头风头痛，眼黑虚旋，散诸风湿痹，肢节麻疼，大人癫痫痰痉，小儿搐搦惊风。大抵此剂祛一切中风风痰，开九窍，通血脉，去肢满，舒利周身经络之神剂也。《衍义》云：凡用天麻须将别药相佐使，然后见功有效，仍复多用为宜。

萆薢

味苦甘，性温平，无毒，阳中之阴，降也，入足三阴之经。

乃利水清湿、驱风活血之药也。主肾经湿滞腰痛，四肢风缓痹疼，骨节拘挛，脚气湿肿，痛坠难履，或肠风脏

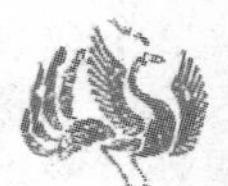

毒，白浊白带，精滑淋漓，或周身恶疮及一切风湿秽毒留滞之症，并皆治之。

威灵仙

味苦辛咸，性温，无毒，可升可降，阴中阳也，入太阳经。

主风湿、冷气、痰饮，通行十二经络之药也。治中风不语，手足顽痹，口眼㖞斜，大风皮肤痛痒，腰膝冷痛，胻腂骨节酸疼，头风眩晕，脑漏流涕，胃痛膈气，膀胱宿水，脚气痔痢，瘰疬痒癣，月闭气血冲心，产后恶露不行，癫痫狂风，小儿胎风等症。大抵此剂，宣通五脏，通利腰膝，为诸风冷痛之必用。但其性走而不守，若多服伤人真气，虚者禁之。

皂角刺

味辛，性温。

攻诸般痈肿恶毒，治肠肚内发疽疡。凡痈疽未破者，能引之以开窍，已破者能引之以行脓，领诸药直至毒处而疏散之，又厉风药中之必用药也。

金银花

又名忍冬，味甘苦，性温无毒。

解诸毒痈疮，为四肢引用药也。驱风除湿，散热疗痹，消痈止痢。凡病风湿火邪，筋脉受患者，未成可散，有解毒之功；已成即溃，有回生之力。此乃疮疡科始终表里虚实之要剂也。

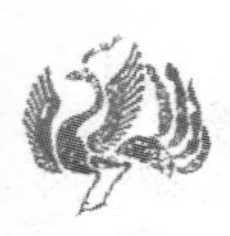

秦艽

味苦辛，又云苦咸，性温无毒，可升可降，阴中微阳，入手足阳明经药。

乃清热去湿，驱风利水，养血荣筋之药也。主头风头痛，眩晕虚旋，散风寒湿气，痿蹇顽痹，肢节疼痛，又五疸湿热，遍体发黄，或肠风脏毒，痔漏便红，白带等症，皆能治之。此乃辛温之剂，为风寒湿之神药也。又能清胃热，去日晡潮热，虚劳发热，所以《圣惠方》用以治急劳烦热，身体酸疼，及小儿骨蒸潮热、减食瘦弱等症。取其能宏阳明之湿热。若阳明有湿，则身体酸疼烦热，有热则日晡潮热。骨蒸用秦艽，取其去阳明之湿热也。

五加皮

味辛苦，性温无毒，气味俱厚，沉而降，阴也，入足少阴、厥阴二经。

乃活血祛风，舒筋定疝，治四肢痹痛之药也。主四肢拘挛，腰膝疼痛，或痹风脚气，肿痛难履，或小腹疝气，睾丸挺胀，或男子阴痿囊湿，小便余沥，或妇人血室不调，瘀留胀痛。凡一切下部风寒湿热结聚不散等症并皆治之。入羌独则能散风清湿，入芎归则能行血和血，入牛膝、杜仲则能健力腰肾，同青皮、芍药则能泻肝，同地黄、枸杞则能补肾。虽为风湿痛家之剂，随所引用之，则补泻两全。

葳蕤

味甘，性平无毒，能升能降，阳中阴也，入肺、脾、肝、肾四经。

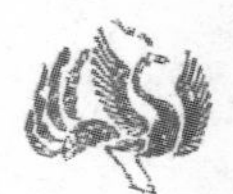

乃去风湿，益筋脉，补虚羸之药也，主中风暴热，四肢拘挛，或风温自汗，身重语难，或头风淫目，泪流眦烂，或气血虚弱，筋骨痿软。又主男子湿注腰痛，及女人带下白淫，是皆风湿等症，皆能治之。又治虚劳发热，痁疟[①]寒热，脾胃亏损，虚弱羸瘦，小便频数，梦泄失精及一切不足之症。用代参芪，不寒不燥，大有殊功，不止于去风湿热毒而已。若虚弱人而受风湿之患，为必用之剂。

槐花

味苦性寒，纯阴，入手阳明、足厥阴，血分药也，故所主之病多属二经。

乃凉热血、清大肠之药也。主肠风泄血，痔瘘沥血，赤痢毒血，小便尿血，崩淋下血，及吐咯呕血，或鼻齿耳舌衄血，皮肤风热，赤眼肿胀。凡诸燥火动血为患，悉宜用之，其苦寒之性，可以凉血故也。《本草》又谓安蛔虫。盖蛔之性，得甘则动，得苦则安，用槐花之苦，则蛔乃自安耳。要知黄柏安蛔亦是此意。设或有胃寒而蛔动者，或伤寒厥阴吐蛔，二药皆不可用。

钩藤

味苦微甘，性平无毒，入手足厥阴经。

祛风化痰，定惊痫，安客忤，攻痘瘖之药也。主小儿寒热惊痫，手足瘛疭，胎风客忤，口眼牵搦，天吊急疾，内钓腹痛，能发瘢疹，幼科十二种惊风之症。用此通心胞、

① 痁（shān）疟：疟疾。

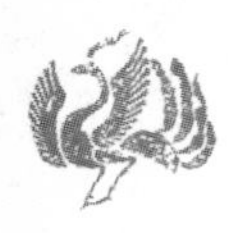

肝、胆三经，使风静火息则诸症自除矣，为必用药也。

蝉蜕

味甘咸，性寒无毒，可升可降，入手太阴、足太阴经。

乃祛肝经风热、解风毒之药也。专治小儿惊痫夜啼，壮热风搐，或天吊口噤，托痘瘖隐纳不透，功必倍之；兼治头风目眩，翳膜昏胀，去皮肤风热，肉上蚁行。一切风毒之症，用之甚验。

苍耳实

味微苦，性温，有小毒。

乃通巅顶，祛风湿，解疮毒之药也。益气脉，补虚弱，散头脑诸风，疗鼻塞脑漏，或血眩头晕，目痛肿，主四肢风湿挛急痹痛，散疥癣疮疹，黄水浸淫或疔毒恶肿，痔漏脓血并皆治之。

白僵蚕

味甘辛咸，性温，气□[①]无毒，气味俱薄，浮而升阳中之阳，故能去皮肤诸风如虫行，入足厥阴、手太阴、少阳经。

乃驱风痰、解风毒、散疮肿之药也。主大人中风，口闭失音，痰涎迷塞，人事不清；理小儿惊痫搐搦，恍惚夜啼或喉痹肿塞，水谷不通；或头风齿痛，腮颊硬胀；或诸风遍行，皮肤痛痒，斑沙疙瘩；或痘疮起发不透，或麻疹

---

① □：原书缺如。《本经》及《别录》皆论其气平。

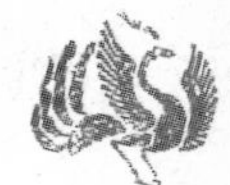

隐纳不红，或痰痞癥块，恶毒疔肿。功在驱风解毒。凡血气风毒浊逆，结滞不清之症，用之无不立验。

全蝎

味甘辛，气平，性烈有毒，入足厥阴经。

乃攻风痰、解毒气之药也。主小儿惊风搐搦，痰涎壅盛，或牛马猪羊鸡五般痫症；驱大人中风，口眼㖞斜，或头风眩痛，耳鸣耳聋；或便毒鱼口，风毒痈疡，遍身风癞等症。

穿山甲

味咸气寒，性烈有毒，可升可降，阳中之阴，入足太阴、厥阴经之药也，又名鲮鱼。

乃去风痰，攻毒推脓，直穿经络，入达荣分之药也。主发背疔肿，乳痈便毒，肠肚内发一切痈疽、疡毒等症。形势已成，脓溃未出，用山甲之穿利以透脓解毒，定痛消肿，则无内陷之患矣。又能散诸风肢节不利，颈项足膝酸痛，筋骨臂胁攻疼，久疟寒热无时，延月不愈，妇人乳汁不行，乳房肿痛。盖此药亦为追风之妙剂也。

蟾酥

味辛苦烈，性热有毒，可升可降，通行十二经络、脏腑膜原、溪谷关节诸处。

乃疗疳积、消臌胀、攻毒解疔之药也。善解疔肿恶毒，出无头极痛之隐疮，散虫蚀牙疼，有攻毒拨毒之功，去小儿癥瘕之疳积。此剂气味辛热，至捷亦不宜多用。

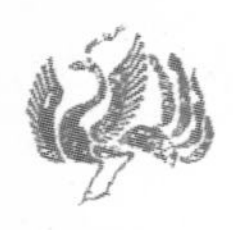

桑寄生

味苦微甘，性温无毒，阳中之阴，可升可降，通手、足阴阳十二经。

乃益血脉、养筋骨、安胎娠、疗痹痛之药也。治外科，散疮疡，追风湿，却腰背强痛之疾；治女科，安胎孕，下乳汁，止崩中漏血之疴。又健筋骨而充肌肤，去顽痰而益血脉之神剂也。

蜈蚣

味辛，气温有毒，入手、足厥阴二经。

治小儿惊痫风搐、脐风口噤之药也。能驱风攻毒，如风痰风毒。若瘰疬便痈，小儿惊痫痰厥，脐风口噤等症，咸需用之。治心腹恶血积聚，血瘕血癖，寒热面黄，又能逐瘀血也。以上惟风气暴烈，血瘀血毒为患者可以当之，如血虚生风，血热成毒，宜斟酌投之。

羚羊角

味淡，气寒无毒，气薄味厚，阳中之阴，降也，入手太阴肺经、少阴心经、足厥阴肝。

安神志，治惊惕，却鬼魅，除不祥之药也。治肝虚内热，惊惕梦魇，狂怒搐搦，大人中风，小儿惊风，伤寒时气，湿风注毒，留在肌肤，邪热厥气，伏在骨髓，心惊狂动，烦乱不宁，谵语无伦，人情颠倒，悉属厥阴风木为眚，投此即定，有以类相感之效也。

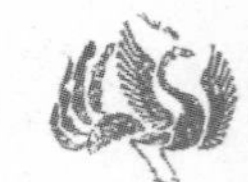

蛇蜕

即蛇壳，味咸，气平无毒，可升可降，阴中之阳也，通行十二经。

散风毒，解痈疡，开喉痹之药也。专治风动为病，主小儿百二十种风邪，惊痫癫疾，四肢瘛疭，摇头弄舌，寒热等症，皆是厥阴肝经为患也。治大人喉痹不通，小儿重舌重腭，目翳眵障，疔肿痈毒，亦取。此属风性窜，攻而善散，蜕而善解之义。

晚蚕沙

味甘，气温无毒，可升可降，可行可散，入手少阳、足太阴经。

祛风暖血之药也。治缓风，皮肤麻木，手足不随，腰脚痿软；及妇人血闭不通，症结腹痛，以此浸酒，饮极效。又治头风头痛，烂弦风眼，用此能去风除湿也。

决明子

味咸苦甘，气平无毒，微寒，入足厥阴肝经，又入胆、肾二经之药。

乃祛风散热、清肝明目、止泪之药也，除肝热尤佳。和肝气，收目泪，止目疼，主目疾，去赤翳白障，治头风头痛兼驱蛇毒可解。

蔓荆子

味苦辛，性温气清，阳中之阴，入足太阳、厥阴经。

乃散风清热之药也。主头风头痛，头重脑鸣，赤眼睛痛。散风邪，止目泪，治贼风关节攻痛，筋骨间寒热湿痹拘挛，明目坚齿，凉诸经血，搜肝经风。然此剂气清味辛，体轻而浮，上行而散，故能治头面风虚等症。

鼠粘子

味辛，气平，无毒。

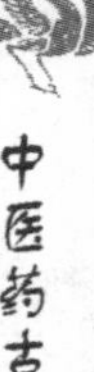

锦囊药性赋卷二

行气之剂

桃仁

味苦，微甘，气温无毒，气薄味厚，沉而降，阴中阳也，入手、足厥阴二经。

乃能行血活血，为血分之行剂也。血之闭者，可以开之；血之聚者，可以散之；血之实者，可以破之；血之瘀者，可以行之；血之积者，可以除之；血之燥者，可以润之；血之结者，可以通之；血之滞者，可以泄之；血之损者，可以和之。或产妇恶露留心，或跌打伤损，心腹瘀滞，或伤寒太阳随经瘀热在里，血蓄成狂，或风暑不调，饮食停结，寒热为疟，或经行未尽，偶感寒热邪气，热入血室，谵语见鬼者，皆从肝经受病。肝为藏血之脏，此药苦能泄滞血，辛能散结血，甘温能通行周身血络，凡欲治血之有余，用此立通，不可缺也。又曰：桃仁能治燥。因性润而可以治燥也；桃仁能润肠，因味厚而可以润肠；桃仁能杀虫，因破血而可以杀虫也。故凡经闭不通由于血枯非血滞也，产后腹痛由于血虚非留血结块也，大便不通由于津液

不足非血燥闭结也，忌用之。

桃仁破瘀，血兼治腰痛。桃仁甘寒，能润大肠，通经破瘀血瘕堪用。《经》云：入肝、大肠二经。香附为使，行血宜连皮尖生用，润燥宜去皮尖炒用，双仁者杀人。咳逆上气，心下坚，心腹痛，《经》曰：肝者，血之源，血聚则肝燥。桃仁之甘以缓肝散血，故仲景抵当汤用之。伤寒八九日，内有蓄血，发热如狂，小腹满痛，小便自利，当汗失汗，热毒入深，吐血血结，润大肠血闭之便难，破大肠久蓄之血结，其花通利大小便，下诸虫，悦颜色。勿用千叶者，令人鼻衄，叶主恶气客忤。阴内生虫痛痒，仁通月经，逐积血，孕妇禁用。多用逐瘀血而止痛，少用生新血而通经，惟实症可用。若血枯之症，又须以滋血补血之药为主，以此剂佐之，是其滋润而无闭结之患矣。

红花

味辛苦甘，性微寒，无毒，阴中之阳，入手少阴心经、足厥阴肝经之药。

能破血行血，和血调血之药也。主产后百病，因血为患，或血烦血晕，神昏不语，或恶露抢心，脐腹绞痛，或胞衣不下，子死腹中，或沥浆难生，而蹊躕不下，是皆产后等症，非红花不能破血行血以治之也；又若经闭不通而寒热交作，或月水不调而过期紫黑，或跌扑损伤而气血瘀积，或疮毒肿胀而溃痛不安，或老人虚人脾结而大便不行，是皆血气不和之症，非红花不能调血以治之也。大抵此剂得棱术则能破血而行血，得地榆则能敛血而生血，得姜桂则能行血而散血，乃血家之要药也。

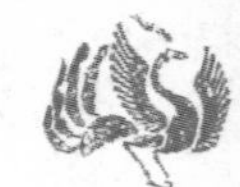

苏木

味甘咸酸，性平无毒，可升可降，阳中阴也，入足厥阴肝经，入手少阴心、足阳明胃经。

乃破血之捷药也。主妇人血气不和，心腹攻痛，或产后血晕而恶露抢心，或月候不调而经水失断，或疮毒排脓而疼痛不止，或损扑瘀血而积滞肿胀，是皆血闭之症，非苏木不能破血而活瘀血以调治也。行瘀逐滞，每称捷药，此为血中损剂。非若红花破血而和血也，非若归须破血而养血也。若蒲黄破血而止血，若赤芍破血而又生血，若乳没破血而调血也。凡用此者必须血实之症方可与之，苟或妄用不察，必有破而不覆之患矣。

五灵脂

味甘酸，气平无毒，气味俱厚，阴中之阴，降也，入足厥阴、手少阴心经。

散血行瘀，止痛化积，为女科产后百症之要药也。主女子气郁血闭，经水不行，产后瘀血停滞，儿枕作痛，恶露上攻，产妇血晕不止。又治妇人心腹攻痛，经行作痛，血气刺痛，心腹冷痛，小儿五疳积聚，大人血痢肠风，此通利气脉之神剂也。以之治血，则可行可止，不损血气，于女科尤为要剂，如病属血虚无瘀滞者，当忌用也。

蒲黄

味甘，性平无毒，入手足厥阴经，血分药也。

乃血分行止之药也。主诸家失血，若吐血衄血，溺血

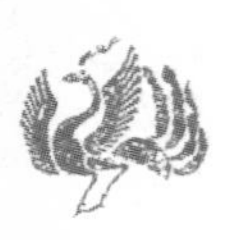

便血，崩漏下血，肠风泻血，肿毒出血，惟蒲黄可以治之。大抵蒲黄能清膀胱之源，利小肠之气，如血之上者可以清之，血之下者可以利之，血之积者可以行之，血之行者可以止之。凡药之可止也不可行，可行也不可止，今蒲黄行止之兼全者，其生则行血而兼消，炒则味涩固血而且止也。

玄胡索

味辛苦，性温无毒，可升可降，阴中阳也，入手、足太阴、厥阴四经。

能破血通经络，乃行血中气滞、气中血滞之要药也。主产后诸病因血所为，或积聚而停结，或蕴蓄而积滞，或胀或满，或瘕或痛，或月水不调，腹中结块，或崩中淋沥，漏下不止，或恶露上攻，恶心眩晕，是皆妇人血分之病用此剂治之。又于男子可治之症，心气痛，小腹痛，暴腰痛，疝瘕痛，此亦血分之痛也，俱可用之。行血当以酒制，止血醋制，破血生用，调血炒用可也，苟非血滞之症用之无益。

牡丹皮

味苦辛香，性温平，阴中微阳，入手足厥阴、心包络、手足少阳、手足少阴经之药。

乃清心养肾，和肝，益胞络，并治四经血分伏火，为血中之气药也。治一切冷热血气，女子经脉不通及产后恶血不止，大人衄血吐血，瘀血积血，崩漏淋血，跌扑损血，并皆可治。盖缘此药，其气香，香可以通气而行血也；其味苦，苦可以止血而下气也；其性凉，凉可以养血而生血

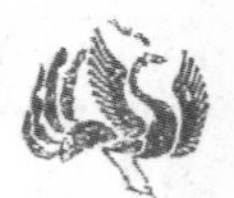

也；其味辛，辛可以推陈而致新也。吾按用治之法，同栀柏而治阴中之火，同归芎而治产后诸疾，同芩连而凉血止血，同棱术而破血行血，同柴苓而治无汗骨蒸，同知贝而治惊痫郁热，同官桂而排脓治痛，同红花而调经顺脉。此为血中气药，调气则血自和，养血则气自安也。

赤芍药

味苦酸，性寒无毒，阴也，降也，入手、足太阴行经，入足厥阴经，伐肝平木。

乃泻肝火，破积血，平痈毒，散疮疡之要药也。是故目痛赤肿，血脉缠睛，非芍赤之酸寒不能清肝而去火；肿溃痈痒，非赤芍之苦寒不能解毒而和荣。设若妇人癥坚腹痛，月经阻滞，赤芍可以通经脉而破结也；下痢紫血，瘀积不清，赤芍可以消蕴蓄而清肠胃也。大抵善为破血凉血，所以目痛疮疡为必用之剂。

益母草

味苦甘微辛，性温无毒，可升可降，阴中之阳也，入手足厥阴经。

能行血养血之药也。吾见妇人临产之时气有不顺而迫血妄行，或逆于上，或崩于下，或横生不顺，或子死腹中，或胎衣不下，或恶露凌心，或血胀血晕，或沥浆难生，或为呕逆恶心，或为烦闷头眩，是皆临产危急之症，惟益母草善能治之；又疮肿科以之消诸毒及疔肿痈疽，以其能行血养血而解毒也；眼科用之，明目益睛及头风眼痛，亦以和血养血而去风也。大抵此剂行血而不伤新血，是以治血之功大；养血而不滞瘀血，是以和血之功多，诚为血家之圣药也，临产当以童便酒煎。

丹参

味苦，性微寒，无毒，阴中阳也，可入手少阴心经、厥阴肝经，心与包络血分之药也。

乃去滞生新、调经顺脉之药也。主吐衄崩带淋血之症，或冲任不和而胎动不安，产后失调而血室乖戾，或瘀血壅滞而百节攻疼，或经闭不通而小腹作痛，或肝气郁结而寒热无时，或癥瘕积聚而胀满痞塞，或疝气攻冲而止作无常，或脚气痿痹而肿痛难履，或心腹留气而肠鸣幽幽，或血脉外障而两眼赤肿。是皆血滞为患，丹参悉能治之，如妇人诸病不论胎前、产后可以常用。

泽兰

味苦辛，性平无毒，阳中之阳，于入手、足太阴，足厥阴。

乃活血利气、通关节、消水肿之药也。善理产后宿血积血，胸腹胀痛，或吐衄淋带愈而复来，或扑损瘀血，肢节久疼。凡血脉留滞等症，泽兰乃辛苦温平，芳香馥郁之剂，可以利气行血，开郁消肿，推陈致新，不伤元气。盖脾喜芳香，肝宜辛散，脾舒则三焦通利而正气和，肝郁散则营卫流行而病可解。兰草走气分，故能利水道，除痰癖，杀蛊辟恶而为消渴之剂；泽兰走专血分，故能治水肿，涂痈毒，破瘀血，消痈瘕而为妇人要。古人虽云一类而功用稍殊。

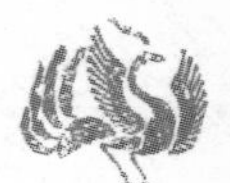

京三棱

味苦辛，性平无毒，降也，阴中阳也，入足厥阴、太阴经。

乃破血通经，为气中血药也。盖血随气行，气聚而血不流，则生气结之患，惟三棱辛苦之剂能破血中之气。若积、若疠、若结核、若癥瘕痞块滞于关格，致令心腹攻痛，上下无时，非破血之药不能去；或带或淋，或癃闭，或便涩蕴蓄下焦，致使痛引小腹，急疾不利，非破血之药不能通。大抵此剂开结而至烈，破滞而不辞，有斩关夺将之功者也。元虚之人还宜忌之，虽用泡制亦不免大伤元气，非气盛血实之人不可轻用。

蓬莪术

味苦辛，性温无毒，降也，阳中阴也，入足厥阴肝经。

乃破血耗气，为血中气药也。主霍乱冷气，心腹攻痛，积聚痞块，每发无时；又破痃癖，化奔豚，通月水，消瘀血，开结气，治血中之气也。此剂猛励，虚人禁用。

大黄

味苦辛，性寒微毒，气味俱厚，沉而降，阴也，入手足阳明、太阴、厥阴六经。

能荡涤肠胃，通利秘结，攻凿积聚，破散瘀血，催逐留饮，并消宿痰宿食之药也。盖其用法，如伤寒温热，里实蕴热之症，大便燥而不行，必用沉寒之剂，非此不能疏

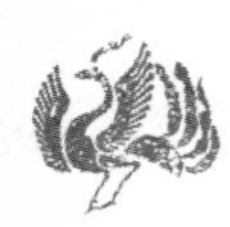

也；痈肿初发，毒热逆于腠理，必须苦寒之药，非此不能散也。凡气实之人，气常有余，或因怒激气闭于中，或因郁结聚而不散，致令中气闷而大便结，与枳桔二陈之剂，少加酒蒸大黄，妙不可述；又有饮酒大甚，其脉大而有力，或弦洪长大，亦令中气满而大便闭，与芩连二陈之剂量，加火煨大黄，妙亦难穷。或有跌扑损伤，瘀血闭而不行，用桃仁、红花之剂加以酒洗大黄可也；又有阳明胃火涎痰壅盛，喉闭乳蛾，腮颊肿痛，及连口齿，用清痰石膏之剂，亦加生大黄可也。若夫产后去血过多，血虚秘而不行，当用养血润肠之剂，必戒大黄为要。且如老人虚秘，当用麻仁丸，虚人痰秘，当用半硫丸，大黄亦不可加。若光明科以之治目，在初发时以泻火；疮肿科以之散热拔毒，在红肿时而解毒也。治者不可畏此剂而不用，亦不可忽之而轻用。大抵功效之速，杀人亦速，若元虚不足，必不可用，恐正气虚而亡阴也；脉势无力亦不可用，恐大便行而不止也；风寒表症未解不可用，恐阴与阳争而变症也；伤寒当下，脉势无力不可用，恐阴盛则毙也。故阳症误用，则下之早而为结胸，阴症误用，则下之早而成痞气，谨之！

乳香

味苦辛，性温，可升可降。

主调诸气，疗诸疮，止疼痛，软筋骨，利寒湿，散风肿之要药也。大抵乳香之剂，与诸香用，能驱邪辟恶，与归芎用，调血推生，并羌独、防风散风湿于血滞，并归芎、芷草排脓溃而生肌。盖血痛疡科，治不可缺。

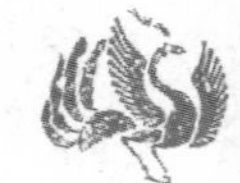

没药

味苦辛，性温无毒，气薄味厚，阴也降也，入足厥阴肝经。

破血行瘀，化积聚，止腹痛，善走血分之药也。主破血止痛，凡跌扑损伤及闪肭瘀血，产后恶血，宿垢不行，或金疮杖疮，肿毒诸疮，或肠痈内疽，腹中疼痛，或无名肿毒等症，皆以酒投饮之，若夫失血行血之剂，用治尤妙。

郁金

味苦辛，性温无毒，气味俱薄，阴也降也，入手少阴、足厥阴、足阳明经，入酒亦升之药。

乃清气化痰、消血郁之药也。其性轻扬，能散郁滞，顺逆气，达巅顶，行下焦，为心肺肝胃气血，火痰郁遏不行，胸胃膈痛，两胁胀满，肚腹攻痛，饮食不思，又治经脉逆行，宿血结聚，吐血衄血，溺血淋血之症也。

姜黄

味苦辛，性燥而温，无毒，阴中阳也，降也，入足太阴、手厥阴肝经。

乃破血气、利筋脉之药也。主产后恶血攻心，或经闭蓄积，或扑损闪肭，或瘀血作痛。凡一切瘀血留滞之症，非姜黄不能通也。

苦楝根皮

味苦，性寒，有小毒。

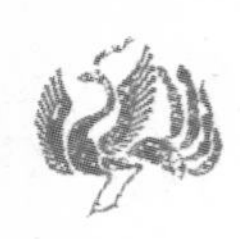

乃止心腹痛及疝气痛之要药也。又能杀诸虫，消积聚，治热狂，利小便，导小肠膀胱之热，因其引心包相火下行也。

乌贼鱼骨

名海螵蛸，味咸，气温无毒。

散血瘕、通血闭、止赤白漏下之药也。主血枯血瘕，经闭崩带，下痢疳疾，乃厥阴本病也；寒热疟疾，阴中痛，疝瘕痛，乃厥阴经病也；目热流泪，翳障攀睛，乃厥阴窍病也。厥阴属肝，肝藏血，故诸血病皆宜用之。又治老人痰闭哮喘，呼吸不宁，妇人房事违理，水户肿痛，同鸡子黄涂；小儿重舌鹅口，研末敷；走马牙疳，并搽痘疮湿烂不收，同蒲黄末敷；舌肿血出如泉，同槐花末吹鼻；止衄血，同银朱吹鼻；治喉痹，同白矾末吹鼻；治蝎螫疼痛，同麝香吹耳；治聤耳有脓水及耳聋，如痰与气伤之症，风湿脓血为病，皆宜用之。专治有余不足之症。有余者，血滞，不足者，肝伤也，正与《素问》相合。入药煮去咸味用。

藕

味甘气平，性涩无毒，入手少阴[①]心经、足太阴脾经。

凉血散血、清热解暑之药也。治热渴烦闷，产后瘀血，霍乱水泄。此属热邪为患，皆心脾血分之疾。然生更消酒食，能开胸胃，蜜蒸实下而补五脏。

---

① 入手少阴：原文为“入手入手少阴”，据文意删。

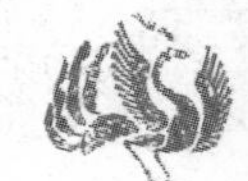

藕节

味苦涩，气平，无毒。

消瘀血，止血妄行之药也。治咳唾呕血吐血及便溺淋血崩血，产后血闷腹胀，捣汁和热童便饮之有效，入四生饮、调荣汤中亦行止互通之妙用也。

三七

味甘微苦，气温无毒，乃阳明、厥阴血分之药也。

乃止血散血，治一切血症之药也。或吐血衄血，肠风下血，赤痢纯血，或妇人经水不止，崩中漏血，或金疮折伤，跌扑杖疮，血出不止，或产后恶血不下，血晕血痛，或赤目痈肿，或虎咬蛇伤。以上诸症，用此可以止血而定痛，其效甚捷。

地榆

味苦，气微寒，无毒，气味俱薄，其体沉而降，阴中阳也。

乃除下焦血热、止血止痛之药也。主吐血衄血，肠风下血，热痢纯血，金疮出血，崩漏淋血，诸疮脓血，胎产诸般血疾，月经不止等症；又妇人乳产痓痛，七伤带下，五漏诸疮疼痛，悉能疗之。但此剂，其性沉寒，专除下焦热，治大小便血症，若热血痢则可用，虚寒人及水泻白痢即未可轻使。如止血取上截，切片炒用，其梢则能行血，不可不知。

紫草

味苦，性寒，无毒。

乃凉血活血，为斑疹痘毒之药也。《本草》主心腹邪

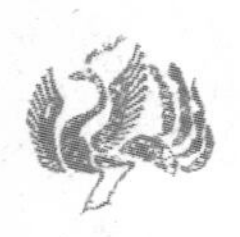

气五疸，利九窍，通大肠。凡痘疹欲出未出，血热毒盛，大便闭涩者宜用之；已出而紫黑便闭者，亦可用。若已出而红活及白陷而大便利者，切宜忌之。故《直指方》云：紫草治痘能导大便，使发出亦轻，得木香、白术佐之尤为有益。又《活幼心书》云：紫草性寒，小儿脾气实者，犹可用，脾气虚者反能作泻。古方惟用茸，取其初得阳气以类触类，所以用发痘疮。今人不达此理，一概用之，非矣。

补血之剂

当归

味甘苦辛，性温无毒，气厚味薄，可升可降，阳中阴也。入手少阴，以其心主血也；入足太阴，以其脾裹血也；入足厥阴，以其肝藏血也。

乃生血养血、止血活血之剂也。若吐血衄血、溺血便血，或经漏失血，或产崩损血，皆血亏也，必用归头以补之；如阴虚不足，精神困倦，或惊悸怔忡，健忘恍惚，皆血少也，必用归身以养之；如疮疡目痛，痈疽肿毒，或跌扑损伤，经闭淋沥，皆血聚也，必用归须以破之。《本草》云“根升梢降”，此之谓欤。又闻归芍同用，可以养血而敛血；归芎同用，可以养血而行血；归芪同用，可以养血而补血；归术同用，可以养血而生血。或者用之凉血，非配生地、芩连不能凉；用之破血，非配棱术、姜桂不能破；用之止血，非配地榆、乌梅不能止；用之清血，非配蒲黄、

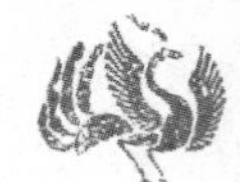

山栀不能清。此不易之良法也。若夫风寒之症不可用，恐滞寒邪；气郁之症不可用，恐滞气不行；脾胃不和而胀满泄泻不可用，恐质润性补，反闭气而助滑，治者细详。

川芎

味辛苦，性温平，无毒，气厚味薄，浮而升阳也，少阳引经药，入手足厥阴、心包络、肝经。

乃上行头目，下经调水，中开郁结，血中气药也。盖闻川芎尝为当归使，非第治血有功而治气亦神验也。凡散风寒，破症结，通宿垢，养新血，排脓毒，消瘀血，除胁痛，调经水，清寒湿，温中气，利头目，调胎前，益产后并宜用之。若目痛赤肿，睛散荣热，非此莫疗；痛痒疮疡，痈疽寒热，非此莫和；疏通经络，开达心孔，非此莫行。芎归同用，可以养心血而通瘀血；芎芷同用，可以行头目耳鼻之经络；芎苏同用，可以散初起之风寒；芎芪同用，可以治诸疮，排脓毒而托里；芎苓同用，可以养心定志而开达心气；芎术同用，可以温中快气而又通行肝脾。若夫咳嗽痰喘，有不可用，恐提气上行也；热剧火盛，有不可用，恐助气上腾也；中满肿胀，有不可用，恐行气上行也；汗多表虚，有不可用，恐升发走散而耗真气也。

白芍药

味苦酸，性微寒，无毒，气薄味厚，可升可降。入手、足太阴，健脾裹血，入手、足厥阴，收藏血。

能扶阳收阴，益气敛血之药也。虽曰酸能入肝而苦寒亦能养木，酸能敛血而气寒尤能生血，但赤者泻而白者补，

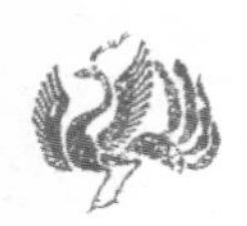

赤入肝而白入脾，赤者利下焦而破积，白者补血气而和中，用之者稍有分辨耳。大抵此剂调血室，行荣卫，和腹痛，敛虚汗，止崩漏，发痘疮，解毒痢，治胎产，滋肝缓中，其效甚捷。吾尝用治之法，与苓术用则能和脾而健胃，与归芎用则能养血而和血，与木香用则能调胃而行肝，与萸连用则能治痢而止痛。若夫产后不可轻用，恐酸寒之味而伐发生之性也；血虚生寒之人禁用，恐酸苦之味而反生其寒也。至如修制之法，又所宜知。补血之剂必宜酒炒，清血之剂只宜生用。血虚腹痛非火煨不能达血以止痛，温经回阳非姜附桂萸不能佐芍以复阳，凉血滋阴非芩连并之不能生阴，益气扶元非参术并之不能归元。此臣使之职，不能独行也，虽为血家之药，宜当归并用，则无不验。

人乳汁

味甘咸，性寒平，质润无毒，可升可降，阴中阳也，通行十二经。

主充和脏腑，荣华腠理，灌溉阴阳，发育元气，润泽枯燥，此乃人身转运之神液，益寿延年之圣药也。凡治元气不足，精神倦怠，咳嗽无痰，日晡潮热，或虚火妄动而骨蒸盗汗，或久患劳嗽而时有红痰，或面赤口燥而烦渴饮引，或肌瘦皮黄而毛发焦槁，或筋挛骨痿而四肢乏力，或血竭阴消而肠胃闭结，或三消渴燥而多食易饥，或目暗昏朦而瞳仁干结，是皆元虚火胜、精血耗竭之症，惟此大补气血，濡润养荣之物，统能治之。如以人参治心肺，恐补之太速，必用乳汁制之，则参自和而不妄补矣；以山药治心脾，犹恐气之太涩，必用乳汁和之，则山药自不滞涩而

和中矣。茯苓淡渗利小便而速行下焦，非乳汁之制亦不能守中而治心脾；芡实补涩精滑而利腰膝，非乳汁之拌亦不能补中而涩滑泄。大抵乳汁入药，治病甚美者也。设若胃寒而呕吐不食，脾寒而泻利不止，如斯二者又宜禁之。

紫河车

味甘微咸，性温无毒。

主诸气不足，五劳七伤，情欲断丧，咳嗽无痰，日晡发热，或饮食少进，咳嗽有痰，自汗盗汗，或形瘦无力，四肢困倦，骨痿少气。凡精血不足之症，用此精血所化之物而补精血所亏之地，则精血完足而诸虚之症自无矣。设或男子精惫虚寒而子嗣难成，女人血气有亏而胎孕不育，亦莫非精血不足之所致也，以此剂修制服之，则精血允足自能有子矣。

童便

味咸，气寒无毒，沉也降也，阴中之阳，入手少阴降心火之燔灼，入足少阴滋肾水之衰涸，入足太阴。

乃既济阴阳、清和血气之妙品也。主女人血气有亏，阴无所附，疗男子真阴内损，阳有所乘。所以能除骨蒸劳热，咳嗽吐血及妇人临产之时，恶心烦闷，血上抢心；或已产之后，头晕眼黑，血崩不止；或呵欠狂躁，精神困倦，或呕逆不止，谵语失笑。一切临产之症，用此清和之剂治之，则阴与阳合，血气和平，而无偏胜之患矣。或冲逆于上者，得其咸寒之味可以顺下；或妄崩于下者，得其清扬之气可以复上，故于妇人为胎产之圣药云。如男子阴虚不

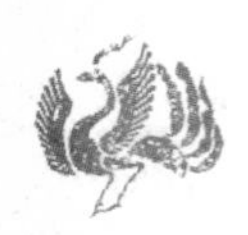

足者，用之可以滋阴；阳火有余者，用之可以抑阳。迨见呕吐咯衄血者，用童便以止之；咳嗽肺痿，骨蒸夜热者，用童便以清之；血虚劳火者，用童便以养之；目赤肿痛者，用童便以散之；火盛水衰者，用童便以调之；伤寒阳极狂躁者，用此以定之；香烈性燥之药，用童便以制之。童便乃真阳之精，真阴之质，阴中之阳，阳可以附阴者也。所以血见则止，气见则和，阴见则守，水见则升，火见则降也，岂非至宝乎？

血余

味苦，性温无毒，入手、足少阴经。

解痈毒、补阴髓、利小便之药也。凡上下诸窍出血，吐衄淋血，齿舌出血，内崩脱血，肠红便血，痔漏下血。凡血分亏损之症，服之立效；久服令人白发者可黑；又治一切痈毒疮肿，止痛生肌，能入心走肝，益血止血之胜药也。

昔有一人，遇洗面每日一盘尽化红水，面白无力，用此药为丸，服之立止。又能通利小便，宜再详审用。制法：血余血即乱发，用一斤皂角水洗净，无油腻方入锅内，勿见水干熬。上用一锅合着，上下盖以黄土封口，文火炼，以土裂，吐清烟为度，内必成紫色膏。锅子常有报碎者，宜买数只备用。

鸡蛋

味甘，气平无毒。

益气养血、清火解热毒之药也。治咽痛咳逆，疮肿，盗汗，产后诸虚，力衰眩晕，久痢肠脱，疳积瘰疬。然白

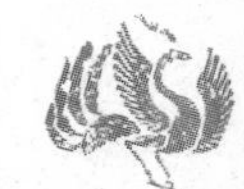

象天，其气清，其性微寒；色黄象地，其气浑，其性温，精不尽者，补之以气，故曰能清气，治伏热，目赤喉痛等症。气不足者，补之以味，故黄能补气，治下痢胎产诸疾。黄白并用，调气生血而与阿胶同功也。小儿患痘疹，忌食鸡子及闻煎食之气，令生翳膜。【其性平，按黄白并用下。】

发表之剂

麻黄

味苦辛，性温，气味俱薄，轻清而浮，升也，阳也，入手太阴、足太阳、阳明经，荣卫之药也。

主伤寒，有大发散之功。其味苦，为地中之阴，辛为发散之阳，故入太阳之经，散而不止，能大发汗。非若紫苏、干葛、白芷之轻扬，不过能解表而已也。所以《本草》云：净肌表，泄卫中之实邪，达玄府，去荣中之寒郁。伤寒之症，若腠理闭密而无汗者，必用败毒之剂，君以麻黄，使疮毒尽出于外而无结毒内攻之患矣；又配天花粉用治乳痈，下乳汁，以其辛能发散，辛通血脉故也；又配半夏用能治哮喘咳嗽，以其气之闭者，宜以辛散之故也。又论麻黄根能止汗者，何也？其根苦而不辛，盖苦为地中之阴也，阴当下行，而麻黄之根亦下行，所以根能止汗者此也。又苗何以发汗而升上？《经》云：味薄者，乃阴中之阳，气之厚者，乃阳中之阴，所以苗能发汗而升上，亦不离乎阴阳之体也，故入手太阴、足太阳二经之剂。

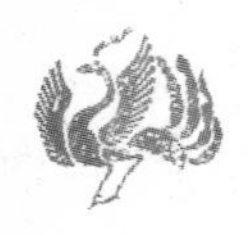

紫苏

味甘辛，性温无毒，升也，阳也，入足太阳之经，又入手少阴、太阴、阳明四经之药也。

能散寒气，清肺气，开中气，安胎气，下结气，化痰气，乃治气之神剂也。盖苏之一物有三用焉，且如伤风而头疼骨痛，恶寒发热，肢节不利，脚气疝气，邪热在表者，苏叶可以散邪而发表，气郁结而中满痞塞，膈气不清，胎气上逼，胸胁胀满者，苏梗可以顺气而宽中；设或上气喘逆，苏子可以定喘而下气；痰火奔迫，苏子可以降火而清痰。三者所用不同，法当详之，自有奇论。

升麻

味苦辛，性微寒，气味俱薄，浮而升阳也，入足阳明胃经、足太阳膀胱。

乃散表升阳之剂也。主风寒之症，发热无汗，疗伤寒在表而头额作痛，或风热之症，疮疹痛痒而斑毒赤黄。二者之症不同，均之属表者也，惟升麻可以散之，可以清之也。又如内伤元气，脾胃衰败，下陷至阴之分；或醉饱房劳，有伤阳气致陷至阴之中；或久患泻痢，过伤脾胃，阳气下陷而后重窘迫；或久病崩中，阴络受伤，真气衰虚，而淋沥不止。四者之症不同，是皆元气下陷者也。唯升麻可以升之，可以举之也。或产妇转胞下坠而小便不通，或男子湿热镇坠而腰膝沉重，或疮肿毒气内陷而紫黑胀痛，或肠寒肠热，气虚而肛脱不收，四者之症亦是元气下陷，邪气反盛之，故非升麻不能扶正以驱邪也。大抵此剂升提之药，诸药不能上升者，唯升麻可以升之，观其与石膏治

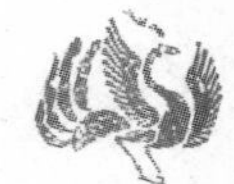

齿痛，与柴胡、山栀治腮肿咽疼，与参芪补上焦不足，与桔梗、款冬花治肺痈脓血，意可见矣。

柴胡

味苦，性寒，气味俱轻，阳也，升也，入手足少阳、厥阴经，为引经之剂，复入足厥阴肝经。

能调达肝气，升清降浊之药也。主散表邪，清寒热，除头痛，泻肝火，明目疾，止胁痛，升下陷，和表里之圣药也。其味苦寒，可以清热，清扬，可以散邪。如伤寒之症，病在少阳之经，或温疟单疟，邪热不清，或邪陷阴中，日晡发热，或疮肿毒气，攻作发热，或脚气疝气，往来寒热，悉用柴胡以治之。由其性之轻扬，调达发越屈曲不正之气也。若夫气陷在下不可上，舍柴胡其何以施气？郁于胁不可行，非柴胡莫能畅。《本草》云："柴胡，清气逐邪，"殆有理也。

干葛

味辛甘，性平无毒，气味俱薄，体轻上行，浮而微降，阳中之阴也，足阳明胃本经药也。

主清风寒，解肌热，净表邪，止烦渴，泻胃火之药也。其功又与苏麻迭用，何也。盖辛温可以攻表，甘寒可以泻火，然而干葛则甘寒者也，苏麻则辛温者也，果何如为迭用哉？彼伤寒之症，病在太阳之经，无麻黄之辛温不能汗解。其表邪风寒之症，病在于腠理之间，无紫苏之甘温不能发汗而升阳。至若干葛之甘寒亦可以攻表之剂也。吾尝考之伤风之症，风邪未散，其汗自生，苟欲发散则不可投以再汗之药也；温热之疫亦在表也，自汗大来而表邪尤甚，

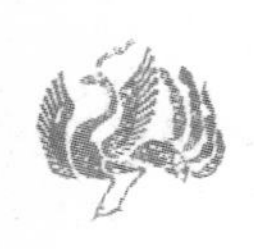

苟欲解表亦不可投以辛温之药也。二者欲为解表则何以宜？必须干葛之甘寒清肌以退热可也。否则舍干葛而用辛温，非惟表间空虚，亦且汗多亡阳也。然而当辛温之药，反用干葛之甘寒则又禁之，太阳之表邪反不解而引邪入里矣，治者宜辨之。

姜

味辛甘，性温无毒，气味俱厚，有生有干，浮而升阳也，入肺、脾、肠、胃四经。

乃通神明，去秽恶，散风寒，和脾胃之药也。生则浮而上升，干则半浮半沉；生则解表，干则温中；生则性散，干则性守；生则入太阳、阳明，干则入太阴、厥阴；生则性散，能驱肌表之风寒，干则性守，能攻肠胃之寒湿；生则止呕而治泄泻自利，干则止痛而治脐腹攻疼；生则散结开郁而通畅肠胃，干则益阴回阳而厥逆温中。生则佐大枣而厚肠胃，干则君黄连而泻阴火；生则配二陈而治痰尤捷，干则配归萸而治疝最良。然而血症不可用热药，以其血热则行也；又妊娠禁用干姜，以其辛能走血也。近有于吐血下血及崩漏淋带等症，迫血妄行反用炒黑干姜以佐之，可以止血，其故何也？盖物极则反，血去多而阴不复，使阳无所附，亦得炒姜之温，助阳之生则阴复而归于阳也，岂血有不止之理乎。又生姜为治寒之药，而治火尤佳，若芩连之剂反拌姜炒，以姜从热之性，使热从而受之殊，不知苦寒之剂，因其从而治其热也，何姜之不可用乎。大抵姜之一剂随其性而用之，可也。设使血症而遂用干姜必有误投，热症而妄用生姜，必有误治。而且病痔之人兼酒立发

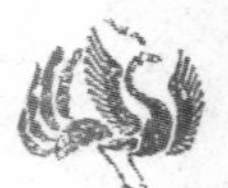

痈疡之症，多食即生恶肉，岂曰姜通神明、去秽恶而概可用之乎。

葱白

味辛甘，性温无毒，可升可降，阳也，入手太阴肺经、足阳明胃经。

乃发散寒邪，疏通气脉，流散血郁之药也。主伤寒太阳头痛，寒热无汗气促，祛霍乱转筋，呕逆腹痛。凡阴寒之症，惟此可以攻之。又如喉痹不通，腮肿颊胀，或胎孕不安，腰腹疼痛，奔豚疝瘕，或心腹痃癖，或血积气块，或大小肠胃不利，溲便不通，大便阻塞，或脚气内攻，腹胀厥逆，凡气闭之症，此可以行之。凡诸肉食之味，内俱用葱调，非惟取其香美可口，而亦可解百物之毒也。若蛇虫所伤，同盐捣烂，罨之即散；湿热风肿，同椒捣烂，罨之即解。【金疮磕损折伤，血出不止，同砂糖等分，研封其痛立住，更无瘕瘢痕也。又治小便不通及转脬危急者，以葱管吹盐入玉茎内，极有捷效。】大抵此剂辛散之性最甚，而发散之功最多，若多食则昏人头目，损人元气，或谓葱白解表，葱实补中，葱叶去毒，葱根止头痛，极有理也。

芫荽

味辛，气温无毒，可升可降，阳中阴也，入手少阴、足太阴、厥阴经。

通心气，辟恶气，发痘疹之药也。内入心脾，外达肢体，能辟一切不正之邪，能发一切郁逆之气。故痘疮痧疹发出不快透者，以此煎饮，悬挂床上，即百邪百秽可祛，

和胃散风，开郁导闭，用此大能辟除。若天令阴寒，儿体虚弱，用此最妙！

利水之剂

泽泻

味甘淡微咸，性寒无毒，气味俱薄，阴中微阳，降也，入足少阴能通肾气，入足太阴能实脾气。

乃宣行水道之药也。主通利下焦，去胸中之垢，消蓄积之水。凡泄泻自利，湿热黄疸，四肢水肿，寒湿脚气，阴汗湿痒，如上、中、下三焦停水之症，又或遗精梦泄，癃闭淋沥，小便白浊，心忡悸动，奔豚疝瘕，并皆治之。其味甘咸且厚，有固肾之理；阴中微阳，有滋阴生水之功。然而与猪苓所治则一，但所用不同者，猪苓味甘淡微苦，气平无毒，气味俱薄，降也，阳中阴也，入足太阳、少阴经，能渗湿利水分，解阴阳之的药也。善开腠理，分表里之气，利小便，主痎疟，散蛊毒。主伤寒、温疫、大热，能发汗逐邪，此分表气于外也；主腹满胀痛，心中懊侬，疟痢瘴泻，此分里气于内也。盖此药开达腠理，分利阴阳之妙用也。盖猪苓之性燥，泽泻之性润；猪苓治水有损元气，泽泻治水能生肾气。古方以二药并用者，由其性燥而兼性润，则燥润有合于中和，损气而又生气，是以元气不为所害也。近医补药中用泽泻由此故也，但此剂味咸入肾，仲景八味丸用此为引桂附等剂，以归肾耳。此剂味咸，性善涌泄，宣通水道，长于行水，无水湿者，误服病人眼。

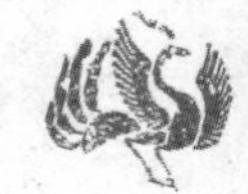

盖目为水而司膀胱脏者也，过于分利则膀胱之水涸而火生矣，故曰病眼。若水衰弱者，必君补益之剂，用此少佐可也。补药中用之以泻地黄之滞。

木通

味苦辛，性寒平，无毒，气厚味薄，降也，阳中阴也，入手太阳经，通利小便，复入手少阴经，清心宁志。

乃开心通肾，泄金郁，利气窍，下行彻利小便之药也。《本草》主利九窍，除郁热，导小肠，治淋浊，通血脉，散坚结，消痈肿，定惊痫，攻狂越，为心与小肠之要药也。大抵此剂为宣通气血之药。腑通则脏通，脏病由腑结也。所以治惊之剂，多用木通，惊由心气郁故也。今则不治其心而反治小肠，因其心与小肠相为表里，使肠通则郁心散也。由是观之，用药之法，故导赤散用之，举此治彼，泻火补水，扶金抑木，亦可见圣贤大意。

滑石

味甘淡，性寒无毒，体重，沉也，阴也。入足阳明，去胃中之积滞；入足太阳，去膀胱之火邪；又入手太阳、少阴、阳明诸经。

滑而利窍，清暑解热，行水道之药也。故主小便癃闭，小水不通，或泄泻水行，或伤暑湿热，九窍不通，或时行中恶，伤暑发热发渴，或山岚瘴气，水土不服。此甘寒之剂，性沉下坠，平复水土，阳明经至要之药也。若泄上气，行下气，宣水道，渗脾湿，清三焦，利六腑，解燥渴，去妄火，莫可加也。

车前子

味甘咸，微苦，性寒无毒，入足少阴肾经、厥阴肝经、足太阳膀胱经。

乃利水道、彻溲便、通精气之要药也。主淋沥，癃闭不通，小便赤白带浊，阴茎肿胀涩痛，精道热结不清。大抵与茯苓同功，通利而不骤，去浊而澄清，利小便而不走精气。补药用之，令强阴有子；眼药用之，治目赤肿痛；痢疾用之，使通彻小水；湿痹用之，能利水行气，健运足膝，有速应之神效也。叶主金疮出血不止，小便不通，尿血血淋，热痢脓血，乳蛾喉闭等症，能清散利之药也。

灯草

味甘，性寒平，无毒，入手少阴、太阴，能清心气，入足太阳、厥阴，能利小肠。

乃通阴窍、利小便之要药也。开宝单，主五淋，治癃闭，清心肺，除郁热。能消水肿，散喉痹，定惊悸，止小儿夜啼，疗大人痰热，乃清轻之剂，肃清上下火邪，诚不可缺。

茵陈草

味苦辛，性寒无毒，阴中微阳，入足太阳、阳明、太阴三经。

乃清黄疸，利小便之药也。治风湿寒热，邪气热结，黄疸，小便不利，关节不通。大抵此剂为黄家君主之药，随所引而佐之可也。如仲景治伤寒阴黄，佐以附子，阳黄佐以三黄，蓄血发黄，佐以桃仁；又如湿症佐以苍朴、龙

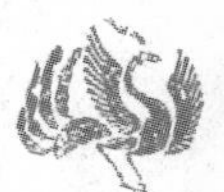

胆，火黄佐以知柏，食积黄佐以山楂、槟实，小便不利而黄佐以木通、车前，随所引用而取效也。

葶苈子

味苦辛，有苦有甘，性寒有毒，气味俱厚，沉也，降也，阳中阴也，入手太阴肺正经，亦入手阳明、足太阳经。

主泻肺气，去留热，破痰积，消肿胀，行蓄水之圣药也。盖肺主皮，膀胱主出纳津液，肺气壅闭则津液不行，此膀胱病也，故仲景伤寒用苦者；阳水暴肿，面赤烦渴喘急，小便短涩，用甘者，或有用而不分甘苦者。大抵苦则下泄，甘则少缓，量人虚实用，二者不可不审。《本草》虽云甘苦主治亦同，然甘苦之味，安得不异，仲景大枣泻肺汤用之，意可知矣。

韭菜

味辛甘，性温，入足阳明，能开胃气；入手阳明，能通脏结；入足厥阴，能行肝气，入手太阳，能利小肠。

利气行血之药也。主和五脏，通九窍，破滞气，兴阳事，下瘀血，利小便，解中恶之奇物也。又捣汁用，治中风失音，噎膈吐食，胸中刺痛，胃口污血，妨碍为患，及心脾痛，上气鸣息，胸中结气，中恶腹胀；又熏产妇血晕，能洗痔漏脱肠。韭子味辛甘，气温无毒，主暖腰膝，治鬼交，通淋浊，止溺血遗尿，梦泄精滑，及妇人白淫白带。以上诸症皆厥阴为病，韭子能入厥阴补下焦、肝及命门之不足也。白花食之动风发气。若未出粪土者为韭黄，有小毒，主滞气，发疥不宜多食，最不益人，盖含抑郁未伸之

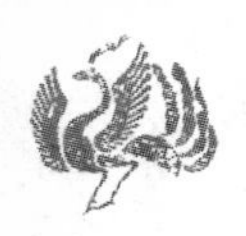

气故也。

猪苓

味甘淡，微苦，气平无毒，气味俱薄，升而微降，阳中阴也，入足太阳、少阴。

除湿利小便之药也。或湿胜泄泻，肚腹胀满，或膀胱蓄水，小便不利，或内蕴湿热而为淋秘，或妊孕子淋而或胎肿。此皆湿热为患，用猪苓之甘淡，以利窍除湿而利小便也；或伤寒瘟疫大热，或冬时寒嗽如疟，此又寒湿所生，用猪苓之升，发汗而开腠理也。肾虚之人不可久服，虚渴之症不可妄投，以其淡渗大燥，能损肾气而亡津液也。

瞿麦

味苦，性寒无毒。

破血利窍，通小便之药也。治九孔出血，产妇艰难，关格癃秘，小便不通，出恶刺，决痈肿，明目去翳，破胎堕子，下血通经。

海金沙

味甘，性寒无毒，小肠、膀胱血分药也。

利小便，除湿热，肿满之药也。主茎中涩痛，小便不利，热淋，膏淋，血淋，石淋。此剂能清膀胱、小肠之湿热，所以治五淋、小便涩痛而有神效。

大蒜

味辛，性温有毒，入太阴、阳明。

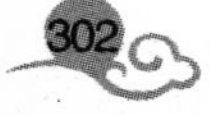

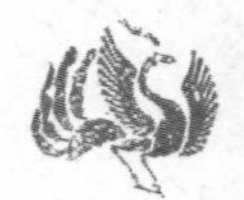

乃下气消谷、化肉食之药也。主归脾，通五脏，达诸窍，宏寒湿，辟邪恶，消痈肿，化癥瘕，下噎膈，杀蛊毒，除风邪，解中暑，治霍乱，理胃温中。捣贴足心能止鼻衄，古人用灸诸毒，称有神功。然蒜之为物也，味久而不变，可以资生，可以致远，化臭腐为神奇，调鼎俎，代醯酱，携之旅途则炎风瘴雨不能加，食餲腊毒不能害。夏月食之解暑气，北方食肉面尤不可无。乃《食经》之上品，民生之多助者也，不可多食。若多食则肺伤，伤脾，伤肝，伤胆，生痰助火，昏神损目，其害亦速。

黄精

味甘，气平无毒。

补诸虚，止寒热，填精髓之药也。主五劳七伤，助筋骨，耐寒暑，益脾胃，润心肺，久食可以延年不饥。

火葱

即薤，味辛苦，气温无毒，可升可降，阳也，入手阳明经药。

温阳暖胃，行滞气，禁泄痢之药也。可通神明，安魂魄，益中气，续筋力，补阳暖肾，非虚语矣。大抵韭归心，葱归目，蒜归脾，薤归骨，芥归鼻，蓼归舌，此气味各有所归也，用者审之。

丝瓜

味甘，气性冷，无毒，沉也，降也。

凉血解热、利大小便之药也。善止血痢，出斑疹，消

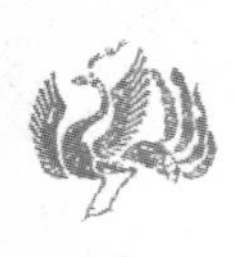

热痰，通利二便，取其下气降火耳。如脾胃虚寒，肾阳衰弱，命门无火之症，须禁食之。

桑螵蛸

味甘，气平无毒，气薄味厚，阴也，入足少阴、太阳经，即螳螂子也。

通血闭，利五淋，利小便，止遗溺之药也。主通血闭经阻腰痛，若五淋、便闭、遗溺，若疝瘕、梦遗、白浊，凡属肝肾胞络相火郁逆，血气不和等症，用之立应。

茗

味苦甘，气寒无毒，可升可降，阳中阴也，入手、足厥阴肝经。

解五脏郁火，去痰热，利小便，止烦渴之药也。凡火郁气滞、痰结食停等症，饮之立清；伤暑中热，烦渴不宁，宜凉饮之即安；伤酒伤食，烦躁呕逆，闷胀不安，宜热饮之即定。若热渴凝闷，目涩脑痛，四肢烦倦，百节不舒，聊四五啜，与醍醐、甘露抗衡也。则茶清肃之品，间非虚语矣。又痢症治以姜茶者何也？姜助阳，茶助阴，并能消暑解酒食毒；且一寒一热，调平阴阳，不问赤白冷热用之皆良。时珍言：茶苦而寒，阴中之阴，沉也，降也，最能降火。火为百病，火降则上清矣。然火有五火，有虚实。若少壮胃健之人，心肺脾胃之火多盛，故与茶相宜。温饮即火因寒气而下降，热饮则茶借火气而升散；又兼解酒食之毒，使人神思恺爽，不昏不睡，此茶之切也。若虚寒及血弱之人，饮之既久则脾胃恶寒，元气暗损，上不制

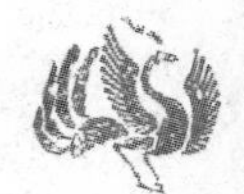

水，精血潜虚成痰饮，成痞胀，成痿痹，成黄瘦，成呕逆，成洞泄，成腹痛，成疝瘕，种种内伤，此茶之害也。民生日用，蹈其弊者，往往皆是，而妇妪受害更多。习俗移人，自不觉耳。若日食炙煿之人，恐生痈疽，宜啜凉茶可解炙煿之毒。

酸涩之剂

乌梅

味酸甘，性温平涩，无毒，乃脾、胃、肺、肾之主药。

乃温中暖胃，下气除烦，敛汗涩精，止血治痢之圣药也。大抵此剂酸敛固脱，以收耗散之气，心气虚者可实，肺气耗者可敛，脾气脱者可收，肾气亏者可补，肠胃膀胱亦然。若同诃子、五倍用则能收敛，同橘皮、厚朴用则能下气，同人参用能补肺而治咳嗽。但风寒初起不可用，恐滞寒邪也；气实喘咳不可用，恐助气上盛也；胸闷郁结不可用，恐酸收滞气也。此乃和敛之剂治气血之虚，莫美于此。

诃黎勒

味苦酸涩，性温无毒，味厚，阴也，降也，入手太阴能敛气化痰，入手阳明能固肠止泄。【出波斯，六棱色黑肉厚者良。凡使勿用毗黎勒，个个毗头也。】

涩肠止痢之药也。乃酸敛收藏，敛肺降火，定喘嗽，引津液止久痢，疗肠风泻血，禁带下白淫之神剂也。

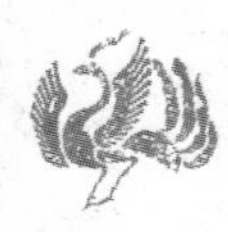

五倍子

味苦酸，性燥涩，气平无毒，气薄味厚，敛也，阴也，入手太阴肺经、足阳明胃经。

涩津收液、敛气止血之药也。性专收敛脱肛，禁泻痢，解消渴，生津液，却顽痰，止咳嗽。疗牙齿疳䘌，口舌生疮；去眼目赤肿，泪眵湿烂；治湿癣瘙痒，脓水淫溃。消热疮痈毒，理痔漏下血，掺之即愈，如肠虚泄痢，投之即止。此药能除湿热火郁，升清降浊之剂也。

侧柏叶

味苦涩，性微寒，无毒，入足太阴脾能清湿热，入手太阴肺能止吐衄，入手阳明大肠能禁便血。

乃清血热、泻风湿之药也。侧，阴象也，遇寒而不凋，得阴气最厚也。但气味辛香，又能和阳而不偏于阴矣。凡暴吐衄血、崩血、淋血、血热流溢于外络者，凡历节风痛，周身走注，痛极不能转动者，惟热伤血分，风湿伤筋脉，系热极妄行之症可用，久而虚者禁之。盖柏属阴，与金善守，故采其叶为补阴之药。其性兼辛燥，服之又能益脾土。

艾叶

味苦，气辛香，性温，可升可降，阴中之阳，入足太阴脾、少阴肾、厥阴肝经，通行十二经。

能暖血温经，行气开郁之药也。主妇人血气寒冷，肚腹作痛，或子宫虚冷，胎孕不育，或寒气内袭，胎动不安，

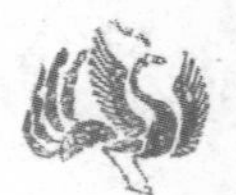

或湿热内留，白带淋沥，或男子风郁大肠，下痢脓血，肠风便血等症。此剂大能暖子宫，调经脉，散寒湿，称神剂也。揉碎入四物汤，安胎漏腹痛，捣汁和四生饮，止吐衄暴血。

罂粟壳

味甘酸涩，性温，气寒无毒。

涩下部虚脱之痢疾，敛肺家久嗽之虚痰，乃收敛止涩之捷药也。若肠胃余积未清，咳嗽风寒，客邪未尽，遂用此剂。致生腹胀喘满，饮食不进，为肿为膨之患矣。今人虚劳咳嗽，多用粟壳止劫，及泄痢亦用止涩，但要先去病根，此乃收后药也。凡泄泻下痢既久，则气散不固而肠滑肛脱者，咳嗽诸痛既久，则气散不收而肺胀痛剧者，故宜此涩之固之，收之敛之。下痢咳嗽，积消邪尽，当止涩者，不有此剂，何以对疾，但要有辅佐耳。若用醋制，加以乌梅浸炒，斯为得法，不致闭胃妨食而获奇效也。

木瓜

味酸，性温无毒，气薄味厚，降多于升，阳中阴也，入足太阴、阳明、厥阴经。

入足太阴能健腰膝，入足厥阴能益筋脉，入足阳明能入大肠而止泻。其味酸，酸能敛肾水而有生津之妙，酸能固气而有壮神之功。是以腰肾之虚，非此不补；足膝之酸，非此不去；霍乱转筋，非此不止；湿痹脚气，非此不除。香薷饮用木瓜，因其元虚，津液不足，感冒暑邪，或热烦作渴，足膝酸疼，治无不验；六和汤用木瓜，因夏月寒热不调，霍乱吐泻，小便少而大便滑，取应甚捷。又有元虚之人，自汗乍来而精神失守，或烦渴倦怠而步履艰难，用补中益气汤加木瓜，其效如神；亦有脚气攻冲，腿足红肿，发热呕逆，筋骨作痛，用槟苏散加牛膝、木瓜，妙亦难穷。如济阴汤用之以敛肾，羌活散用之以逐痹，六和汤用之以止泄，此用木瓜之大法也。

牡蛎

味咸，性寒平，无毒，气薄味厚，降也，入足少阴肾经、足厥阴肝经之药也。

涩精气、止崩带之药也。生则味咸，咸能软坚；煅则味涩，涩则固泄。《本草》主妇人赤白带下，男子遗精梦泄。又软积去痞，消瘿散瘤，开结下气之要剂也。闻之和杜仲服可止盗汗，和黄芪服可止自汗，和干姜服可止阴汗，和麻黄根服可止头汗。柴胡引之能去胁下痞硬，茗茶引之能除项上结核，大黄引之能消腹股间肿痛，归术、白薇引之能止血淋白带。若通淋止浊，车前、瞿麦为用可也；若益精止泄，山萸、地黄为使可也；涩肠去澼，防风、白芷为佐右可也。大抵此剂，海水所化之物，而治痰涎郁结之症，则化可以去结，而咸亦能下气。如精汗之症，治之何难成。凡虚而有热者宜之，虚而有寒者忌用，肾虚无火，精寒自出者，亦非宜矣。

赤石脂

味甘酸，气平，性温无毒，气薄味厚，降而能收，阳中阴也，入手阳明，入手足少阴。

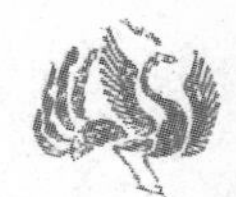

能渗停水，去湿气，固滑脱，涩精气，敛疮口，止泻痢，禁崩中漏下之药也。其味甘，其气温，其体重，其性涩。涩而重，故能收湿止血而固下；甘而温，故能益气生肌而调中固脱。脱者，肠胃肌肉惊悸黄疸是也；下者，肠澼泄痢，崩中淋带失精是也。又曰赤石二种，一入气分，一入血分，故仲景用桃花汤治下痢，便脓血，取赤石脂之重涩，入下焦血分而固脱，干姜之辛温，暖下焦气分而补虚，粳米之甘温，佐石脂、干姜而润肠胃也。又云此物有青、黄、赤、白、黑五色，其色虽殊而用治相同，皆手、足阳明经之药也。

龙骨

味甘涩，性平温，纯阳无毒，可升可降，阳中之阴也，入手、足少阴、厥阴二经。

安心定魄，敛虚汗，收脱泄之药也。主治泄泻，敛疮口，收水湿，安心神，敛正气，止虚汗，除遗精，缩小便，固漏下浊带之神品也。盖龙禀阳气以生，为神灵物，所以安心神而定魂魄，镇惊痫而疗狂越。龙能受水，所以敛虚汗而渗水气，止泄泻而涩肠滑。又云从龙则能与气合，所以禁滑脱而除淋浊而固精气，治遗泄。苟能因其性之近，而参以人身之症，取效无难矣。

犀角

味苦酸咸，性寒凉，无毒，气薄味厚，阳中之阳，降也。入手太阴、少阴，能凉心热；入足厥阴、少阴，能凉肝热。

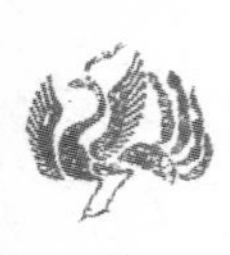

乃凉心镇肝、散瘀血、解热毒之药也。主治一切百毒蛊症，邪恶瘴气，伤寒瘟疫，火热谵妄，中风痰热，迷惑失音，或热极失血，吐衄上逆，小儿惊痫疳热，搐搦转加，或痘疮热极，稠密黑陷，或瘄疹热甚，内闷不清，或肝热生翳，目睛不明，大人失血，诸疮余毒不解，并皆治之。此药能安心定志，凉血清神，为至静之剂也。然而取角之美，各有所在，鹿取茸，犀取尖，角乃犀精灵所聚，故能解毒也。如痘疮气虚枯陷者，伤寒阳虚，阴极发躁者，阴寒在内，浮阳在外，发热口燥，上冲咽嗌，面赤烦呕，喜凉复吐，六脉数细，躁乱不寐者，此属阴寒之症，慎勿投也。

金樱子

味酸涩，性温无毒，气薄味厚，阴中阳也，入足太阴脾经，入手阳明大肠经。

主脾泄下痢，止虚嗽，涩精滑，及老人睡后遗尿，乃大收涩之药也。又云金樱子熬膏，和芡实粉为丸，名为水陆丹，益气补真最佳。

何首乌

味苦甘涩，性温，有微毒，生用则寒，蒸炼则温，无毒，升也，阳也，入足少阴、厥阴经。

乃添精髓、养阴气之药也。主补精益血，种子延年，黑须发，悦颜色，壮神明，健腰膝，润筋骨；又治瘰疬，消痈肿，灭五痔，解疮毒，固精滑，止泄痢；久服令人有子，其效若神应也。吾观此剂苦涩，故能滋阴血，甘温故能助阳气，此等症自当以甘温培养之剂治之。色有二种，白为阳，

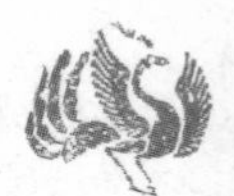

赤为阴，白入气，赤入血。其茎遇夜交合，禀天地精华结成者，为滋补良药，故又名曰夜合，又名交藤。用者以黑小豆拌酒蒸，晒干，以竹刀去粗皮用，忌见铁器。

山茱萸

味涩酸微甘，气温，性滑无毒，气味俱厚，阳中阴降也。入足厥阴，能补肝明目，入足少阴，能益肾强阴之药。

乃固精暖肾之药也。止小便，秘精气，主女人月水不定，老人小水不节，男子阳道不兴，妇人阴器痿弱。盖此药能添精补髓，坚骨强志，益腰壮膝之捷药也。其核又能滑精，用者宜取肉而去核。

益智子

味辛，性热，可升可降，阳也，入手、足太阴、少阴二经。

主治心肺脾肾虚寒，乃和中暖肾之剂也。故凡中气不清，呕吐自利，遗精虚滑，小便遗溺，或肠胃气虚，大便久滑，用此益智之剂，调摄君相之火，健运脾肺之气，寒则温之，虚则补之，滑则涩之，滞则和之，能达上焦。调诸气以盐水炒，兼补剂用，其治更验。

成无己云：此本是脾药，在集香丸则入肺，在四君子汤则入脾，在大凤髓丹则入肾。此三经用者，有子母相关之义，当于补药中兼用之，勿多服。

莲蕊须

味甘涩，气温无毒，入手少阴心经，入足少阴明经。

清心养肾，固精益血之药也。此药甘涩收敛，能止血崩吐血，调营固精疗带，治梦遗精滑尤良，又能乌须发，悦颜色。

莲薏青心

味苦，气寒无毒。

清心气，止逆血，固遗精，缩小便之药也。

绿矾

味酸，性凉无毒。

化痰涎，消积滞，燥脾湿，除胀满，治黄肿之圣药也。主喉痹虫牙，口齿诸疳，恶疮疥癣，疟痢风眼。盖此矾色绿味酸，烧之则赤，既能入血分而伐木，又能燥湿而化涎，利小便，消食积，故胀满黄肿，疟痢疳疾等症用之皆效，故时珍配平胃，治中满腹胀，其效如神。

肉果

味辛，性温无毒。

暖脾胃、固大肠之药也。主调中下气，开胃消食。若脾胃虚冷，宿食不消，停痰积饮，呕逆吐沫，霍乱吐利，心腹胀痛，冷热虚泄，赤白痢疾，此皆脾胃虚冷，中气不和，大肠不固之症，总能治之。

白果

味甘苦，气平涩无毒，气薄味厚，入手太阴肺。

定喘嗽、缩小便、止白浊之药也。主益肺气，降痰涎，

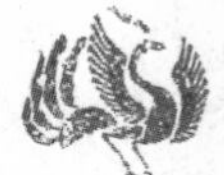

消肿毒，杀诸虫；大人多食，壅气动风；小儿多食，昏霍发惊。然其性涩而收，食多则收敛太过故也。

椿根白皮

气味苦温，性涩无毒；樗根白及味苦性寒，有小毒，东引者良，剉炙用。

乃止泻痢浊带、梦遗精滑之药也。凡男女赤白浊带，遗精梦泄，皆由下虚而有湿热，椿皮能燥下湿及去肺胃陈痰，故能治之；泄泻痢疾亦由肠胃虚而有湿热，椿皮能除湿实肠，以其性凉而又涩血，故能疗之。但痢疾滞未尽者，不可遽用。然椿与樗皮有气血之分，不可不辨。椿皮色赤而香，入血分而性涩；樗皮色白而臭，入气分而性利。其主治之功虽同而涩利之效则异。正如茯苓、芍药赤白颇殊也。凡血分受病不足者，宜用椿皮；气分受病有郁者，宜用樗皮，此予心得之微也。

温补之剂

杜仲

味甘辛，气平无毒，气味俱薄，沉而降，阳中阴也，入足太阴、少阴、厥阴。

乃行下焦，补肝肾，健腰膝之药也。盖肝主筋，肾主骨。肝充则筋强，肾充则骨健。《本草》云：主通腰肾，止遗溺，壮阴虚，强筋骨，坚脚气，除痿痹，燥阴湿。故凡下焦之虚，非此不补，下焦之湿，非此不利，腰膝之疼，

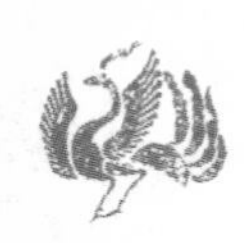

非此不除，足胫之酸，非此不去。考用治之法，去湿以姜水拌炒，补肾以盐水拌炒，益精以盐酒拌炒，坚强骨髓必以酥炙透炒，要知修制之法，俱以去丝为度。

枸杞子

味甘微苦，气寒，性温润，无毒，可升可降，阴中阳也。入足少阴能补肾中阳气，入足厥阴能益肝家虚损。

乃润肺生液、固髓添精之药也。主治内损不足，精元失守，肾气伤败，骨髓空虚，腰膝无力，血亏眼花，虚昏朦涩；又治骨间风痛，肾脏风痒。滋阴不致阴虚，兴阳常使阳举，强血气，补阴阳，却寒暑，壮筋骨，止消渴，去风湿痹痛，有十全之功。又云枸杞善能治目，非治目也，但壮精益神，神满精血足，故能治目有效；又能治风，非治风也，但补血养荣，血足风灭，故治风有验也。与参芪能补气，与归地能养血，与桂附能壮阳，与知柏能强阴，与芩连能降火，与苍朴能散湿，与羌防能祛风。殊不知枸杞得天地阴阳，四气全备，五精俱存，故有十全之妙用焉。

牛膝

味苦微甘，气寒性温，味厚气薄，阴也，降也，入足太阴脾经、少阴、厥阴三经。

乃健腰膝、壮筋脉、活滞血之药也。主寒湿痿痹，四肢拘挛不可屈伸，或肾气空虚而腰膝软弱，或梦遗精滑而淋浊不通，或下焦湿热而脚气肿胀，或产后去血而不时眩晕，或阴虚不足而精髓枯竭，是皆足三阴风湿寒热亏损之症，惟川牛膝可以补之；又逐瘀血，通经脉，破癥瘕，治

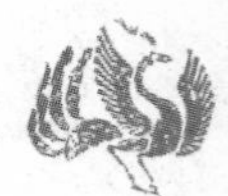

乳痈，消肿毒，续折伤，散喉痹，润肠胃，下胎气，是皆足三阴气盛血实之症，惟土牛膝可以破之。大抵牛膝之剂，川怀者补，土产者破。川怀者所禀壮厚肥而且长，土产者所禀浅薄短而且细，补精益髓当用川怀，破气破血当用土产，二者随症用之。

鹿茸

味甘酸，性温无毒，气薄味厚，阴中之阳也，入足少阴肾经、厥阴肝经。

补元阳，充血气，生精髓，健筋骨，养肾命，乃滋阴之药也。主男子劳伤不足，或真阳顿损，四肢羸瘦，或手足寒麻，腰脊冷痛，脚膝无力，或遗精滑泄，小便不禁，或女人久崩漏下，真阴日亏，或头眩欲仆，梦交白带，或小儿痘疮虚白，浆水不充，或大便泄泻，寒战咬牙，或老人脾肾衰寒，命门无火，或饮食减常，肚腹溏滑，是皆伤中之症，鹿茸全阴阳之物，并能治之。此所以能补骨血，坚阳道，益精髓也，按冬至阳生麋角解，夏至阴生鹿角解，观其所解即知所治。麋茸可以补阳，鹿茸可以补阴，欲其补阴阳，须用麋鹿角治之。

鹿角胶

味苦酸，性温无毒，气薄味厚，阴中之阳，入手足少阴心肾、厥阴肝经。

治五脏阳虚气弱，精血内损，或男子阳衰无子，或伤中劳绝，头眩耳鸣，或四肢无力，腰膝酸疼，或小便欲遗，精水溢出，迁延疟痢，久漏痈疡，脓水不净，疗白带下脱

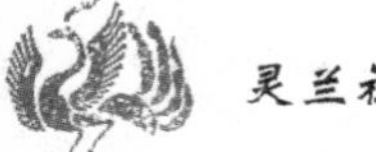

不痊，血冷阻闭，妇人子嗣不育，或血溃崩流，淋沥作痛；又安胎元，止半产；或阳虚多汗，阴弱遗精，如血寒脱血等症。能补益肾命，通调营卫，功无匹焉。主壮元阳，强精气，悦颜色，暖筋骨，健腰膝，峻补虚羸劳绝，乃血家之圣药也。生用则散热行血，消肿辟邪，熟则益肾补虚，强精活血，熬膏则专于滋补矣。

石斛

味甘淡，微咸涩，性平无毒，气薄味厚，阴中之阳，降也，入足太阴、少阴经。

壮筋骨、健脚膝之药也。主伤中疲弱，五脏虚损，内绝不足，肌肉羸瘦；又强阴益精，健腰膝，厚肠胃。若囊湿精少，小便余沥者，宜加之；久服令人却病延年，定志安神，开胃进食，以其有益脾胃心肾之功力也。

补骨脂

味辛，气香性热，阳中微阴，降多升少，入手厥阴，入足少阴肾经及命门诸经。

乃补肾命、暖丹田、固精髓之药也。主五劳七伤，阳虚肾冷，精道不固，或肾虚久冷，小便频多，或精髓伤败，阳虚无力，或体虚袭风，四肢疼痛，或阴囊湿痒，阴汗如水。制法当以盐酒炒令香熟，使盐入肾经，酒行阳道。香则通气，熟则温补，治无不验。

肉苁蓉

味甘酸咸，性温无毒。

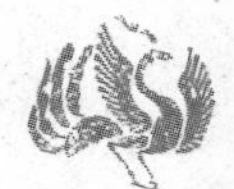

乃滋肾气、养命门、补精血之药也。主五劳七伤，阴虚不足，情欲断丧以致羸弱，或茎中寒而内热交作，或阳道衰而阴器不举，或精髓虚而腰膝无力，或崩带下而血气空虚，是皆肾气不足，命门虚火妄动之症，以此治之无不验也。大抵苁蓉乃温经之剂，男子绝阳不兴，苁蓉可以兴阳；女子绝阴不产，苁蓉可以生产。此为峻补之剂，有益阴养血、补精壮阳之功。又曰命门相火不足者，以此补之，乃肾经血分药。此药峻补精血，骤用反动火便滑，用者宜酒洗去浮甲膜。

琐阳

味甘，性温无毒。

补阴血虚羸，兴阳固精，强阴益髓，润大肠燥结之药也。此味甘可啖，煮粥弥佳，入药尤效，若大便溏泄者不可服。

巴戟天

味辛甘，性微温，无毒，入足少阴、厥阴二经。

强阳益精，乃肾家血分之药也。主精滑梦遗，劳伤虚损，阴痿不起，阳事衰弱，筋骨痿软，腰膝酸疼。又安五脏，养肌肉，添志益气，能去风癞，益寿延年之妙药也。

菟丝子

味辛甘苦，性温平，无毒，入足少阴肾经。

乃补肾养肝、温脾助胃之药也。主男子精髓不足，阴茎痿弱，遗精梦泄，小便滑涩；女子腰肾虚寒，子宫久冷，

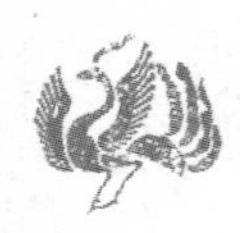

小腹常痛，带下淋沥，及男妇腰脊酸痛，饮食减少，大便不实。此是肾虚不足之症，惟此益肾之剂，内兼温补，其应如神。大抵此剂补而不峻，温而不燥，燥可以润，非若黄柏、知母苦寒而不温，有泻肾经之气；非若肉桂、益智辛温而不凉，有动肾经之燥；非若苁蓉、琐阳甘咸而滞气，有生肾经之湿者，比也。按此剂若龟甲之实肾，实之而又能补髓，若地黄之生肾，生之而又能添精。凡人精髓之虚者，用之必无疑也。称为续绝阳，益气力，明目精，皆由补肾养肝、温理脾胃之微验也。宜用酒煮，以昼夜为度，捣饼晒干杵末用。

续断

味苦辛，性微温，可升可降，阳中之阴也，入足少阴肾、厥阴肝经。

乃调气和血、补续血脉之药也。主内伤，补不足，调血脉，治金疮，续筋骨，疗腰痛，解乳疽，固小便，止梦泄，暖子宫，安胎孕，益关节，治崩中淋血，肠风下血，痔瘘留血，折伤瘀血，乃妇人胎前产后之要药。临产艰难，内有所伤，可以续断治之。接骨之剂亦以此药为先，内伤之症可以此药为补。凡所断之血脉非此剂不能续也，故名曰续断。昔一人病血痢，医用平胃散共一两，入川续断二钱五分，每服二钱，水煎服即愈。及时行痢疾，小儿痢，服之亦效。

腽肭脐

味咸，气热无毒，可升可降，阳也。入足太阴、少阴经，又名海狗肾。

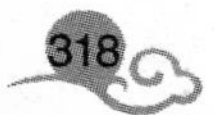

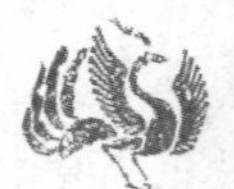

兴阳补肾、壮精、助房力之药也。性热壮阳，如肾气衰弱，精寒髓冷，阳绝茎痿者，服此立振而起。治积年心腹冷痛，或宿血结块，或癥瘕寒疝，或四肢冷麻无力，或腰脊肩背久疼等症。盖因阳气不足，血液衰少，故诸邪缠疰而为病也。此药壮助元阳，暖血生精，温润筋骨，近世滋补丸料多用此者，以精不足而补之以味也。

鱼胶

味甘咸，气平无毒，系石首鱼之鳔。

甘咸而寒，秉夏令而出，得水土中和之气，甘能养脾，咸能归肾，暖子脏，益精道之药也。善种子安胎，生精补肾，治妇人临产艰涩不下，产后一切血崩溃乱，血晕风搐。入十全大补丸，大补阴阳两虚，血亏精少等症。

女贞子

即冻青子，味苦甘，气平无毒，气薄味厚，阴中之阴，降也，入足少阴经。

补肾养精之药也。主强阴精，健腰膝，明目睛，久服令人须发为黑，乃得天地清阴之气最厚。故入肾养阴，生精益髓，屡服辄效。又谓安五脏，除百病，久服肥健，轻身不老。盖肾本寒脏，因虚则热而软。此气味俱阴，正入肾阴，补精之要品。肾得补则五脏自安，精神自足，百病去而身肥健矣。如命门火衰，脾胃薄弱又当禁之。

磁石

味辛咸，气温，有微毒，气味俱厚，沉而降，阳中阴也，入足少阴肾经，厥阴肝经之药也。

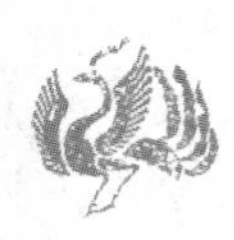

养肾脏，强精气，益精髓，去风湿周痹，肢节酸痛之药也。治耳聋，明目昏，安惊痫，消鼠瘘，治痈肿，亦莫非肝肾虚火之为眚耳，实有补肾益精，明目生子之功。

脂麻

又名巨胜子，味甘，气平无毒。

润养五脏之药也。言仙家所重，久服润五脏，填精髓，于男子有益。如患人神气虚而嘘嘘吸吸者，宜加用之。又言病风人久服则步履端，语言清利，无蹇涩之虞，则知养元气，润筋脉，正骨力可征矣。

羊肾

味甘，气温，无毒。

益精髓，补肾气，却虚劳之药也。治肾虚劳损，消渴脚气等症各从类也。

仙茅

味辛，性温，有毒。

乃强阳暖精、补益虚羸之药也。主五劳七伤，筋骨软弱，精神衰惫，阳事不起，精寒无子，丈夫虚劳，老人失溺。然仙茅性热，补三焦命门之阳，惟阳弱精寒，禀赋素怯者宜之。若体壮相火炽盛者，服之反能动火，不可以此剂，能兴阳助肾而纵欲无节，则是速其生者也。

仙灵脾

味甘气香，性温无毒，入手足阳明、命门、三焦。

益精气，补真阳不足之药也。主暖腰膝，强心力，壮

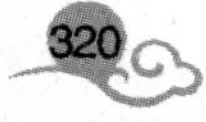

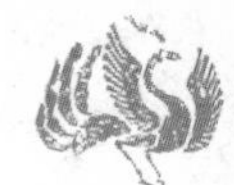

筋骨，益气力，利小便，止茎痛，补肾命，兴阳道，益精髓，男子绝阳，女子绝阴，老人昏耄，中年健忘，一切冷风劳气，筋骨挛急，四肢不仁等症。又能消瘰疬赤痈，下部有虫诸疮。

覆盆子

味甘，气平无毒。

乃补肾添精、坚长阳道之药也。主男子肾虚精竭，阳事不起，女人子脏有亏，阴器痿弱，补虚损，续绝伤，泽肌肤，悦颜色，和五脏，疗劳损，缩小便，益气轻身，补肝明目。

楮实子

味甘，气寒，无毒。

益气、充肌、明目之药也。主壮筋骨，助阳气，起阴痿，消水肿，补虚劳，健腰膝，益颜色，久服不饥，不老轻身。

虎骨

味辛，性微热，无毒。

追风定痛、壮筋骨之圣药也。主风病挛急，不能屈伸，走注疼痛，脚膝无力，腰脊酸疼，骨节风毒，惊悸癫痫，辟邪魅，止邪疟，驱尸疰，除头风，治疮瘘，止久痢脱肛，并兽骨哽咽等症。若头风当用头骨，手足诸风当用胫骨，腰脊诸风当用脊骨，各从其类也。然虎，阴也；风，阳也。虎啸风生，阳出阴藏之义，故其骨能追风定痛。虎之一身

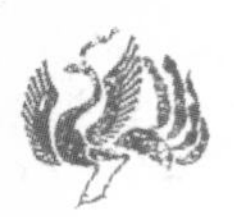

筋骨气力皆生前足，故以胫骨为胜。

沙苑蒺藜

味甘，性温，无毒。

补肾益精之药也。治肾虚腰痛，梦泄遗精，虚损劳乏等症。

黄精

味甘，气平，无毒。

补诸虚，止寒热，填精髓之药也。主五劳七伤，助筋骨，耐寒暑，益脾胃，润心肺，久食可以延年不饥。

开心之剂兼安神

酸枣仁

味酸甘苦，性温，气平无毒，阳中阴也，入足少阳、厥阴，手少阴、太阴经。

乃滋补五脏，敛气安神，荣筋养髓，和胃运脾之药也。酸入肝而敛血，亦入心而敛气，如心虚不足，若惊悸怔忡，精神之失守者，非枣仁不能敛气以壮心；或自汗盗汗，腠理之不密者，非枣仁不能敛心以止汗；又有肺气不足，气短神怯，或干咳无痰，脾气不足，或肉瞤惊惕，胆气不足，或振悸不眠，肾气不足，或遗精梦泄，是皆五脏偏失之症，得枣仁之酸甘能安脏腑而敛气血。至如佐使之法，与归参用可以敛心，与归芎用可以敛肝，与归术用可以敛脾，与归麦用可

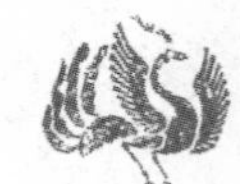

以敛肺，与归柏用可以敛肾，与归苓用可以敛肠、胃、膀胱，与归芪用可以敛气而灌溉营卫，与归地用可以敛血而荣养真阴。此平补之剂，合诸类而用之，其效甚捷者也。古方治胆甚佳，胆气空虚而不得眠，炒用可也；胆热有余而多眠，生用可也，其制法须炒熟为末入药用。

远志

味苦甘辛，性温无毒，入手足少阴二经。

乃通心气、开肾气之药也。主利九窍，益智慧，聪耳目，强志力，止惊悸，去健忘，散郁结，下肠气，益精髓，止梦泄，散疮痍于已顽之疾。其叶名为小草，所治皆同。虽曰叶不如身，而补阴益精之力大略相当。但远志补于阳，小草补于阴。远志利气，小草益气。《本草》云：根升梢降，此之谓也。

石菖蒲

味辛苦，气香，性温无毒，可升可降，阳也，入手少阴、足少阴、手太阴、足太阴经。

能通心气，开肾气，温肺气，达肝气，快脾气，透五脏六腑，入十二经、十五络，为通气之药也。故《本草》主咳逆上气，心志不舒，两腰沉滞，郁怒气逆，肚腹饱胀，水土不和等症，并皆治之。如手足顽痹，瘫痪不遂，及时行瘟疫，瘴疟毒痢，噤口不食，喉胀乳蛾；又能清音声，通耳聋，利小便，消疮疥。大抵辛则上升而苦则下降，香则通窍而温则流行。又可以散风，可以温寒，可以去湿，可以行水，可以和血也。凡此为必需之药，能补五脏，通

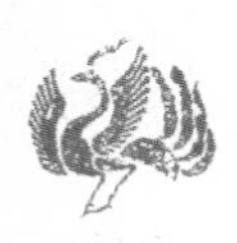

九窍，延年益智者也。

柏子仁

味甘苦辛，性平无毒，入手少阴，能养心神，入足少阴能滋肾水，入足厥阴能生肝血。

能润泽脏腑，荣益精神之药也。若惊悸怔忡，健忘恍惚，自汗盗汗，此心神之不宁也；眼目昏花，虚风眩运，乃肝血之不足也；或遗精梦泄，腰弱耳鸣，是肾气之空虚也。凡心、脾、肾、肝不足之症，必用治之。

茯神

气味与茯苓同，入手少阴心经。

乃安心神之药也。主开心益智，安魂定魄，理惊悸怔忡，健忘恍惚，睡卧不宁，效非常也。又能疗虚风眩晕，五劳口干，人多恚怒，心下急痛。

琥珀

味甘淡，性平寒，无毒，阳中之阴，降也，入手少阴能定心志，入手太阳能化膀胱之气，入足厥阴能镇肝而治惊。

乃镇心化气、行逐瘀血之药也。善安心气狂越，或躁乱不宁，惊悸怔忡，癫痫昏塞，杀邪魅，定惊搐，除蛊毒，去翳膜，破结气，止血晕，消瘀血，合金疮，通五淋，利小水，与茯苓所治不同而所生亦异。茯苓生于阳而成于阴，琥珀生于阴而成于阳；茯苓所生日浅，但可治气而安心利水；琥珀所禀日深，盖可治血而镇心化气也。

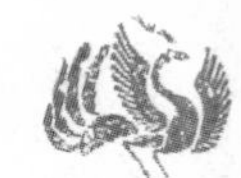

丹砂

味甘，性微寒，有毒，可升可降，阴中之阳也，入手少阴心经。

【丹溪云：唐时太平日久，膏粱之家惑于方士服石药致长生之说，以石药体厚气重可以延年，争相服食，迨宋及今犹未已也。斯民何辜，受此气悍之祸而莫救，哀哉！《本草》称其有延年之功，柳子厚又从而述其美，予不得不深言之，以告来孪也。】

镇固心气，安定神明，乃心家血分之药也。主宁心定志，止悸镇惊，安魂定魄，壮气清神，又能通血脉，止烦渴，凉心热，杀鬼邪，却恶梦，驱邪疟，明耳目，和五脏，疗百病，治疮疡疥癣、瘰疬痔漏等症，久服通神明，延年不老。但丹砂生于炎方，秉离火之气而成，体阳而性阴，故外显丹色而内含真汞。其气不热而寒，离中有阴也；其味不苦而甘，火中有土也。是以同远志、龙骨而养心气，同当归、丹参而养心血，同枸杞、地黄而养肾，同厚朴、川椒而养脾，同南星、川乌而祛风。又可以明目，又可以安胎，又可以解毒，又可以发汗，随佐使而见效，无所往而不可者也。又小儿初生，细研，乳调，涂口中令吮之，能解胎毒；又痘疮将出，乳调服之，能解痘毒，令出稀少。古人常欲飞升，将砂炼就灵药服之，多生恶毒，何也。殊不知镇固心神之药，用之宜生而不宜熟。生则其气轻扬，熟则其气镇坠；轻扬则发越于精神，镇坠则有伤于脏腑。且生则体轻，熟则体重，丹砂可服，水银不可服，理固然也。《经》云：金石之药，不可多服，服之有损元气。其中原有银液，岂谬言哉。

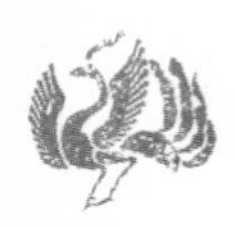

丹溪云：丹砂钟乳，皆为怀悍之剂，《经》云：石药之气，悍诚哉。是言也，天生斯民，养之以谷，及其有病，治之以药。谷则气之和，常食而不厌；药则气之偏，可暂而不可久。石药则又偏之胜甚者也，不可久服。

珍珠

味咸，性寒无毒，可升可降，入手少阴、足厥阴经。

主镇心定志，安魂养魄，解结毒，化恶疮，收内溃破烂之药也。用与琥珀、人参同功而治惊可称为首剂。如惊悸怔忡，癫狂恍惚，神志不宁，魂魄散乱，及小儿血气未定，精神未足，常多惊恐，以此神光宝足之物而惊乱可镇，神明自安矣；如目之瞳仁反背，翳膜昏障，以此光华受精开结之药而目可明也；又一切疽疮诸毒，穿筋溃烂损骨，破通关节，淋漓漏溃已久，脓血不收，以此精明莹洁之物而毒自解，脓自收，肌自长矣。又若宫女研细末而涂面，皆因光洁之美，润肌肉，泽皮肤，而其色可增颜也。又云：珍珠入厥阴肝经，故能安魂定魄，明目治聋，解毒生肌。须研极细方可服，否则伤人脏腑矣。

金银箔

味辛，气平，性寒有毒，入手少阴、足厥阴经。

安心志，平肝气，镇癫狂，养魂魄，壮精神，除邪热，主和五脏，宁六腑，为至宝之神药也。小儿初生，惊风惊搐，惊痫惊哭，用此立效。盖婴孩初生，血气未足，心神未定，如遇少惊则恐惕而烦乱，或癫痫而搐搦，惟金银为天地间神足气满之物，心神摇惑不定，藉此可以安镇。盖人身之

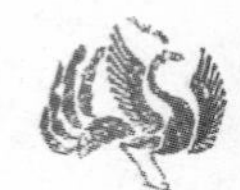

中所主者心，心之所藏者神，神有所亏则心不自守，而治心之病必敛神为先也。故将神足之物而补其心，气满之物而充其神，使神足而心定，气壮则心和矣，何况惊惕等症乎。

牛黄

味苦辛，性凉，有小毒，可升可降，沉也，阴也，入手少阴能静神明，入足厥阴润筋脉，入足少阳镇惊风。

乃轻清之剂，清热化痰，驱风解毒，定惊安邪之圣药也。《本草》主神志不守，癫狂妄动，或惊痫搐搦，忽作晕迷，或中风中恶，中热中毒，失音不语，或魂魄飞扬，触事丧志，或寒热交作，乍见鬼神，此是心虚不宁，痰迷心窍之症，大人、小儿牛黄皆可治也。但牛黄虽为治痰清心之药，必得佐使而后可。故得丹砂而有宁神镇气之功，得参苓而有保养元元之妙，得菖蒲、枣仁而有开达心孔之意，得山药、远志而有和平脏腑之理，得当归、生地而有凉血安营之能，得龙脑、金银而有清神壮志之美，得甘草、犀黄而有解时疫瘴疠、谵语狂言等症。或小儿初生，胎毒热盛，并痘疮热结，毒深如紫黑焦枯者，用牛黄亦见回生。故治心之药无尚于牛黄，此世间神物，诸药莫能及也。

浮小麦

味甘苦，性平寒，无毒，升也，浮也，入足太阴脾经，能除湿胜自汗。

善敛虚汗之捷药也。善除一切风湿在脾胃中。如湿胜自汗盗汗者，煎汤饮之，立止；如阴阳两虚，自汗盗汗者，非其宜也。

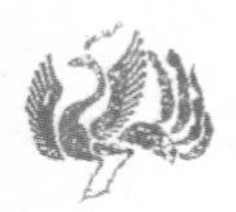

猪心血

味甘咸，气平无毒。

治惊痫癫疾、中恶卒死之药也。惊疾，心气闭而有痰也；中恶卒死，心气闭而有邪也，四症均属心经。心主失令，血不归元而然，用此药以血导血也。用猪尾血以治痘疮黑陷，取半盏好酒调服，须臾红活，亦取生血回元之义。

蚺蛇胆

味苦微甘，气寒，有小毒，气薄味厚，阴也，降也，入手少阴，足厥阴、阳明经。

退目翳，定痫疾，治小儿疳积成劳之药也。主目赤肿痛，翳障昏朦；或五痫陡发，暴仆痰迷；或疳积久困，黄瘦成劳；或跌扑杖打，血闷垂死；或厉风疮癞，血溃肉崩，关节败腐秽烂等症。用胆二三分，入口即安，功能化痰活血，护心止痛。受杖之人服此，使恶血流通，不上传心，真救急之神丹也。

夜明砂

即蝙蝠屎，味辛，气寒无毒，沉也，降也，入足厥阴经。

消疳明目之药也。破积聚，除寒热，消瘰疬，治小儿无辜疳疾，大人血瘀气滞，肝逆而成翳障目盲等症，皆足厥阴血分病也。

石决明

味咸，气平无毒，沉也，降也，入足厥阴肝经之药。

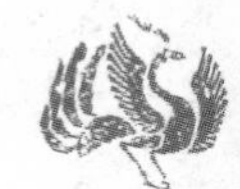

去目翳赤障之药也。专疗肝肺风热，治目疾，磨翳障，内服外点无不相宜，须研细末，水飞方可入药用。

鸡肝

味甘微苦，气温无毒。

补肾安胎，消疳明目之药也。目乃肝小窍，疳本肝疾，小儿疳热致虚，故成疳疾。目暗者以肝和药服，取其导引入肝，气类相感之用也。妇人胎娠，虽系胞中而实，厥阴肝脏主之。今胎娠不安而欲堕者，以肝入养营诸丸，取其保固胞蒂，养肝以安藏血之脏也。

羊肝

味苦微甘，气寒无毒。

补肝明目，治风淫目暗之药也。如肝病目病药中捣为丸服，明目诸方无出于此。

鲤鱼胆

味苦，气寒无毒。

主目热赤痛，青盲翳障之药也。治目患生翳，赤脉飞血缠睛，用胆汁滴铜镜上，阴干，竹刀刮下，每点少许于目眦内。

人牙齿

味甘咸，性热有毒，入手、足少阴，足阳明经。

攻毒气，发痘疮、倒靥之药也。治痘痒陷伏，称为神品。

初生脐带

味甘咸，性温无毒。

补肾命，解胎毒，化痘毒之药也。治痘疮灰白，寒陷不起发者，炙燥为末，乳调服。

石首鱼

味甘，气平无毒，入手、足太阴经。

健养肠胃、清理积痢、消化瓜果之药也，骨能治久年脑漏。火炙为末，每晚酒调服一钱。

黄丝绵

味苦，气寒平，无毒，即蚕自吐者。

能治血虚消渴，血痢延久不愈。

铁花落

味辛，气寒平，无毒。

平肝气，定狂怒，去贼风暴痉、定惊痫客忤、鬼击鬼疰之药也。煎汁饮服，不留滞于脏腑，借金虎之气以制肝木，不克脾土，不受邪气，诸疾咸消而寥两南，治水肿溺胀，屡奏其功，有自来也。

斑蝥

味辛，气平，有毒。

化瘰疬，托鼠瘘，烂疥癣，堕胎娠，通淋闭，溃死肌，解狂犬咬，以毒攻毒之药也。此药专主走泄下窍而溃化筋膜死肌，故瘰疬鼠瘘、癣疮淋结不通诸症用之。

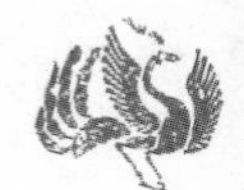

土茯苓

味甘淡，气平无毒。

健脾胃，强筋骨，宏风湿恶毒之药也。利关节，止泄泻，治拘挛骨痛，恶疮痈肿，杨梅结毒，屡有奇功。今之治杨梅等毒，多用轻粉，愈而复发，久则肢体拘挛变为痈漏，延绵岁月竟致废笃。盖此疾始由毒气干于阳明而发，加以轻粉燥烈，久而水衰，肝挟相火来凌脾土，土属湿，主肌肉，湿热郁蓄于肌腠，故发为痈肿，甚则拘挛，《内经》所谓湿气害人皮肉筋骨是也。土茯苓甘淡而平，能去脾湿，湿去则荣卫从而筋脉柔，肌肉实而拘挛痈漏愈矣。

使君子

味甘，气温，无毒，入太阴脾、阳明胃。

消疳杀虫，健脾胃，除虚热之药也。主小儿五疳积聚，脾胃亏损，泻痢频频，小便泔色；杀大人小儿诸虫，及头面阴囊虚肿等症。但此剂味甘气温，既能杀虫，又益脾胃，除虚热而止泻痢，为小儿百病之要剂也。

芜荑

味辛，性平无毒，入肺经。

除疳积之要品，杀诸虫之神剂，乃幼科之要药也。杀虫消积化食之药也。主心腹癥痛，积聚冷气，除肌肤中风淫淫如虫行，散肠中气嗢嗢之喘息，杀中恶虫毒，肠风痔瘘，恶疮疥癣；又治妇人子宫风冷，小儿疳泻冷痢，必兼诃子、肉蔻为良。然久服多服，亦能伤胃。

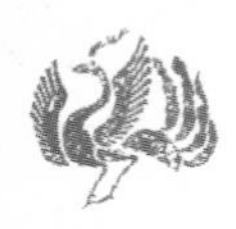

弘扬国粹、传承中医，从典籍整理做起

中华人民共和国科学技术部科技基础性工作专项资金项目

中医药古籍与方志的文献整理（课题号：2009FY120300）

中医古籍是中医学术的重要载体，蕴涵了宝贵而丰富的资料和文化原创潜质。中医古籍不可再生，对其整理和研究是实现抢救性保护的重要手段，这对于中医药学术传承和发扬具有重要意义。

本次出版的30余种中医珍稀古籍，是从200种珍本医籍（均为稀有版本，仅存1—2部）中遴选而来，并通过实地调研、剖析内容、核实版本、详查书品，从学术价值、文献价值、版本价值、书品状况等方面进行综合评价，选择其中学术价值和文献价值较高者。除按照现行古籍整理方法予以标点、校对、注释外，为突出所选古籍学术特色和价值，由点校整理者在深入研究原著的基础上，对每一种古籍撰写导读，包括全书概述、作者简介、学术内容与特色、临床及使用价值等，对于读者阅读掌握全书，大有裨益。几易寒暑，书凡40余册，结集出版，曰《中医药古籍珍善本点校丛书》，以飨读者。

中医药古籍珍善本点校丛书

一、医经

《黄帝内经始生考》　　定价：22.00 元

（明）佚名　撰著

《难经古注校补》　　定价：22.00 元

（明）力钧　原著

二、外科

《外科集验方》　　定价：18.00 元

（明）周文采　编撰

三、女、儿科

《女科心法》　　定价：22.00 元

（明）郑钦谕　撰

《胎产大法》　　定价：18.00 元

（清）程从美　著

《新刻幼科百效全书》　　定价：28.00 元

（明）龚居中　撰

《幼科集粹大成》　　定价：18.00 元

（明）冯其盛　编撰

四、五官科

《白驹谷罗贞喉科·眼科六要》　　定价：18.00 元

（清）罗贞（清）陈国笃　撰

《眼科启明》　　定价：26.00 元

（清）邓雄勋　撰　邓逢时　参订

五、通治

《士林余业医学全书》 定价：58.00 元

（明）叶云龙 撰

《医学脉灯》 定价：28.00 元

（清）常朝宣 著

《灵兰社稿》 定价：48.00 元

（清）佚名 撰

《太素心法便览》（四卷） 定价：24.00 元

（明）宋培 编撰 王永光 删正

《医家炽帜益辨全书》 定价：68.00 元

（明）吴文炳 原著

《医学原始》（四卷） 定价：38.00 元

（清）王宏翰 著

《名医选要》 定价：68.00 元

（明）沈应旸 著

《医林口谱六治秘书》 定价：46.00 元

（清）周笙 纂集

六、方书

《神效集》（二卷） 定价：24.00 元

（清）无名氏 著

《新刻经验积玉单方》 定价：16.00 元

（明）艾应期 撰

《脉症治方》 定价：28.00 元

（明）吴正伦 著

《汇生集要》 定价：36.00 元

（清）陈廷瑞 著

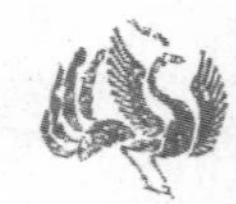

《悬袖便方》 定价：28.00 元

（明）张延登 著

七、本草

《要药分剂补正》（八卷） 定价：68.00 元

（清）沈金鳌 辑录 刘鹗补正

八、医案医话医论

《婺源余先生医案·续貂集》 定价：28.00 元

（清）余国佩 著【清】刘祉纯 抄本

《冰壑老人医案·东皋草堂医案》 定价：26.00 元

（明）金九渊 撰【清】王式钰 撰

《鲁峰医案》 定价：16.00 元

（清）鲁峰 撰

《倚云轩医案医话医论》 定价：48.00 元

（清）方耕霞 著

《续名医类案》 （待定）

（清）许勉焕（陶初）撰

《清代三家医案合编》 定价：36.00 元

（清）吴金寿 汇辑

《敬修堂医源经旨》（八卷） 定价：68.00 元

（明）余世用 著 李日宣 编

《崇陵病案》 定价：18.00 元

（清）力钧 原著

九、诊法

《太素脉要·脉荟》 定价：16.00 元

（明）程大中 著 程伊 编著

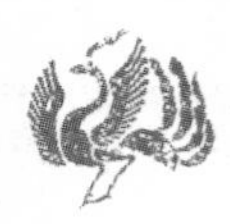

十、伤寒金匮

《伤寒选录》（八卷） 定价：99.00 元

（明）汪机 辑 陈桷 编辑 程镐 校正

《金匮方论衍义》（三卷） 定价：36.00 元

（明）赵以德 著

《高注金匮要略》 定价：46.00 元

（清）高学山 撰

十一、针灸

《铜人徐氏针灸合刻》 定价：38.00 元

（明）徐凤 著

《罗遗编》（三卷） 定价：18.00 元

（清）陈廷铨 撰

十二、养生

《卫生要诀》 定价：18.00 元

（清）范在文 著

学苑出版社医药编辑室

陈　辉　付国英

2015.5